臨床宗教師

死の伴走者

藤山みどり
宗教情報センター研究員
FUJIYAMA, Midori

高文研

はじめに

誰もが直面する「死」。日本では高齢社会の到来とともに、「死」を身近に意識せざるを得ない人が増えてきた。二〇〇五年には死亡数が出生数を上回り、二〇一三年には六五歳以上の高齢者が四人に一人の割合となった。厚生労働省の二〇一七年の「人口動態統計」では、人口一〇〇〇人当たりの死亡率は一〇・八。年間死亡数は一三四万三九七人で、約二四秒に一人が亡くなっている計算になる。〝多死社会〟は二〇三九年と二〇四〇年にピークを迎え、年間約一六七万九〇〇〇人が亡くなるという国立社会保障・人口問題研究所の推計がある。

延命治療や臓器提供、葬儀に関する希望や遺産相続について記す「エンディングノート」の作成、故郷から都市部への墓の改葬（墓じまい）など「終活」に関する情報をよく目にするようになった。だが、よく見かける情報は、人生の終わりに向けての準備といっても事務的な手続きに関することが多いようである。もしものときに家族が困ることのないように遺言書や墓を準備しておくのも、安心して死に向かうための一つの手段であろう。

しかし、死をより良く迎えるためには、もっと大切なことがあるのではないだろうか。まさに死に直面したとき、あるいは、死を身近に経験したとき、人は何を感じ、何を思うのだろうか。そのとき、どのような対応を望み、どのような心構えが必要になるのだろうか。

宮城県仙台市で在宅緩和ケアに携わり、二〇〇〇人を超える患者を看取ってきた岡部健《たけし》医師（故人）は、死を前にした患者が、すでに亡くなった家族や親族などが迎えにくる「お迎え」現象を経験する例が多いことに気づいた。そして、「お迎え」現象や宗教的な体験を語る患者を、そのまま受けとめる「臨床宗教師」の必要性を訴えた。

東日本大震災の被災地では、僧侶や牧師が避難所をまわって、被災者の言葉に耳を傾けた。多くのいのちが突然、奪われた現場では、生死に関する哲学的な問いを投げかける人や、不思議な体験をしたと語る人が目立った。それらの体験や問いを受けとめたのは、宗教者だった。

被災地における宗教者の活動と、岡部医師の願いがひとつになって大きな波となり、「臨床宗教師」の育成研修が東北大学実践宗教学寄附講座で始まった。「臨床宗教師」とは、布教を目的とせず、病院など公共の場で働く宗教者である。二〇一二年から毎年、神道、仏教、キリスト教、新宗教（幕末・明治以降に誕生した宗教）などさまざまな宗教や宗派の宗教者が同講座の研修を終えて地元に戻り、全国各地の緩和ケア病棟や傾聴喫茶などで、宗教の違いを超えて協力しあって研鑽を続けながら学んだことを実践している。年々、臨床宗教師の養成教育を行う大学や臨床宗教師を雇用する施設が増え、静かなムーブメントを巻き起こしている。各教育機関で養成された臨床宗教師の質を保証するため、二〇一八年三月には、臨床宗教師の資格制度が整備された。

無宗教といわれる日本で、今なぜ、臨床宗教師が必要とされているのだろうか。やはり、人間には抗うことのできない「死」という出来事の前には、宗教のようなものが必要なのだろうか。

臨床宗教師が誕生した背景や、宗教者が活躍する現場をみることによって、「死」と直面したときの人々の心の動き、「死」に向き合うにあたって大切な心の在り方を探っていきたい。
なお、二〇一六年六月の取材開始時点から、臨床宗教師の呼称資格や資格制度が大きく変わっている。また、施設で働く宗教者や医師のなかには、異動した方もいる。第Ⅰ部は、原則として、取材時点の内容・肩書きであることをご了承いただきたい。

（文中敬称略）

※——目次

第Ⅱ部　臨床宗教師の成り立ちと展望

装丁・桂川潤

第Ⅰ部

宗教者が活躍する現場

1　被災地や都会の傾聴喫茶で働く宗教者たち

臨床宗教師の活動モデルとなった被災地のカフェ・デ・モンク

＊臨床宗教師の土台となるもの

さっそく、臨床宗教師の活動モデルの一つとなった現場を見てみよう。

東日本大震災の被災地で開催される傾聴移動喫茶「Ｃａｆｅ ｄｅ Ｍｏｎｋ（カフェ・デ・モンク）」では、数人の臨床宗教師が待機して、カフェを訪れる被災者の悩みに寄り添う。「カフェ・デ・モンク」の「モンク」とは英語で「お坊さん」の意味だが、「お坊さんもあなたの『文句』を聴きながら、一緒に悶苦します」と看板に書かれているように、「文句」と「悶苦」も懸けられている。

主宰しているのは、宮城県栗原市にある曹洞宗通大寺の金田《かねた》諦應《たいおう》住職。東北大学実践宗教学寄附講座の臨床宗教師研修にも講師などとして関わっている。

金田は室町時代末期（一五〇五年）開基の寺院の長男として一九五六年に生まれた。曹洞宗の宗門校である駒澤大学、同大学院に進んで仏教を学んだ。しかし、僧侶の役割について思い悩むことがあった。そのころ出合ったのが、仏教の社会的実践を唱えた妹尾《せのお》義郎《ぎろう》（一八八九〜一九六一）の「仏陀を背負いて街頭へ」という言葉である。妹尾は軍国主義が高まるなか、一九三一年に超宗派の新興仏教青年同盟を結成し、仏教に基づく社会変革運動や反戦運動を推進した仏教者である。妹尾の思想は別にして、この言葉に純粋に惹かれた金田は、仏教と社会問題に対する意識が次第に芽生えてくる。その後、金田は曹洞宗大本山永平寺での修行を終えて、一九八五年に副住職となり、二〇〇〇年には父の跡をついで住職となった。

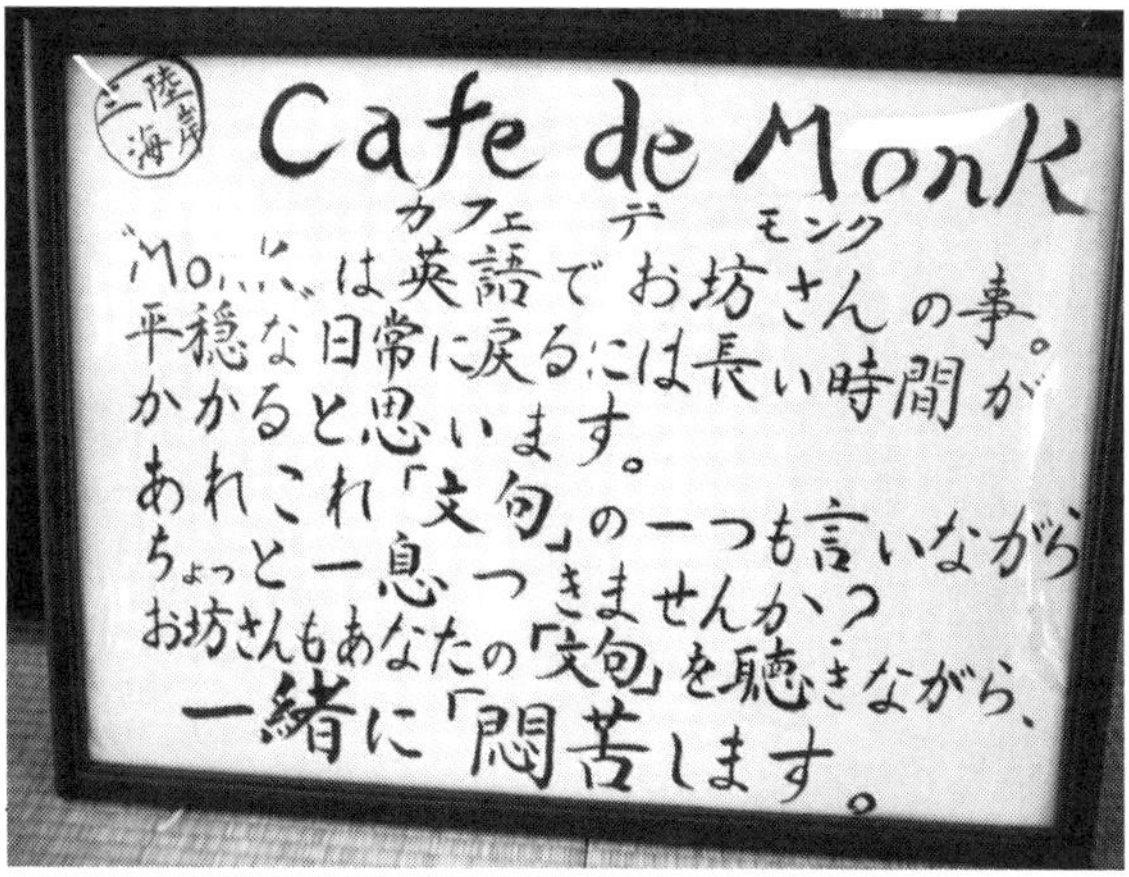
三陸海岸
Cafe de Monk
カフェ デ モンク
は英語でお坊さんの事。
平穏な日常に戻るには長い時間がかかると思います。
あれこれ「文句」の一つも言いながらちょっと一息つきませんか？
お坊さんもあなたの「文句」を聴きながら、
一緒に「悶苦」します。

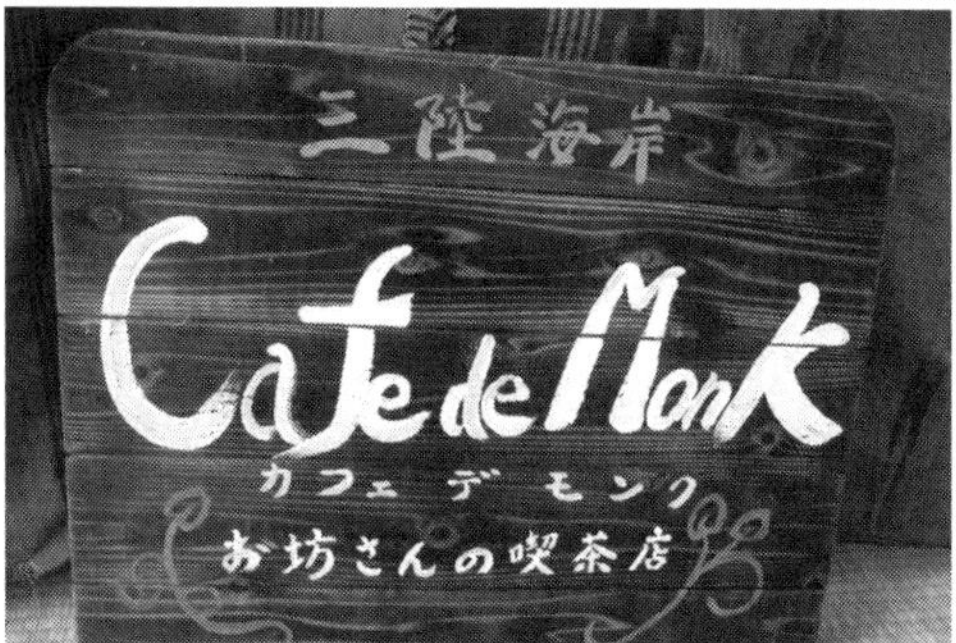
三陸海岸
Cafe de Monk
カフェ デ モンク
お坊さんの喫茶店

写真上：「カフェ・デ・モンク」の由来書き
写真下：「カフェ・デ・モンク」の看板は金田の手づくり

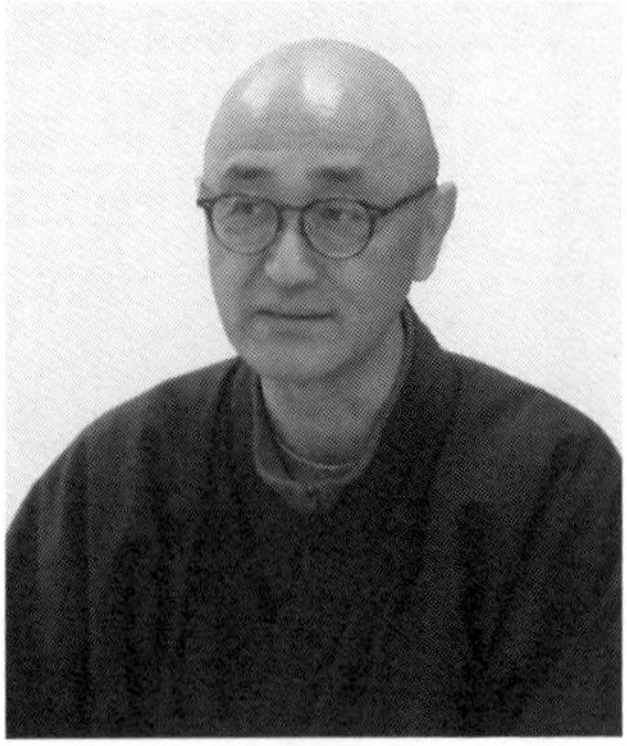

金田諦應

その後、金田は僧侶として地域社会に積極的に関わった。二〇〇五年の栗原市では人口約八万人であるのに自殺者数が四〇人で、人口一〇万人当たりの自殺死亡率が全国平均の約二倍の四八・六と高かった（本節における「自死・自殺」の使い分けは、NPO法人全国自死遺族総合支援センターの「自死・自殺の表現に関するガイドライン」に基づいている。行為を表現するときは「自殺」を使い、遺族や遺児に関する表現は「自死」を使う、など）。自殺者の葬儀が相次ぎ、ついには親しい友人まで自殺で亡くしたことから、地域の僧侶や医療福祉関係者と連携して、自殺をなくす活動をする市民団体「命と心を考える市民の会」を二〇〇九年に発足させた。さらに、二〇〇九年からNPO法人「自殺防止ネットワーク風」に加入して、自殺志願者や自死遺族からの電話相談に応じはじめた。「自殺防止ネットワーク風」は、二〇〇三年から曹洞宗長寿院（千葉県香取郡）の篠原鋭一住職を中心とする超宗派の僧侶によって行われていた電話相談活動が、二〇〇八年に法人化されたネットワーク組織である。二〇一六年には、北海道から九州、米国まで全国五四カ所に寺院を中心とした相談所が設けられている。

金田は地域に根ざした活動をする一方で、宮城県内の曹洞宗の四六四カ寺を管轄する宮城県曹洞宗宗務所で二〇〇六年一二月から二〇一〇年一二月までの四年間、布教教化《きょうか》に携わる教化主事も務めた。そこで金田が向き合ったことの一つが、〝死者を相手にするだけの葬式仏教〟と仏教を揶揄する新聞社などマスコミへの対応だった。「批判する側にも一理あるが、それでも葬式仏教は重要である」

と金田は語る。なぜなら、葬儀には「死者と生者の物語をつなぐ」という重要な役割があるからだ。

農村部などではまだ、地域の人々が総出で故人を見送る昔ながらの葬式が行われている。それが故人との別れのつらさを軽減するグリーフケア（二四七頁参照）の役目も果たす。知己が少なくなっている高齢者の葬儀が多いこともあり、地域社会とのつながりが希薄化している都市部ではとくに、葬儀を行わずに火葬場で故人を見送る直葬《ちょくそう》や、家族だけで故人を見送る家族葬が増えている。だが、葬儀をしなかった影響はのちになって出てくるという。直葬をした家でも、孫の代になって「この人は、なぜ戒名でないのか」と問われたことから、金田が葬儀をしなおした例もあった。

僧侶として死者を送る場に数多く立ち会ってきた経験から、「死というのは、その人だけのものではない。未来に向かって生きる子孫の一部でもある」と認識している。「死者をきちんと受けいれないと、生き残った者が前に進めない」のである。葬儀が、死とグリーフケアを含む重要な文化であることから、金田は「葬送文化は臨床宗教師の土台の一つである」という。

✴「物語が立ちあがる場」をつくる

金田は曹洞宗宗務所を退任した翌二〇一一年一月、在宅緩和ケアの医師、岡部健と出会う。そして、その二カ月後に東日本大震災に遭遇した。自坊の通大寺がある内陸部の栗原市築館《つきだて》でも震度七を記録する揺れを感じた。地震に続く津波で大勢の人が犠牲となり、沿岸部では壊滅状態となった寺院も少なくない。二万人近い突然の死、失われた家族・友人、そして大切な風景。生き残った人は未来への物語を紡ぐことができない。これまでの社会活動や、葬儀の経験上、直ちに感じ取った金田はすぐに動いた。

被災から一〇日後には、茶毘《だび》に付すため、沿岸部から多くの遺体が運ばれてきた。そこで金田は栗原市と交渉し、栗原斎場で読経ボランティアを始めた。仙台市などの斎場でのボランティアには僧侶だけでなく、キリスト教の牧師や多くの宗教者が参加していた。約二〇〇体の供養を終え、四十九日を区切りとして、栗原斎場でともに働いた僧侶や、仙台で活動していた牧師らと「鎮魂」の旗をもって被災地を行脚した。

死臭とヘドロの臭いのなかの行脚。海岸が近づくにつれ、お経は叫びに変わり、牧師は歌う讃美歌を見つけられない。海岸にたどり着いたとき、僧侶と牧師は神仏の姿を見失ってしまう。

次の活動は、沿岸の避難所での炊き出しである。そのとき、避難所の責任者が「お前は俺たちを見捨てるのか」と、他の活動場所に移ろうとする国際NPO法人「国境なき医師団」の若い医師の胸倉をつかみ、泣きながら訴える光景を目の当たりにした。その避難所には一二〇人ほどの年寄りがいる。医師が去ってしまうと、体調の悪いお年寄りたちはなすすべもない。人はいのちを医師に託している。ならば私たち宗教者は何を託されているのだろうか。金田のなかで大きな問いが動き出し、そして宗教者としての原点に立ち返り、苦しむ人々の〝心〟に向き合う支援をすることにした。

被災者が安心して、悲しみを打ち明けられる場をつくる。そしてたどり着いたのが、傾聴移動喫茶「カフェ・デ・モンク」である。BGMは、カフェの名である「モンク」にかけて、アメリカのジャズピアニストであるセロニアス・モンク（一九一七〜一九八二）。スピーカーは、「坊主」にかけて米国の音響機器メーカーBOSE《ボーズ》社製。軽トラックに飲み物やケーキ、テーブルなどを積み込み、南三陸町の避難所に向かった。五月一五日のことである。

それから二〇一二年まではほぼ毎週、北は岩手県山田町から南は福島県南相馬市まで、被災地の避難所や仮設住宅を巡回し、取材時点の二〇一六年六月までに計一七二回も開催した。喫茶の営業時間は一日のときもあれば、半日のときもある。檀家の通夜や葬儀と重なりそうなときは、丁重に説明をして日延べしてもらい、活動を優先している。活動費は、一般の方々からの支援金をあて、特定の宗教団体からの支援は受けていない。当然のことながら被災者からも謝礼などは一切受けとらない。

カフェには傾聴をするため僧侶や牧師が参加する。だがお寺や教会の名前は名乗らず、布教もしない。被災者が語ることに耳を傾ける「傾聴」に徹する。そして、この傾聴空間は、「物語が立ちあがる場」となる。

この空間を金田は、大乗仏教の「空《くう》」になぞらえる。相談者の表情を読みとり、言葉に耳を澄まし、全神経を集中させて対峙していると、他人と自分との間に境界がなくなってしまう感覚があるという。自他の境界線がない空間、それが「空」の空間だという。カフェには、作為的に何かをする場とならないよう、また緊張感をなくすように「遊び」の空間となる仕かけが散りばめられている。

そこでは、宗教者であることをことさらアピールしない。ただし、僧侶は坊主頭や作務衣、牧師はローマン・カラーと呼ばれる白い襟が付いた黒服で、それとなく判別がつく。名札に書かれているのは所属する教派や宗派、肩書きなどではなく、ニックネームのみである。たとえば、「UFO吉田」。これは、僧侶としての名前、「吉田裕昭《ゆうしょう》」に由来する。遊び心のある名札は、それだけで会話の糸口となる。金田は、銀縁眼鏡をかけた風貌にかけて「ガンジー金田」という名札を胸に付けて、喫茶に

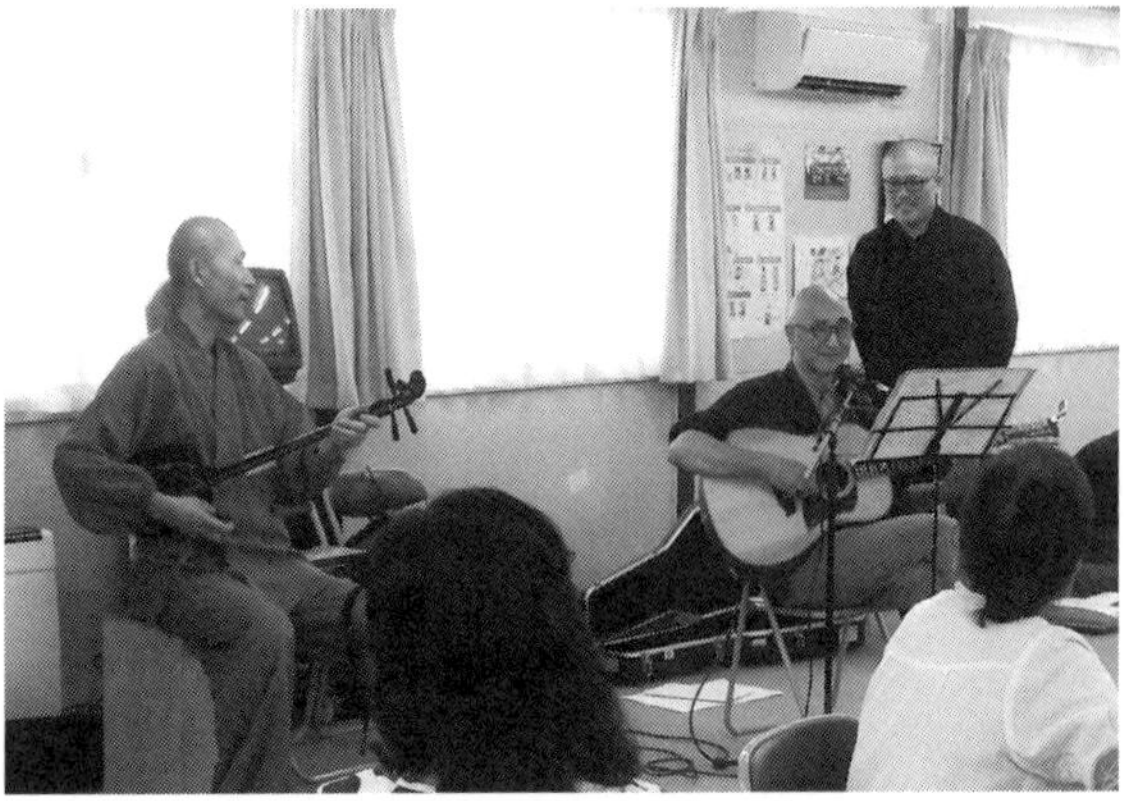

金田がギター、吉田が三線を弾くミニコンサート

訪れる被災者を待つ。

会場の隅にテーブルを置き、コーヒーのほか、ペットボトルのお茶やジュースを一〇種類ほど並べる。被災者の心と頬を緩ませるケーキは、金田が親戚のケーキ屋に頼んでつくってもらった本格的なもので、やはり数種類が用意されている。被災地では救援物資を否応なしに与えられるだけだったので、日常生活のように選ぶ楽しさを味わってほしいという気持ちがあった。被災者が選んだケーキや飲み物などを提供する裏方役は、金田や吉田の妻の他、一般のボランティアが務める。傾聴の合間には余興として、金田のギター演奏と歌や吉田の三線《さんしん》と歌など、ミニコンサートが行われる。

また傍らでは〝極楽浄土に誘《いざな》う〟という触れ込みの「極楽マッサージ」がマッサージ師の手で行われることもある。体がほぐれると心も緩んで、さまざまな想いを語りはじめる。その呟きを、僧侶や牧師は決して見逃さず、拾っていく。

✴宗教的な小道具が果たす役割

布教こそしないが、会場には位牌や携帯版過去帳、小さな地蔵、数珠などの宗教用具がさりげなく置かれている。それらは決してこちらから渡すことはしない。ここでは布教と誤解される行為はしてはいけない。これらは、被災者の心を動かし、語りを動かす小道具として重要な役割を果たしている。宗教学的には「宗教的資源」と呼んでいる。金田はこの宗教的資源を手に取る被災者に気づくと、すっと近寄っていき、想いが語り出されるのを待つ。

位牌は、ある団体から被災地支援のため一〇〇〇基ほど送られてきたのが発端だ。震災から間もないころは、被災者に求められれば、檀那寺から正式な位牌をもらうまでの間の仮の位牌として無償で配布した。

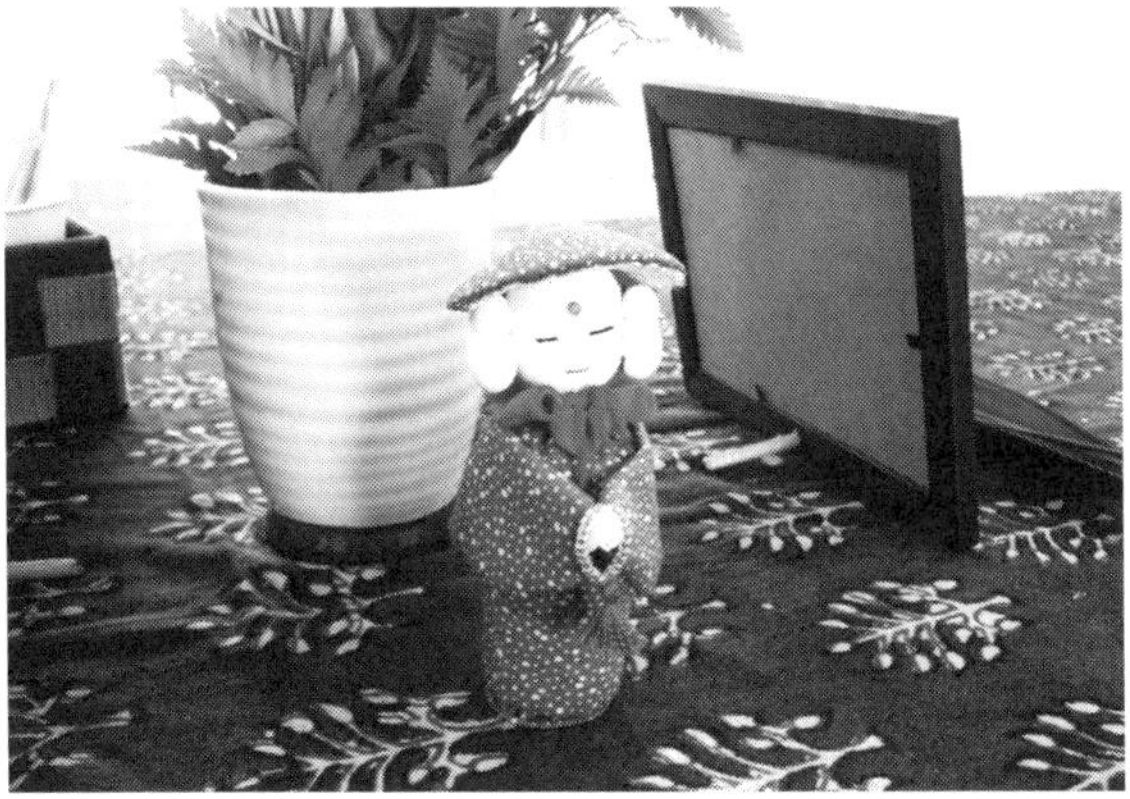
宗教色を感じさせないようテーブルの上にさりげなく置かれた地蔵

三陸海岸の被災地では、位牌はとても大切なものと考えられている。このため、位牌を取りに戻って津波に呑まれた犠牲者や、位牌を失ったことで悩んでいる被災者が大勢いた。そんな遺族や被災者は、位牌を見ると先祖や大切な人とのいのちのつながりを語りだした。

小さな地蔵も、支援者から提供されたのを機に置かれるようになった。そして「津波でお子さんやお孫さんを亡くした方に差し上げます。和尚さんに声をかけてください」と貼り紙を出すと、皆が喜んで手に取った。

やがて、地蔵の前で手を合わせ、涙ながらに語りかける被災者が多いことに金田は気づいた。みな同じ顔の地蔵だというのに、「死んだ孫に似ている」「息子に似ている」などと言って泣きだす。

亡き人の面影を地蔵に投影して、涙を流すのである。その様子を見た金田は、自分たちで地蔵づくりを行うことを企画した。被災者が粘土でつくった地蔵を、金田が自坊に持ち帰って修正し、それらを焼いてくれる協力者たちのもとに届け、焼きあがった地蔵に金田がよだれ掛けをつけて、また被災者のもとに行って手渡す、ということを繰り返した。よだれ掛けは、半身が不自由な女性が縫ってくれた。こうして七〜八カ月で二〇〇〇〜三〇〇〇個の地蔵が被災者の手元にわたった。

ある女性は、「私の旦那は眼鏡を掛けているから、お地蔵さんに眼鏡を描いて」と金田に頼んだ。そこで眼鏡を描いてポンと彼女の目の前に置いた瞬間、彼女が心底から地蔵に向かって叫んだ。

「あんた、なんで私を置いていった。いつも人のことばかり考えて、私のことだって考えて！」

心のなかに押し殺したものを、腹の底から絞りだすような叫びだった。彼女の夫は、とある町の指定避難所で、人々を誘導している間に津波に呑み込まれて亡くなった。三人の子どもを残され、泣くに泣けない状況だった。悲しみに蓋をしたまま過ごしてきた彼女が、人前で泣いたのは初めてだった。人前で泣くのは、大切なことである。涙とともに抑えていた感情を吐露することで、人は悲嘆や苦しみをほんの少しだけ引き受けることができる。悲しみは「彼女の悲しみ」から「私たちの悲しみ」になるのだ。

数珠も、当初は被災地支援のため送られてきたものだった。まず、伝統仏教の主な五九の宗派などが加盟する全日本仏教会から大量に送られてきた。そこで、「幸せになるかもしれないお数珠」「長生きになるかもしれないお数珠」「お金持ちになるかもしれないお数珠」と、「かもしれない」の部分だけ小さい文字で書いた紙を掲げて、数珠を三種類に分けた。「どれがほしい？」と聞いてから数珠を

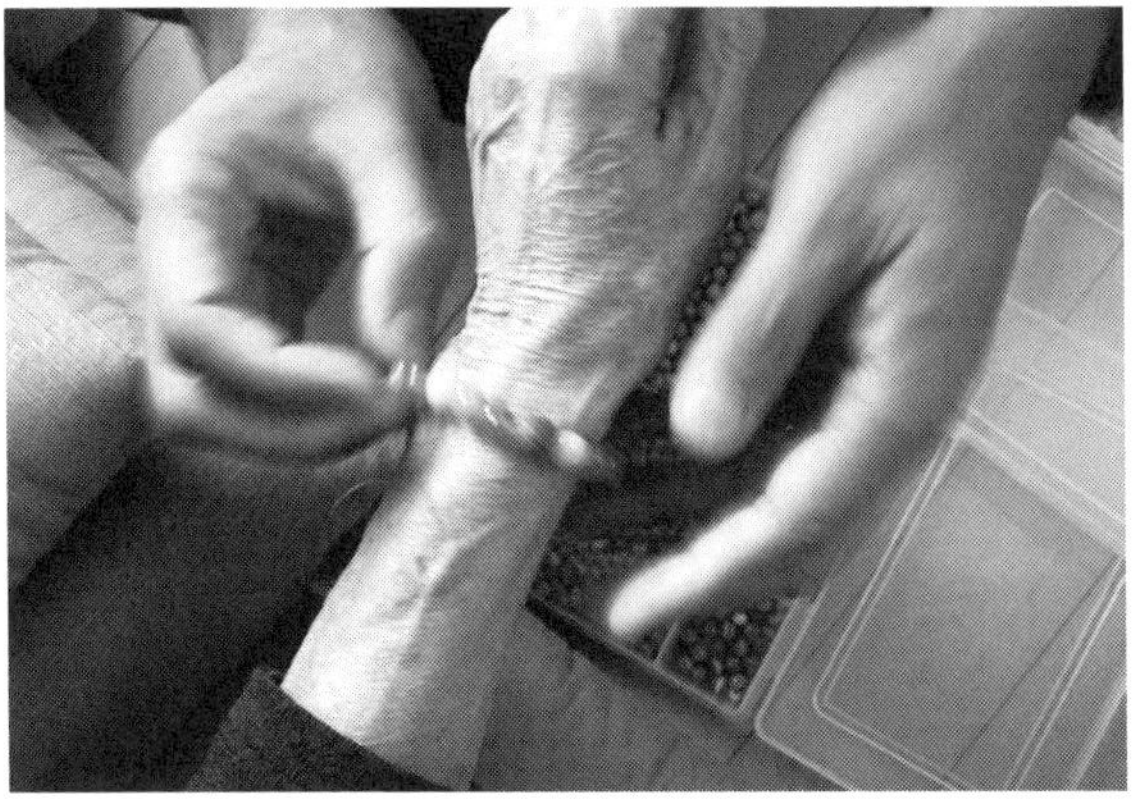

数珠を渡すときには念を込める

手渡し、「幸せ」の数珠を希望した被災者には「家庭で何か問題があるのか？」と聞き、「お金」の数珠をほしがった被災者には「再建資金がほしいの？」などと心を開かせるきっかけとして用いた。数珠を渡すときには、被災者の手を握って、アニメ「ひみつのアッコちゃん」の主人公アッコちゃんが唱えた「テクマクマヤコン　テクマクマヤコン」という呪文や「開けゴマ」などの笑いを誘うお祈りを欠かさない。しかし決して経文は唱えない。

送られてきた数千個もの数珠が無くなったあとは、僧侶たちの使い古しの数珠を集めて洗い、「力があるぞ」と持って行ったこともある。震災後二年経ったころからは、数珠（ブレスレット）づくりが始まった。紅、ピンク、青、緑と色鮮やかな数珠用の石の玉を出すと、会場の雰囲気が明るくなるだけでなく、被災者たちも「わ〜っ」と声を出して表情が明るくなる。数珠用の石の玉は、以前は、東京の大学病院の看護師が送ってきたものを使っていたが、現在では、「インドからドローンで密輸入した魔法の玉」と称して、金田が所用で東京に出向いたときに、上野・御徒町《おかちまち》の問屋街で大量に買いつけてくる。数珠も地蔵と同じく、亡くなった人を偲ぶよすがとして人数分をつくる被災者もいた。各自が色とりどりの数珠玉のなかから好きな色を選び、ゴム糸を通してつくった数珠は、最後に宗教者がゴム糸を結んで念を込めることで初めて念珠となり、宗教用具となる。

被災者に求められた場合のみ、読経などの宗教的な儀式を行う。ただし、公の避難所や仮設住宅のように政教分離の原則を守らなければならない場所では決して行わない。

被災者たちは、たわいもない世間話や愚痴をこぼす。そのなかで僧侶・牧師たちは、決して存在感を出さず、その場に融け込むように話に耳を傾ける。

被災者は、人が少なくなったころ合いを見計らって、とくに深刻な悩みを持ちかける場合が多い。宗教者と積極的に名乗らずとも、宗教者が来ているとわかっている被災者たちからは、一般の人に比べてやはり「亡くなった人についての話がしやすい」という声がある。東北地方は地域による方言の隔たりが大きい。被災者の話を受けいれるには、方言だけでなく文化的な背景や風土も含めて理解できることが望ましい。その点、継続的に通っている「カフェ・デ・モンク」のスタッフは地元出身者ばかりなので、被災者たちとの壁はない。地域外から来た宗教者が加わる場合は、金田が「標準語《ひょうずんご》でね、この人たち石巻弁わかんねぇから」などと被災者たちにひと声かける。この声かけは、「どこから来たの」という会話を引きだす誘い水にもなる。

掲示板などの告知をみて三々五々、集まってくる被災者は、圧倒的に女性が多い。カフェのスタッフに男性が多いのと対照的である。女性は、人と話をすることがストレス解消法という場合も多く、新しい環境への適応能力が高い。カフェに集まってくるような人たちは、まだ心配が少ない。助けが本当に必要なのは、ひとりで閉じこもりがちな人、女性よりはむしろ職場以外の人との交流を苦手とする男性であろう。カフェが室内で開催されるとき、入り口前にベンチを並べるのは、喫煙者のためだけではない。室内に入るのをためらう人が、そこで腰を下ろせるようにという配慮でもあり、室内にいる人を連れ出して気分転換させるときのためでもある。男性が来やすいようにと、お酒と焼き鳥などを用意して「赤ちょうちん　de　Monk」を開催したこともある。だが、震災後でまだ心が昂ぶっているとき、お酒が入るのは問題を生じやすいと、数回で中止となった。男性へのアプローチは、今後の課題として残っているようだ。

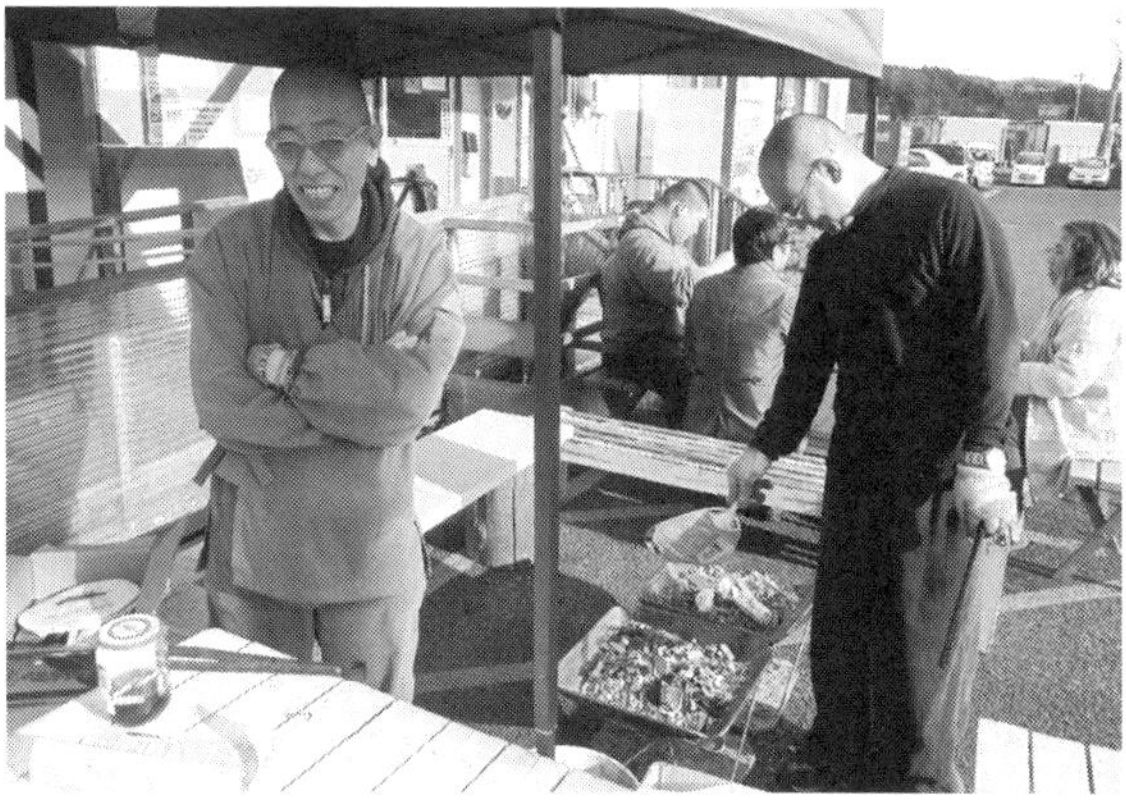

集会所入口に置かれた焚き火台。集会所のなかに入りづらい男性たちが集まってくる

✴物語としての幽霊

「カフェ・デ・モンク」では、八月のお盆を過ぎて震災から半年経ったころ、幽霊を見たという相談が宗教者たちに寄せられるようになった。被災者が避難所から仮設住宅に移り、少しは落ち着きが取り戻せたころでもある。幽霊を見たという話を医療関係者にすると、幻覚や妄想として精神病の範疇に入れられてしまうかもしれない。話を受けとめて対応してくれそうだと人々が期待する相手が宗教者である。

東日本大震災に関する幽霊譚は、インターネット上では多く取りあげられたが、「カフェ・デ・モンク」を訪れた被災者が語るなかで「実際に霊を見た」という直接体験はそれほど多くなく、人から聞いたという間接体験や、幽霊を見たといっても夢か現実かの境があいまいな話が多かったという。しかし、なかには深刻な例もあった。

カフェで相談されたことについては、秘密を守る義務がある。金田が対応した事例を、人物や場所が特定できないように加工して紹介しよう。

【事例1】相談者の「生と死の物語」を補強する

ある避難所でカフェを行ったとき、すでに二〇人程の参加者が待っていた。「和尚さんに法話をしてほしい」とのことだ。それを聞いた牧師が、僧侶である金田に話をつないだ。「法話」というのは宗派の教えに則って経典や教義を説くことで、いわゆる布教をすることになる。しかし、そういうことを望んでいるのではない雰囲気であった。そこで法話をしてほしい理由をそれとなく尋ねたところ、口々に次のような話をした。

「このおばあさんは、仮設住宅のテレビの上に人みたいなものが立ったのを見た」

「水たまりに目の玉がいっぱいあったのを見た人がいる」

「『松林の間を黒い人影が歩いて行った』と言っている人がいっぱいいる」

「和尚さん、怖いけれど、何かよい方法があんだべかぁ?」

実は、幽霊に関する相談を持ちかけられたのは、これが初めてだった。「お〜、来たっ」と身構え、答えに一瞬詰まったが、すぐさま金田はこう答えた。

「あなたたちが、いろいろな場所に、いろいろな人の気配を感じるのは、当然だと思うよ。なぜならば、あなたたちだって、突然亡くなった人に対する思いは強いでしょう。亡くなった人だって、突然亡くなって『俺、どうしたんだ？』って思うよね。男女の関係でいったら相思相愛。だから、何かあるのは当たり前だと思う」と、まずは彼らの想いを受けとめた。

「ただし、絶対に怖がらないで。あなたたちが、気配を感じている人というのは、今まで身近に生活をしていた人たちだから。もちろん、突然出てきたら驚くだろうけれども、少し冷静になって」と諭した。そして、心のなかで、このように話しかけることをアドバイスした。

「とてもつらいことだけれども、あなたたちは死んだの。死んだ人は行くべき世界がある。この町は私たちがきっと復興させるから、どうか安心してあちらの世界で見守っていて」

「そう語り続けると、一年か二年ぐらいして復興が進んだら、すぅ〜っといなくなるはずだよ。それでも出てくるようなら、日本中の宗教者を集めて、出てこなくなるまで供養するからさ」

こういう場面では「幽霊はいる、いない」ということを問題にするよりも、出来事を肯定的に受けいれることが重要である。読経や供養などの宗教的儀式は行わなかったが、まずその出来事の背景について彼らと想いを共有した。金田は、相談者と同じ「亡くなった人（幽霊）は必ず出てくる」という死生観――生死に関する物語――を共有する文化圏にいるからこそ、彼らの物語を補強する〝最後のひと押し〟ができたのだとも振り返る。生者と死者をつなぐ物語が完結して腑に落ちれば、不思議な出来事に対する不安や恐怖は鎮まる。

後に登場する臨床宗教師は、このように相談相手の文化、風土、宗教的な環境を考慮したうえで、相手の領域に合わせた柔軟な対応を行う必要がある。

これは、教義に制約されがちな教団・宗派としての伝道者ではなく、それらを超越した立場を貫く臨床宗教師の対応へと受け継がれていく。

【事例2】相談者の「生と死の物語」を整理して完結させる

震災から三〜四年経つと、再婚するなど新しく生活を立て直す被災者が出てきた。次に挙げるのは、そのころの相談内容である。幽霊を見たなど不可思議な出来事について相談をする人は、人目を憚ってカフェの営業時間が終了するころに宗教者に話しかけてくる。その女性も、そうした一人だった。

彼女が住む場所は、まわりはみな親戚というような地域だった。そのなかでも、ある女性とは年齢が近いこともあって友人として親しく付き合っていた。しかし、震災のとき病院にいたその友人は、津波に流されて亡くなってしまった。寡夫となった友人の夫は、四年後に再婚した。結婚式に彼女の弟が出席し、帰ってきて一部始終を語ったその夜のことである。

夜中の二時ごろ目が覚めると、亡くなったはずの友人が訴えかけるような怖い形相をして枕元に立ち、彼女をにらみつけた。友人は車の中にいて、車の中には、たくさんの人が乗っていた。

現実に幽霊が出てきたのか、夢うつつのなかでみた幻なのか、彼女には判別がつかなかった。ただ強烈な体験に朝方まで一睡もできず、彼女の夫が付きっきりで介抱した。

金田はその話を受けとめたうえで、その友人との人間関係や、友人の夫の情報について、丁寧に質問していった。彼女が自分自身で、〝幽霊らしきもの〟が出たことの因果関係を整理し、物語を組みたてられるようにするためである。

ただし、相談前から実は、そういうものを見たことについて彼女は「友人は、何か言いたかったのだと思う」とある程度、納得していた。友人とともに車の中にいた人たちは、いっしょに亡くなった病院関係の人たちだろうという解釈もしていた。ただ、自分が紡いだ物語を宗教者に〝最後のひと押し〟で肯定してほしかったのだろうと、金田はみている。

最後に彼女の同意を得たうえで、仮設住宅の外に出て僧侶五〜六人で彼女を囲んで、亡くなった友人のためにと小声で『般若心経』を唱えた。後日、小さな地蔵と数珠を送ったところ、とても感謝された。彼女が友人の〝幽霊らしきもの〟を見たのは、その一回きりだったという。

これは、彼女の紡いだ物語を「傾聴」を通して整理し、そしてそのすべてを受けとめ、その後、宗教的な儀式である読経と、宗教的資源である地蔵と数珠を渡すことで落ち着いた事例だという。これらは、傾聴にとどまることも多い心理カウンセラーとは違い、宗教者であることを活かした対応である。

✴答えのない問いに答える

カフェの宗教者に向けられる問いは、幽霊のような非合理的と思われる現象だけではない。家族や友人を亡くした悲嘆から立ち直れないという相談もある。「死んだらどこにいるのか？」という切実な問い、実存的かつ哲学的な問いにどう答えるのだろうか。

【事例3】亡くなったわが子はどこに？

震災から三年後、金田のもとに一通の手紙が届いた。あの日、幼い息子を抱いて津波から逃げたが、助けられたとき腕のなかに息子はいなかった、という母親からだった。我が子を失った自責の念から自殺未遂を繰り返していた。すぐに連絡をとり、母親が住む仮設住宅を訪ねた。

しかし、来訪を約束した日、彼女は再び自殺未遂をする。金田は彼女の来ない仮設住宅集会所で待ち続けた。そして数日後、再び訪問する。一命を取りとめ、病院から帰ってきたばかりの母親は、足が大地から浮き上がり、うつろな目をしていた。そして無言のまま、金田の目の前に座った。二〇分ぐらい経ってようやく、

「和尚さん、うちの子、今どこにいるんだべね？」

と全身の力を絞りだすように問いかけてきた。

金田は問いには答えず、二〇分ほど沈黙を守った。そして「お母さんは、どこにいてほしいと思うの？」と問い返した。そして、答えが落ちてくるのをじっと待った。その間、二〇分ぐらいだった。

「うちの子、光がいっぱいあふれて、いっぱいお花が咲いているところにいてほしいな……」

と母親はつぶやいた。

金田は、この答えに「一歩踏み出した」ことを感じた。顔を合わせてから、一時間ほどが経っていた。

次に訪れたとき、母親は一枚の絵を描いてきた。息子にいてほしいという場所、光のなかでハスの花がいっぱい咲いている絵である。「光があふれ、お花がいっぱい咲いているところにいる」という

物語が彼女のなかで芽生えたことで、前に歩むきっかけを得られたと思った。

だが現実は厳しかった。「あの子は私を怨んでいるはず」という思いは、そう簡単には拭いされない。夫は、子どもがもう一人いれば癒されるのではと思い、二人目の子どもを授かった。けれども、子どもが生まれても、失った息子の代わりにはならない。金田は母親のもとに通い、彼女と夫も寺を訪れるなどして、関係は続いた。

そして震災から五年経った四月、「亡くなった息子が夢に出てきた」と母親がうれしそうに話しかけてきた。それまでは「夢にも出てこない」と嘆いていたのに比べると、格段の違いである。「それでどんな感じだったの？」と聞くと、「(息子が) 笑っていた」と答えた。

そのころ彼女は、「頭ばかり使いすぎるから良くない、体を動かしたほうがよい」という夫に連れられて、山に登るようになっていた。その後、ある山に登ったとき、雲間から陽光が射してきて一面の花畑を照らす光景を目の当たりにした。彼女は、金田に「息子はそこにいる。私が死んだらこの風景も二度と見ることができない。息子を二度死なせることになる。だから私、生きなくっちゃ。息子といっしょに生きなくっちゃ！」と声を弾ませて知らせてきた。

金田は「死んだ息子がどこにいるのか？」という問いには、直接答えを示さなかった。そのときの自分の役割は、相談者が、自分で答えを見つけられるように佇《たたず》むことであるという。金田に言わせれば、「人はみな、自分の物語をつくる能力をもっている。その能力を引き出し、心を動かすのが現場に臨む自分の役割」なのである。相談者自身の物語が展開していくことを対話でサポートする、後

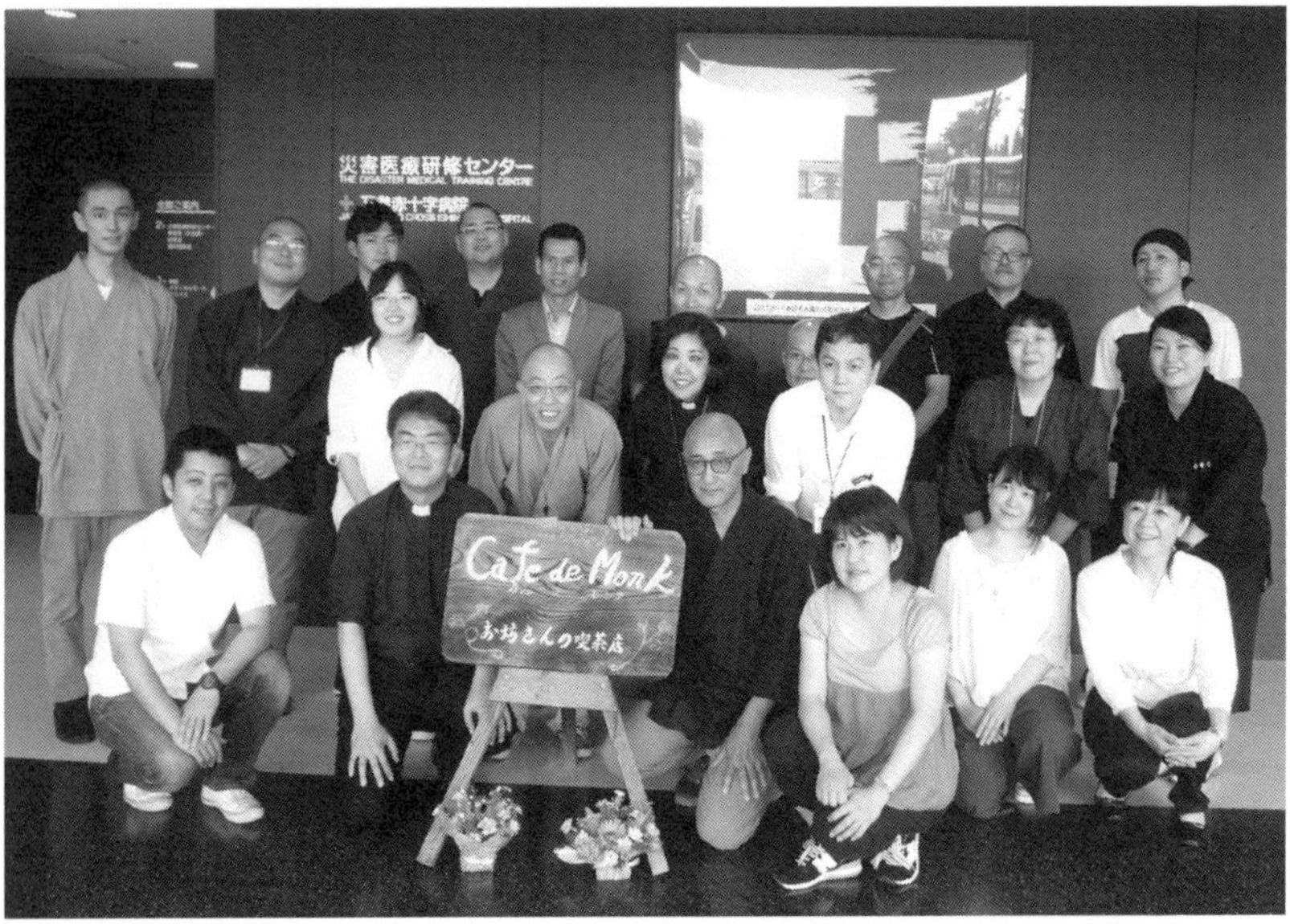

石巻赤十字病院で開催した「カフェ・デ・モンク」に関わった臨床宗教師とスタッフ。前列左から２番目は川上直哉牧師。後列左端は東北大学病院緩和ケア病棟で臨床宗教師として働く金田諦應の長男・諦晃（たいこう）

に金田はその向き合い方を「教義に基づく宗教」に対し、「物語と対話に基づく宗教」と呼んでいる。

宗教者に「死後はどうなるのか？」と問いかけられることが多いのは、明確に死後を説く宗教もあるからであろう。それでも金田は、この問いに正面からすぐに答えることはしなかった。「死んだらどうなるの？」という問いは、後に臨床宗教師が協働する終末期ケアの現場でもよく問われる。このような問いへの対応については、追って詳しく見ていく。

✴カフェ・デ・モンクの広がり

金田が始めた被災地支援の一環としての傾聴移動喫茶「カフェ・デ・モンク」は、被災者のための傾聴喫茶に留まらず、臨床宗教師が苦悩する人に寄り添う傾聴喫茶として、各地で開催されるようになった。

二〇一六年四月に九州地方で熊本地震が発生すると、地震発生から二週間後に地元の僧侶や牧師を中心とする臨床宗教師たちが熊本県益城《まして》町で傾聴喫茶「カフェ・デ・モンク」を開催した。コーヒーと菓子を無料で提供し、被災者の悩みに耳を傾けた。カフェは益城町だけでなく、南阿蘇村や宇城《うき》市でも開催された。避難所となった益城町総合体育館の脇で定期的に開催されるようになると、毎回一〇〇人ほどが訪れるようになった。

九州地方の臨床宗教師たちは、熊本市の「日本福音ルーテル大江教会」で傾聴喫茶「くまもとCafé de Monk――お坊さんと牧師さんの喫茶店」を二〇一五年二月に開催して以来、定期的にカフェを開いていた。この活動が土台となって、被災地での迅速なカフェ開店につながった。こうして東北発祥の「カフェ・デ・モンク」の活動は、各地に広がっていった。

都心の団地で開催される東京カフェ・デ・モンク

＊都心で活躍する臨床宗教師

これまで東北の震災被災地などで、傾聴喫茶「カフェ・デ・モンク」を開催して被災者に寄り添う臨床宗教師の活動を紹介した。だが、開催場所はいずれも地方である。もし震災が起きたのが首都圏だったならば、宗教者たちがこれだけ活躍できただろうか。宗教離れが進んでいるといわれる都市部で、臨床宗教師へのニーズはあるのだろうか。

東京の都心でも、「カフェ・デ・モンク」は開かれている。クリスマスを控えた二〇一六年一二月のある土曜日の午後、オフィス街の一角に立つ公営住宅の集会室は、住民たちで賑わっていた。日中でも薄暗い廊下に面した集会室の入り口には、「東京Ｃａｆé ｄｅ Ｍｏｎｋ（カフェ・デ・モンク）」の看板が出されている。八畳ほどの一室に置かれた三つの長机は、二〇人ほどの高齢の女性で満席だった。月一回、集会室で定期的に開催されている「サロン」である。この公営住宅では、住民の高齢化が進んでいる。そこで、孤立死などを防ぐために同じ棟の住民同士で定期的に交流しようと、住民が自発的に二〇一五年四月に立ちあげたのが「サロン」活動である。世話人が、その回ごとの催しを企画して、講師の手配などをする。この日はクリスマス会を兼ねてお茶とケーキがふるまわれ、「東京カフェ・デ・モンク」の宗教者による「とっても楽しく、ためになるお話」と、専門講師による折り紙教室が開催された。

「東京カフェ・デ・モンク」は関東在住の臨床宗教師三人が共同代表となって、二〇一六年一月から活動を開始した。メンバーは、神奈川県横浜市にある円満寺の副執事で天台宗僧侶の西郊《にしおか》良俊《りょうしゅん》、東京・代々木の平田神社で奉務（手伝い）をしている神職の池内龍太郎、奈良県出身で高野山真言宗僧侶の井《い》川《かわ》裕覚《ゆうがく》の三人。カフェのマスターは井川である。それぞれ天台宗、神社神道、高野山真言宗と宗派は異なる。

彼らは、東北大学で二〇一五年五月から七月にかけて開催された第七回臨床宗教師研修を修了した同期である。同期とはいえ、研修中には言葉を交わす機会はあまりなかった。神職の池内は、研修に参加するまで僧侶と接したことがなく、臆していた。研修で初めて他宗教や他宗派の宗教者と交流する参加者がほとんどである。研修終了後に同じ関東在住ということで集まって

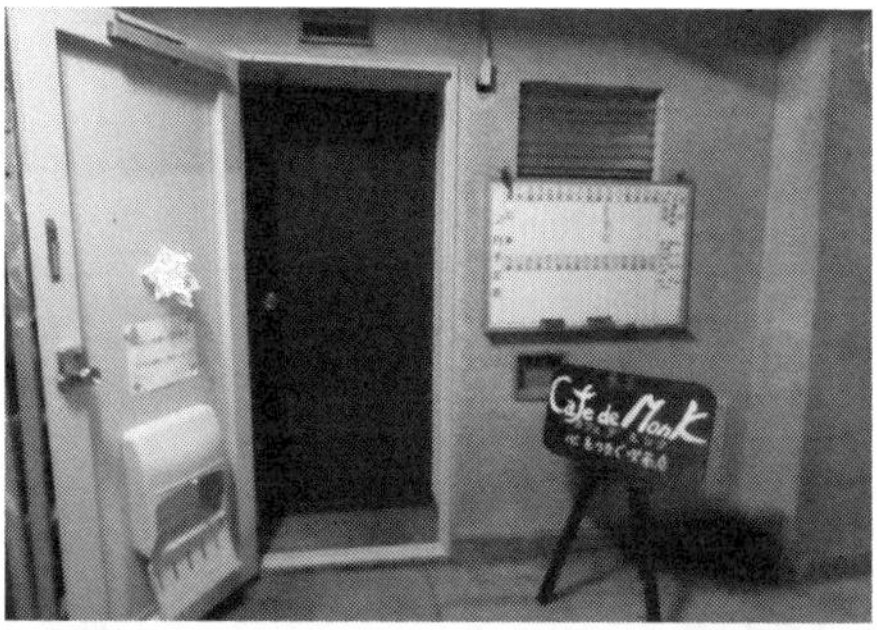

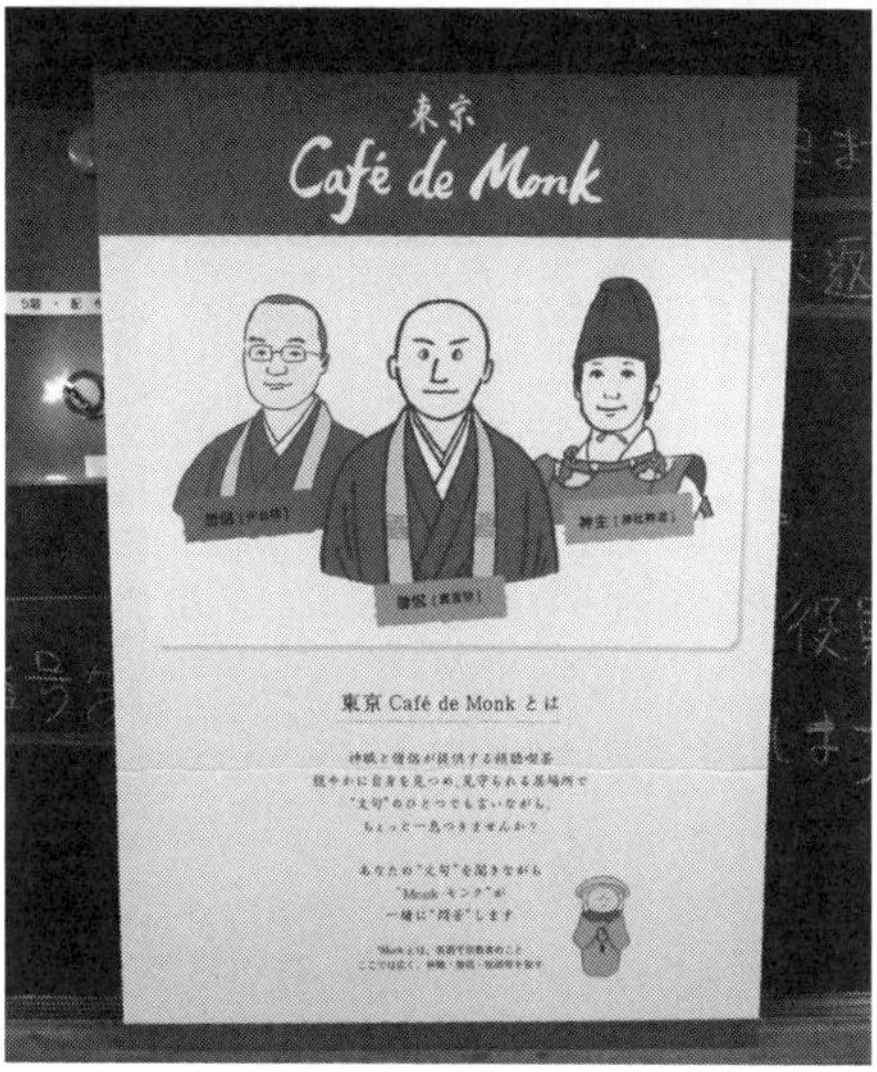

写真上：サロンが開催される一室の前に「カフェ・デ・モンク」の看板を設置
写真下：会場には、臨床宗教師３人の似顔絵を描いたポスターを掲示

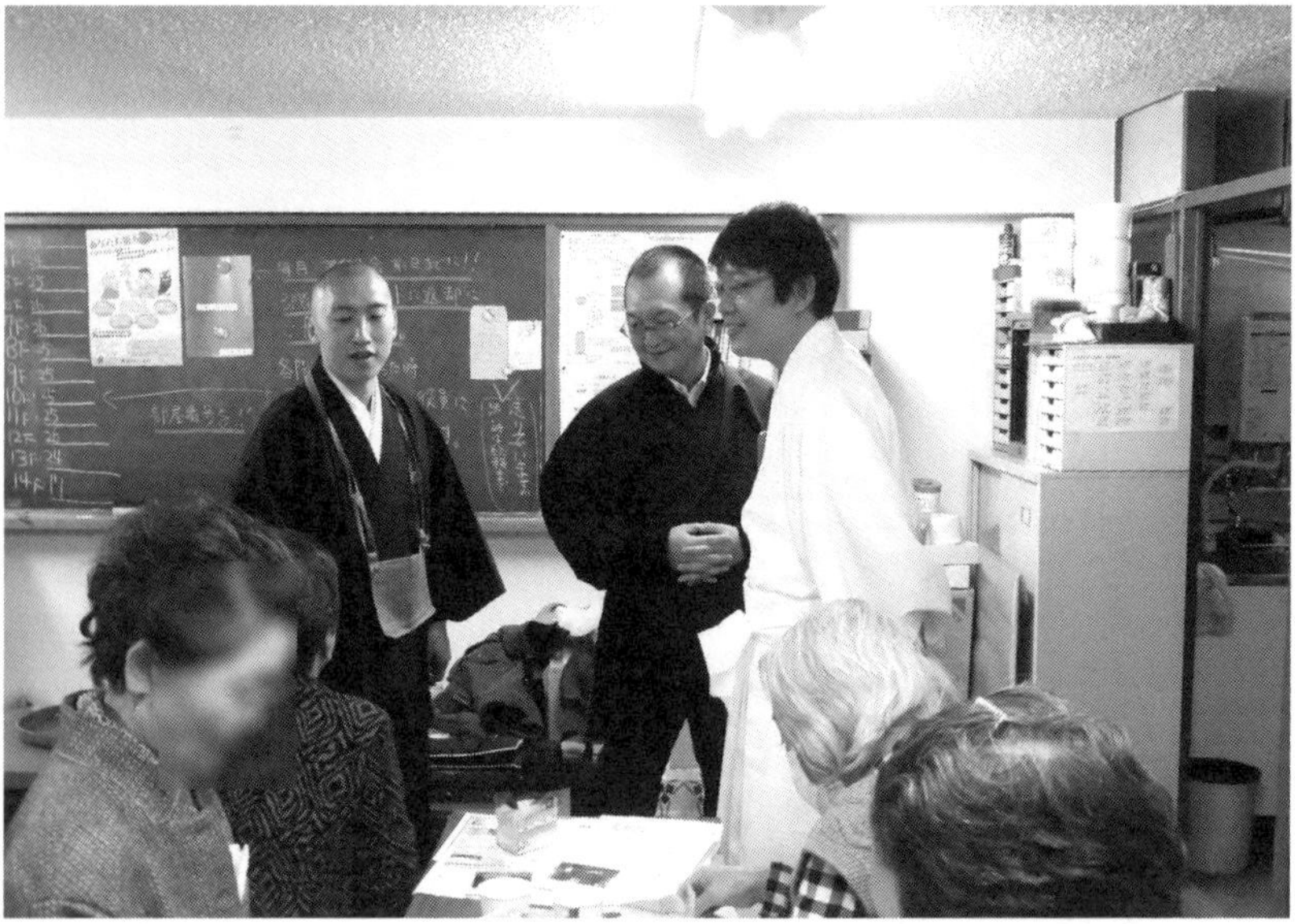

臨床宗教師の井川裕覚（左）は黒の改良服、西郊良俊（中）は紺の作務衣、池内龍太郎（右）は白衣白袴（はくいはっこ）と、それぞれ僧侶や神職とひと目でわかる服装でカフェに立つ

話してみると、神道も仏教も、修行の仕方や衣装から抱えている課題などまで、よく似ていた。信仰対象が違っても宗教という部分では同じとわかって、一気に打ち解けた。そこで臨床宗教師としてチームを組んで活動をすることになった。

柔和でにこやかな西郊が一九七六年生まれ、産業医（労働者の健康管理などについて、事業所などに専門的な立場から指導を行う医師）でもあり弁が立つ池内が一九七九年生まれ、人懐っこく、笑いをとるのが上手な井川が一九八五年生まれ。ちょうど長男、次男、三男のようだと自分たちの性格を分析する。

傾聴喫茶「東京カフェ・デ・モンク」は二〇一六年一月、都内にある寺院で初めて開催された。本格的に淹れたコーヒーとスイーツ代として参加費三〇〇円を払ってもらったが、ふだん接することのない宗教者への好奇心からか、あるいは伝統回帰や寺社ブームの流れからか若い女性が集まり、盛況だった。以来、「東京カフェ・デ・モンク」は首都圏で縁のある寺院を中心に不定期で開催されている。開催場所の状況に応じて、彼ら三人のほかにも関東近辺に住む臨床宗教師や手伝いをするボランティアが数人、参加する。

この公営住宅からほど近い寺院で開催した「東京カフェ・デ・モンク」に、サロンで話をしてくれる人を探していた世話人の一人が訪れ、マスターの井川に出張を依頼したのが機縁となった。この公営住宅では初めての「東京カフェ・デ・モンク」が七月に開催された。学生時代にパティシエ（菓子職人）を目指していた西郊が参加者にお手製のシフォンケーキをふるまい、池内が臨床宗教師について説明をした。井川が時節に合わせて、お盆の話をした。すると世話人が参加者の反応を見て、「今日はみな、明るい。明らかに違う」と喜び、「また来てほしい」と頼んだ。そこで、この公営住宅における二回目の開催となった一〇月は西郊が数珠づくりを指導した。そしてまた、継続して出張を頼まれるようになった。

✴日本人の死生観

一二月に開催されたこの公営住宅で三回目の「東京カフェ・デ・モンク」には、日本人の死生観について神職の池内が語った。「自分と家族の最期をどう迎えるか」を考えるために、八世紀に成立した『古事記』の時代から現在までの死生観、そして池内が海外や臨床現場で見聞きした死生観を紹介した。ここでは神道の死生観を中心に取りあげる。

日本神話である『古事記』には、死後の異界として「黄泉の国《よみ》」が描かれている。この「黄泉の国」に善人も悪人もみな死後に行くと説いたのが、江戸時代の国学者である本居宣長《もとおりのりなが》である。同じく江戸時代の国学者である平田篤胤《あつたね》は、死後の霊魂はこの世にあるが隠れた世界である幽冥界《ゆうめいかい》で生き続け、この世の人々と祭祀を通じて交流し、子孫を助けると説いた。

本居宣長や平田篤胤らの思想は復古神道と呼ばれるが、彼らの死生観に比べると、明治から第二次世界大戦敗戦までの国家神道の時代にみられる死生観は独特である。アジア太平洋戦争中は特攻隊をはじめ、皇軍（天皇の軍隊）兵士は、戦死すれば「英霊」となって靖国神社に祀られることから「靖国で待っています」という「遺書」を家族にしたためて戦地に赴いた。

現代は、宗教を意識することなく死を悼む人が多い。だが神社神道では、死者の御霊《みたま》は五十日祭（仏教における四十九日法要に相当）までは喪家《そうけ》（故人の家）に留まっているが、やがて幽冥《かくりよ》の神のもとに昇り、御霊は約五〇年を経て家族や親族を守る祖霊、神霊となるとされている。

これらを踏まえて、自分と家族の最期に準備しておきたいこととして、財産・相続、感謝・謝罪・メッセージ、最期を迎える場所、葬儀・遺骨と並べて、池内は「自分の死生観」を挙げた。そのためにも、自分の気持ちを確かめ、世のなかや仲間の価値観を受けいれながら、家族など周りの信頼できる人とともに死について話し合ってみようと参加者に呼びかけた。

✴封印していた記憶を告白

池内の話が終わると、折り紙教室となった。井川は部屋の中を動き回って参加者と関わりながら写真撮影などをし、西郊は机の一角に席を陣取って参加者と和やかに折り紙を折り、池内は机の間をまわって床に膝をついて参加者を見あげながら話をした。参加者は七〇代以上が多く、戦争を経験した世代ばかりであったため、戦前・戦中の話に刺激を受けて戦争にまつわる思い出を話しだす人が多かった。

【事例1】封印していた幼いころの記憶を語る

七〇代後半の女性は、小学校低学年のころの体験を語りだした。

食糧の乏しかった戦後すぐのことである。彼女の住んでいた地域に、リュックサックを背負った男性が食糧を求めてやって来た。おそらく戦争中は兵士だったのだろう。だが、その人は何一つ手にすることができなかった。あまりにも不憫なので、まわりの大人たちが「ここに生えている草は食べられるんだよ」「この植物も口に入れられるよ」などと助言して、辺りに生えている植物を食べ物として持ちかえるよう勧めたが、その人はすっかり落ち込んで、ぺしゃんこのリュックサックのまま帰って行った。

その後ろ姿を見てからというもの、自分はリュックサックを背負うことができなくなった。ぺしゃんこのリュックサックが脳裏に焼きついていて、リュックサックを背負うのがいやだった。この一～二年になって、やっとリュックサックを背負えるようになってきた。

池内は、戦後七〇年経ったといっても、彼女の心のなかでは、戦争がまだ終わっていなかったのだろうと感じたという。勇ましい存在であったはずの兵士が、食べ物を手に入れられず肩を落として帰った。敗戦を挟んで軍国主義からの一八〇度の大転換は、少女には受けいれがたい事実であったろう。戦争にまつわる体験は、軽々しく人に話せるものではない。戦前・戦中の話と結びついてよみがえった、心の奥に仕舞い込んでいたトラウマ（心的外傷）のような記憶は、「カフェ・デ・モンク」という場だから話せたのではないかと池内は推測する。そのような記憶を他人に話せるようになったとき、心が解放されるのだろう。

この日の会が終わったのは、定刻をかなり過ぎていた。

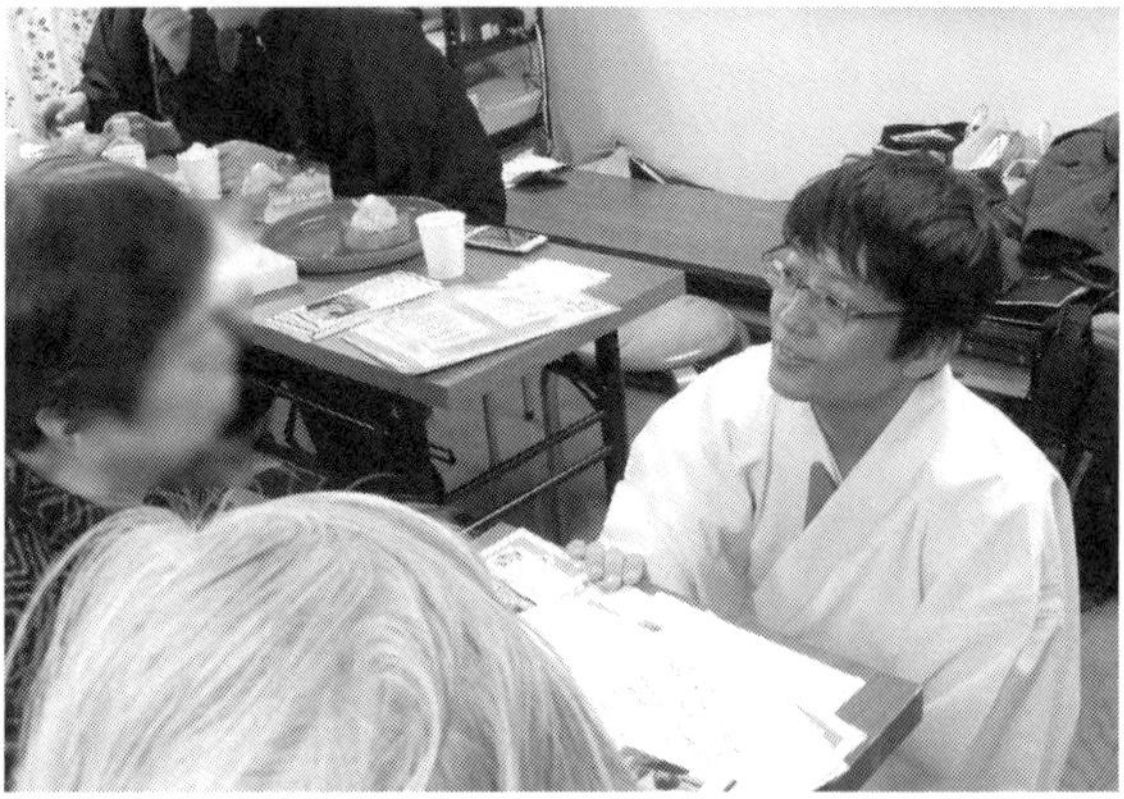

机の横にかがんで話を聴く池内

＊臨床現場や被災地だけでない臨床宗教師の活躍する場

臨床宗教師が活躍する場面は、臨床の現場や被災地だけでないと池内は考えている。

【事例２】自分の宗教を考え直す

以前、サロンで「東京カフェ・デ・モンク」を開催したときの話である。九〇歳ぐらいの女性が、池内に「神主さん、あのね」と、甥の妻が亡くなったときの話を打ち明けてきた。

故人は、ある新宗教の信者であった。彼女は、本人の自由だから新宗教を信仰している親戚がいてもよいと思っていた。だが、親戚一同が集まる葬式の場に、大勢の信者が来て独特な儀式を行うのに違和感を覚えた。

「どうしても、あのような葬式でなければならないのだろうか」――その新宗教についてあまりにも知らなかったので理解しようと、その宗教の本部に家族旅行のついでに行ってみた。その結果、それはそれで「あり」だと思った。だけど、「私は、この宗教じゃない」と思った、と。

この歳になって初めて、自分の宗教を考えた。

自分の宗教は何なのか。

行きつく先は死。

私はどうすればよいのか。どうすれば周囲の人は嫌じゃないのか。

こういう話を他人にするのは初めてという彼女と、池内はともに考えた。

池内は思った。彼女は、夫は亡くなったという。おそらく、夫の葬儀は何の違和感もなく、夫の「家」の宗教で行ったのではないか。だが、自分が宗教を選べるとしたら何なのかということを、ようやく意識したのだろう。

このような話を誰ともできず、ひとりで悩んでいる高齢者は意外と多い。臨床宗教師は布教も説法もしない。宗教に関する相談を受けても、自分の所属する宗教に勧誘することはない、中立的な存在である。葬式の方法や墓の選定について具体的な選択肢の提示をするのではなく、話し相手の気持ちや考えを引きだす役割に徹する。だからこそ、このような宗教に関する悩みへの対応も、臨床宗教師の果たすべき役割であると池内は考えている。

＊宗教無き終活

宗教は、都市部ではとくに人々から縁遠い存在になっている。教団を中心とした宗教の話は、会社組織ではもちろん趣味の集まりや酒席などでもタブー視されがちである。都市部では、寺や神社を中心とした地縁集団の形成に貢献していた檀家制度や氏子制度はほぼ消滅し、先祖供養や先祖祭祀が営まれる機会も減っている。葬式も僧侶を呼ばない無宗教の形式が増え、宗教・宗派を問わない墓地・墓園・納骨堂も増加している。

葬式や墓をどうするかといった話題は高齢者に関心が高く、「終活セミナー」が盛況である。葬式も墓も多様化して選択肢が広がっていることも背景にあるだろう。

葬式についてみると、日本では仏教形式の葬式を行う人がほとんどであるが、神道の形式で行われる神葬祭が仏教形式よりも質素で費用がかからないなどとメディアに取りあげられている。このためか、神社本庁の公式サイトによれば、神葬祭が増える傾向にある。変わり種の葬式としては、生きているうちに知人を招いて行う生前葬がある。一九九三年に元女優の水の江瀧子（二〇〇九年に九四歳で死去）が七八歳の誕生日を前に五〇〇人を招いて生前葬を開き、話題になった。二〇一七年に八〇歳にして生前葬を開いた建設機械製造大手コマツ元社長の安崎暁《さとる》（二〇一八年に八一歳で死去）は、末期がんで手術不能と診断されたため「元気なうちに感謝の気持ちを伝えたい」と理由を語った。

墓に関しては、墓の改葬（墓じまい）が注目されている。年間改葬件数はこの二〇年間、年による変動はあるが概ね緩やかに増加しており、厚生労働省の『衛生行政報告』によると、二〇一七年度は一〇万四四九三件（無縁墳墓等の改葬三三八四件を含む）と二〇年前の約一・五倍に達した。

墓の在り方は、家制度の崩壊と少子化などによって二〇世紀後半になって急速に変化した。供養する主体に焦点を当ててみると、一九八五年に天台宗総本山比叡山延暦寺が初めて開設したとされる永《えい》代供養墓《たいくようぼ》（寺院や霊園が永代供養する墓）は、子孫が継承して供養する家墓《いえはか》に代わって各地で普及している。また墓に入る主体に目を向けると、先祖代々が入る家墓から、血縁関係のない人たちと入る合同墓（個別墓で一定期間を経たあとに合祀されるものや遺骨を個別に納めるものなど詳細はさまざま）へと移行している。首都圏で伝道強化を図る浄土真宗本願寺派は二〇一七年に東京都中央区にある築地本願寺に合同墓を開設した。

墓地不足の問題を抱える都市部では、寺院が運営管理する宗派不問のビル型納骨堂も増えている。ビル型納骨堂とは、ビル内に設けられた参拝場所に、遺骨が納められた箱が収蔵庫から自動搬送されてきて、お参りできるようになっている施設である。『毎日新聞』（二〇一七年八月二〇日）によると、全国に約六〇カ所ある数千規模の遺骨を収容できるビル型納骨堂のうち約半数は東京都に集中している。従来の墓地よりも手ごろな価格帯のものが多い点も人気に拍車をかけている。その陰で、多額の初期投資をかけて納骨堂を建設した寺院や運営会社が、契約者を集められずに倒産するトラブルも出てきている。

墓の形態も多様化し、一九九一年にNPO法人「葬送の自由をすすめる会」が神奈川県の相模灘沖で自然葬（散骨）を行い、二〇〇八年には島根県隠岐郡海士町《おきあま》の大山《だいせん》隠岐国立公園内にある無人島の

「カズラ島」全体が葬祭業者の自然散骨所として整備された。

樹木を墓標代わりにする樹木葬は、一九九九年に岩手県一関市にある臨済宗妙心寺派祥雲寺で誕生した。二〇〇六年三月からは、祥雲寺別院だった長倉山知勝院が宗教法人格の認証を受けて、樹木葬墓地の運営管理にあたっている。樹木葬は、墓石を購入するよりも費用負担が軽く、環境にやさしいなどの理由から人気を呼び、二〇〇六年には公営墓地として初めて横浜市営墓地に導入され、二〇一二年には都立小平霊園にも導入されるなど、広がりを見せている。

こうした「終活」に関するメディアの取りあげ方を見ていると、経済性や利便性ばかりが論点となっているようにみえる。葬式や墓を成立させている宗教的な背景、たとえば死をどう捉えているのか、その宗教・宗派の葬儀がもつ意味は何なのか、なぜ墓が必要なのか、といった情報提供は少ないようだ。宗教者側の情報提供の仕方にも問題があるのかもしれないが、やはり、宗教は人々から遠い存在になっているのだろう。だが、宗教的な観点からの情報を求める人も少なからず存在するのではないだろうか。

＊終末期医療の難しさ

終活では、「エンディングノート」と呼ばれるノートに、遺言、希望する葬儀などのほか延命治療の可否など終末期医療に関する意思を記載しておくことが推奨されている。医療技術の進展は目覚ましく、栄養補給の管や酸素吸入マスクなどの管を体中に付けられて生命を維持されている患者が、「スパゲティ症候群」と称されたことがあった。延命措置によってかろうじて生き長らえている状態では、人間としての尊厳が失われているのではないかと議論を呼んだ。

近年は、過剰な医療への疑問、高齢者の増加による医療費の増加などから、延命治療の見直しを推す論調が増えている。ただし、実際の医療現場では、患者本人が延命治療の拒否を表明していても、家族が延命治療を希望したり、家族のなかで意見が合わずに揉めたりすることもあるという。いずれにしても、生死を自らの意思によって選択できるかにみえる現状では、死の受容も難しくなっているのかもしれない。

池内は、彼が医師でもあることを知った女性から医療関連の相談を受けたことがある。奈良県で神社神道の神職を代々世襲してきた社家《しゃけ》の東京都内にある分家に生まれた池内は、二〇〇六年に北里大学医学部を卒業し、同大学院で公衆衛生学を学んだ。博士課程在学中に、本家と分家の男性に呼びかけられた神職への誘いに応じ、大阪国学院の通信教育（二年課程）を受けて神職にもなった。二〇一四年には産業医のサービスを提供する会社の代表に就き、産業医として活躍している。必然的に他の臨床宗教師に比べて、神道や医療に関わる話を受けることが多い。

【事例3】やり切れない思いを受けとめる

六〇代後半ぐらいだろうか、高齢の母を亡くした女性が、池内に話がしたいと言ってきた。

「母を看取ったんです。看取る直前に医者が『もういいじゃないですか、十分よく生きましたよ』と言ったんですけど、どう思いますか？」と尋ねてきた。

池内は、「どうなんでしょうか。医者はたくさんの管につながれているよりはと思って、そう言ったのではないですか」と問い返し、彼女の問いの真意を測った。

彼女は、「私は母にできる限り長く生きていてほしくて、できる限りのことをやってほしかったのに、医者が『もういいじゃないですか』と勝手に決めつけるから、もう嫌で悲しくて怒っちゃって、そういうことを言わないでほしいって思ったんですけど。どうですか？」と訴えてきた。

池内は、「医者が上から目線で言った」という彼女の受けとめ方を尊重し、彼女の母親に対する気持ちを汲み取って、こう答えた。

「こうするのが正しいとかいうのではなく、ご本人と家族とが最適な形を模索して、もう少し早めに医者と話し合いをして行えたら良かったですね。今後はそのようにしましょう」

すると、彼女は「その通りです。そう言ってもらえてうれしい」と泣いた。傍らにいた夫は、「あのとき、そんなふうに思っていたの？」と、彼女から初めて聞く話に驚いていた。

池内は、彼女の胸のつかえが取れただけでなく、その気持ちが夫婦間で共有されたことをうれしく感じた。

＊母との関係に悩んだ末のカフェで

今でこそ都心部では宗教の影響力が低下したとはいえ、戦争を経験した世代は、まだ宗教に権威があった時代を生きていた。高齢者ほど宗教にも関心が高く、臨床宗教師にも敬意をもって接し、胸の内を開くのではないかと思われるかもしれない。だが、臨床宗教師に心を開いて悩みを打ち明けるのは、高齢者ばかりではない。

【事例4】 せめぎ合う心に和解をもたらす

サロン近くの寺院で「東京カフェ・デ・モンク」を開催したときには、幅広い年齢層の人たちがカフェを訪れた。マスターの井川が、フェイスブックか何かで情報を見たといって一人で来た女性の話し相手をすることになった。井川は「カフェに来た目的は何だろう」と訝《いぶか》りながらも、彼女の話に耳を傾けた。三〇代前半ぐらいだろうか。井川と年齢が近いこともあって、取り留めのない話で盛りあがった。

井川のニックネームを記した名札の下に記載されていた四ケタの数字を見て彼女は、「もしかして、これは誕生日ですか？」と尋ねてきた。井川は「そうですよ。お祝いしてくださいます？」と明るく切り返したが、彼女は物思いにふける様子をみせた。井川は「どうしたのだろう？」と思ったが、そのまま何気ない会話が続いた。

ところが不意に彼女は、「真言宗の話を聞きたい」と話題を切り替えた。井川が真言宗の僧侶だと聞いていたからだという。

井川は奈良市にある寺の次男であるが、「僧侶になれば、かわいがってくれた祖父母が喜ぶだろう」と思い、大阪市立大学卒業後の二〇〇九年に高野山真言宗の僧侶養成機関である高野山専修学院に入学し、一年間の修行を経て僧侶となった。五年間、僧侶として務めるなかで仏教の智慧を社会で活かすためにはどうすればよいかと考えるようになり、二〇一六年に上京して上智大学大学院実践宗教学研究科で学んでいるところだった。

彼女に真言宗について聞かれた井川は、何とはなしに「真言宗は密教で、その教えを図で表した曼《まん》荼羅《だら》というものがあります」と、曼荼羅と呼ばれる仏画について語った。

真言宗は、日本に唐（中国）から密教をもたらした弘法大師・空海によって平安時代初期に開かれた宗教である。現在、真言宗はさまざまな宗派に分かれており、和歌山県の高野山にある金剛峯寺《こんごうぶじ》を総本山とする宗派が、井川が所属する高野山真言宗である。

真言宗の教えは真言密教とも呼ばれる。密教は秘密仏教の略称で、秘密とは奥深くに隠された意味、つまり真実を指す。その深遠な教えを通常の文字や言語で表すのは難しいため、図絵で示したものが曼荼羅である。曼荼羅とは、完全にして欠けるところがないという輪円具足《りんえんぐそく》を意味するサンスクリット（梵語）で、仏の世界を示している。

曼荼羅にはいくつかの種類があるが、一般的に曼荼羅と呼ばれるのは、たくさんの仏《ほとけ》の姿を規則に沿って描いた金剛界《こんごうかい》曼荼羅と胎蔵《たいぞう》曼荼羅の金胎両部から成る両部曼荼羅である。真言宗の寺院の本堂には、向かって左に金剛界曼荼羅、右に胎蔵曼荼羅が祀られている。金剛界曼荼羅には一四六一尊の仏が描かれていて、仏の智恵の働きを示す。胎蔵曼荼羅には鬼神を含めて四一四尊（所伝により四一二尊など数種ある）の仏が描かれていて、あらゆるものに仏の慈悲が及ぶことを示す。

井川は、「曼荼羅というのは宇宙を表しています。そこには一見、仏さまでないようなものまで全部描かれています。そういう考え方が、密教の世界観にはあります。私たちはみんなつながっていて善も悪もない、そういうものをすべて包み込んだような世界です」と密教の世界観を語り出した。

と、その途中で彼女が「わ〜っ」と泣きだした。井川は「どこに泣く要素があったのかな」と不思議に思いながら、そこには触れずに話を進めた。

すると彼女が、「私、母親が大嫌い」と話を遮った。「どうしてですか」と井川が尋ねると、こう答えた。

「実は、あることで家から出ていった母親が、×月×日に帰ってくるんです。それで……。母親が出ていった理由には、お金が絡んでいて、その責任が全部、私にかかってきた。母親がいないから、おばあちゃんの介護も全部、私がしないといけない。だから母親のことが憎くてしようがない。だけど、自分のお母さんだし、私がいなかったら、あの人は一人になるかもしれない」

彼女が井川に語ったところによると、「憎くて仕方がない」だけど「自分の母親である」という折り合いのつかない感情のせめぎ合いで苦しみ続けていた。自分の感情にどう向き合ったらよいのか悩み、心理学や宗教を自分なりにひと通りは勉強した。しかし、もやもやした感情は収まらなかった。母親が戻ってくる日を約一カ月後に控え、ふらりと訪れたカフェで、善悪を超えた密教の世界観や、すべての存在を密教では認めているという井川の話が心に響いた。しかも、戻ってくる日が偶然にも井川の誕生日と同じで、「全部つながった」。だから、涙が止めどなく湧き出てきて、「母親が憎くてたまらない自分」に見切りをつけられたのだという。

臨床宗教師は、求められれば宗教の話をするが、自ら積極的に宗教の話をすることはない。この事例では、いくつもの偶然が重なって彼女の心に重たくのしかかっていた問題が氷解した。奇跡のようにできすぎた話で、偶然といえば偶然であるが、彼女が悩みを解決しようともがき苦しんだ動きと、井川ら臨床宗教師が人々のためにと行った動きとが、一点で合致した必然の結果であろう。

＊偶然とはいえない奇跡

臨床宗教師の西郊は、このような偶然の積み重ねで奇跡的にいのち拾いをした経験をもつ。

西郊が三三歳だった二〇一〇年、節分会《せつぶんえ》（節分の法会《ほうえ》）で大般若経転読《だいはんにゃきょうてんどく》（『大般若経』の蛇腹状になった経典六〇〇巻を一巻ずつ扇のように広げて目を通しては閉じる法要）を行っている最中、凄まじい頭痛に突然、襲われた。法会は気合で乗り切ったが、頭痛は収まらずに嘔吐して横浜の自室で寝ていた。そこに深夜、飲食店のマスターをしている檀家からウォーキングへの誘いのメールが着信した。ふと閃いて、博識の彼に電話をかけて自分の体調不良を訴えた。すると、横浜から遠く離れた東京都内の自分の店にいた彼が「今から、家まで迎えに行く」という。断ったが、「その症状は危ない」と車を飛ばして午前二時に来て、西郊を病院に連れて行った。

くも膜下出血と診断された西郊は、「あなたの死ぬ確率は五〇％です。生き残ったとしても四〇％は障害を抱えます。手術しますか」と医師に決断を迫られた。直ちに行われた緊急手術が成功し、障害も残らず、今では元通りに回復した。変わったことといえば、この経験を機に、死を考えるようになったことである。

西郊は、「檀家と親しくしていたから、いのちが助かった。お坊さんをやっていなかったら死んでいた」と振り返る。これは、西郊が僧侶となってから約七年の活動が引き寄せた奇跡である。

西郊は、関東大震災の犠牲者を供養するため一九二三年に横浜に創設された円満寺に生まれた。小学六年生のときに得度したが、次男だったため寺を継ぐつもりはなく、キリスト教精神に基づいて建学された明治学院大学へ進学、卒業した。就職して一年目の初夏のころ、天台宗の宗務総長を務めていた父・良光が天台宗総本山比叡山の麓で交通事故に遭った。お盆の直前だったため、僧侶として忙しい兄に代わって、西郊が、父が救急搬送された病院に駆けつけた。すると父から「円満寺を頼む」と言われた。そこで仕事を辞め、天台宗の僧侶養成機関である比叡山行院《ぎょういん》に入り、二カ月間の修行を終え、二〇〇三年に天台宗僧侶となった。

円満寺は、父が住職、兄が副住職を務め、さらに血縁ではない執事までいる。住職が兼業しなくてはならない寺院に比べれば、恵まれている。それでも西郊は、寺院の運営に危機感をもった。地方の寺院には過疎化と高齢化に伴う檀家の減少という切迫した悩みがあるが、都市部の寺院には地方と異なる悩みがある。人間関係が希薄な都市部では、檀家との関係が疎遠になりがちである。これまでと同じように運営していてよいのかと疑問をもった。そこで、檀家と日ごろから緊密に連絡をとり、棚経《たなぎょう》（お盆に檀家の仏壇や盆棚〈精霊棚《しょうりょうだな》〉の前で読経すること）などで年三回は檀家宅に通って檀家との親密な関係を築いてきた。

西郊が臨床宗教師研修を受けた直接のきっかけは、ある臨床宗教師との出会いで興味をもったからであるが、寺院運営への危機感、死を考えるようになったことなども動機となったのだろう。

手先が器用で数珠づくりが得意な西郊は、カフェで参加者といっしょに数珠づくりをするときには「師匠」「先生」と呼ばれる。数珠づくりが初めての参加者は、神経を集中して作業に専念するが、慣れてくると他のことを考えられるようになり、口を開く。手を動かしながら喋り、数珠の穴に糸を通

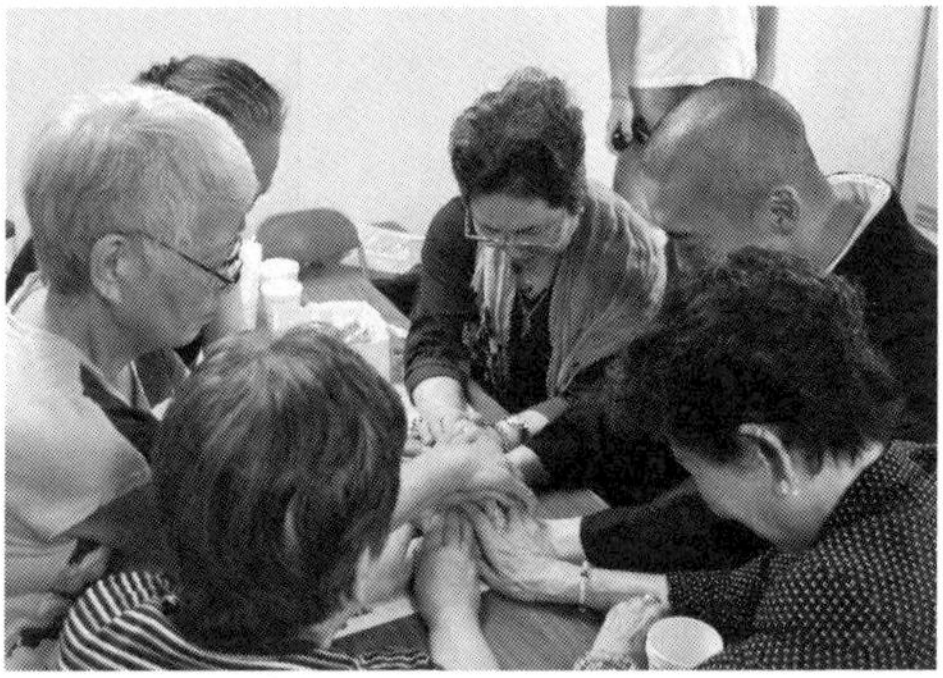

念を入れて、数珠で作った腕輪が念珠として完成する

すときだけ目の前の現実に戻って集中する。この緩急のリズムに乗せて、「昔はこうだったんだよ」「自分の子どもはこんなになって」などと昔語りをする参加者は多い。西郊は、自分から相手の領域に踏み込むような質問はせず、相手の話をひたすら受けとめていく。

話からわかるのは、自分ではない誰かのために数珠をつくる参加者の多さである。友達のため、子どものため、夫のため、など。数珠は、最後に西郊が念を入れると完成する。西郊が「願いごとは何ですか」と聞いて手をかざして念を入れるとき、参加者も真剣な面持ちで祈りを込める。このとき西郊は、参加者からの宗教者に対する畏敬の念を感じるという。この「念を入れる」行為こそ、臨床宗教師が、同じように傾聴をする他の職種よりも優位に立てる特長であり、宗教者としての正当性を示すものであると西郊は考えている。

✴臨床宗教師の活動をブームで終わらせない

西郊、池内、井川の三人は、臨床宗教師としての活動を終えると毎回、食事をしながら反省会を行う。その様子は、気のおけない友人たちの食事会といった感じである。

井川は、「この活動はチームワークがいのち」と語る。宗教、宗派の異なる三者に上下関係がなく、和気藹々とした雰囲気を醸し出しているから、カフェを訪れた人の本音を引きだすことができる。ただし、それだけではない。裏事情を話せば、「東京カフェ・デ・モンク」の活動は大変だからこそ、チームワークが良くなければ、実現できないのである。各自が本業とは別の活動としてボランティアで行っており、諸経費は持ち出しである。負荷が大きい活動だけに、家族の理解も必要である。井川と西郊に妻子はいないが、池内には同じく医師として働く身重の妻がいる。西郊が、父や兄らと守る円満寺で横浜版「カフェ・デ・モンク」を開催したのは、家族の理解を得るには現場を見てもらうのが一番と考えたからである。

諸事情を考えると「東京カフェ・デ・モンク」の開催は月一回、頑張っても月二回が限界である。だが、彼らのもとには、高齢者世帯が多い地域の民生委員などから開催の打診がある。

かつて、地域社会の中心は寺や神社などだった。現在、都市部では、寺や神社が近隣住民を誘っても、なかなか集まってこない。だから、宗教者の側から地域社会に入っていくのが「東京カフェ・デ・モンク」であると池内は語る。宗教者が入っていくことで、彼らを中心に人々が集まり、それが地域社会を再生させることにもなる。

井川は、「今が臨床宗教師にとって大事なとき」と認識している。「社会が関心をもっている時期を大切に、慎重にかつ積極的に進めていきたい」と考えている。ただし、「宗教者の側から社会に仕掛けていかねばならない」という風潮に井川は懐疑的である。宗教とは、すべてを合理的に考える発想と対極にあり、合理主義を超えるところに関わってきたと考えているからである。

臨床宗教師の在り方は、画家パブロ・ピカソが一六歳のときに描いた「科学と慈愛」で説明されることがある。このピカソ初期の傑作には、病床に横たわる瀕死の患者の傍らで脈をとる医者、患者を挟んで反対側に幼子を抱きながら末期の水を差しだす修道女が描かれている。医者が科学の、修道女が慈愛の象徴とみなされる。この作品は、科学の限界に寄り添うのが慈愛であると描いたものであるという解釈は、臨床宗教師の在り方と通じるものがある。

「一見、無意味に思われることでも地道に続けられるのが宗教者の特質なので、そここそ続けるべきと思います。宗教者が成果を出そうと考えて活動をしはじめたら、それは市場主義と同じであって、宗教が目指すべき価値観としては脆弱ではないでしょうか。宗教というのは本来、すべてを包括するような大きな懐だったのではないでしょうか。臨床宗教師の研修を修了しても、活動の場を自分で見つけ、たゆまぬ活動をするのは苦労の連続です。各自が試されているわけです。『こんなことをやって、いつ成果が出るの？』という答えが見えないものと向き合っていくのは、宗教の修行と同じです。なかなか答えが出ないのが歯がゆいのですが、一過性のブームには終わらせないように地道な努力を続けていきたいと思います」と、井川は語った。

2 終末期ケアの現場で働く宗教者たち

臨床宗教師は、終末期のケアを行う場所でも活躍している。病院の緩和ケア病棟、在宅緩和ケアや在宅ケアの場、介護施設などである。

緩和ケアとは、厚生労働省緩和ケア推進検討会が二〇一四年に作成した一言表現によれば、「病気に伴う心と体の痛みを和らげること」である。世界保健機関（WHO）による二〇〇二年の定義では、緩和ケアとは、「生命を脅かす疾患による問題に直面している患者とその家族に対して、疾患の早期より痛み、身体的問題、心理社会的問題、スピリチュアルな問題に関して、きちんとした評価を行い、それが障害とならないように予防したり、対処することで、クオリティ・オブ・ライフ（QOL）を改善するためのアプローチである」（厚生労働省公式サイト「緩和ケアとは」より）。

日本では、緩和ケアというと、がん患者を対象としたものが中心である。がん（悪性新生物）は、厚生労働省の二〇一七年の「人口動態統計」を見ても、一九八一年以来、日本人の死亡原因の第一位で、高齢者の増加に伴い、がんによる死亡者は増え続けている。二〇一七年に亡くなった約一三四万人のうち、がんで亡くなった人は約三七万人で、およそ三人に一人はがんで死亡していることになる。

がん患者への緩和ケアは、二〇〇六年に成立した「がん対策基本法」に基づいて策定された「がん対策基本推進計画」において重点課題の一つに掲げられている。二〇〇七年度から五年間のがん対策基本推進計画では、重点課題の一つとして「治療の初期段階からの緩和ケアの実施」が掲げられた。二〇一二年度から五年間の同計画においても、まだ精神心理的な痛みに対するケアが十分でないことなどから、「がんと診断されたときからの緩和ケアの推進」が重点課題の一つに掲げられ、「患者とその家族が、精神心理的苦痛に対する心のケアを含めた全人的な緩和ケアを受けられる」ようにすることなどが必要とされた。

がん患者が緩和ケアを受けるには、緩和ケア病棟への入院、緩和ケア外来の受診、自宅で在宅緩和ケアを受けるなどの選択肢がある。

厚生労働省から承認を受けた「緩和ケア病棟」とは、がん患者を主な対象として緩和ケアを行う病棟である。現在の保険診療制度では、入院できるのは、がん患者あるいはエイズ（後天性免疫不全症候群）患者のみで、病院によってはがん患者のみである。苦痛や症状の緩和を目的としており、積極的な治療は行われない。医療内容に関わらず、一日当たりの医療費は定額である。

緩和ケア病棟への入院に際しては面談があり、各病院の入院基準に適応していると判定されると、入院が認められる。ただし、希望者が多い場合は、入院待ちとなる。厚生労働省の調べでは、がん診療連携拠点病院の緩和ケア病棟における入院患者の平均待機期間は、二〇一五年には平均一四日（平均待機期間〇日の六二病院を除く）だった。平均待機期間が二週間以上の拠点病院が約三六パーセントで、平均待機期間九〇日超の病院もあった。希望者が多い病院の緩和ケア病棟では、入院待ちをしている間に亡くなるケースもある。

まずは、病院の緩和ケア病棟で働く臨床宗教師研修修了生の様子を見てみよう。

光ヶ丘スペルマン病院

＊カトリック仙台教区が母体となって設立された病院で働く宗教者

臨床宗教師というと、メディアでは僧侶が取りあげられることが多い。だが、東北大学実践宗教学寄附講座が実施した臨床宗教師研修の修了生には、仏教だけでなく、キリスト教、イスラム教、神道、新宗教などさまざまな宗教や宗派の宗教者がいる。

そもそも臨床宗教師は〝日本版チャプレン〟と説明されることもあるように、キリスト教におけるチャプレンが原型である。チャプレンとはチャペル（礼拝堂）が語源で、病院や学校、軍隊などの施設で働く聖職者のことである。日本でもキリスト教系の病院には、患者のために祈り、患者とその家族のために働く宗教者がいることが多い。たとえば一九八一年に国内初のホスピス（緩和ケア施設）を設置した聖隷三方原病院（静岡県浜松市）、その三年後に西日本で初めてホスピス病棟を設置した淀川キリスト教病院（大阪市）はいずれもキリスト教の理念に基づく病院で、チャプレンがいる。

チャプレンが行うケアをパストラルケアと呼ぶことがある。パストラルとはラテン語の「羊飼い・牧者」に由来する。ちなみに英語でパスター（Pastor）は、プロテスタントの牧師を意味する。新訳聖書には、イエス・キリストが自らを「良い羊飼い」に、人々を「羊」にたとえ、「良い羊飼いは羊のために命を捨てる」（日本聖書協会『新共同訳 新約聖書』「ヨハネによる福音書」一〇章一一節）と語ったことが記されている。パストラルケアとは、聖書に書かれているように羊飼いが羊を親身になって世話するようなケアである。患者の要望に応じて宗教的なケアをすることもあるが、基本的には患者一人ひとりの信仰や価値観を尊重したケアを行う。このようなパストラルケアを行う人のことをパストラルケアワーカーと呼ぶ。日本では、主にカトリック系施設でパストラルケアという呼称が用いられており、パストラルケアに携わる司祭などの聖職者（カトリックの聖職者は男性限定）はチャプレン、シスター（修道女）はパストラルケアワーカーと呼ばれることが多い。呼称は異なるが、病院内で果たす役割は、チャプレン、パストラルケアワーカー、臨床宗教師は、ほぼ同じと言ってよい。

東北大学で二〇一四年一〇月から一二月にかけて行われた第六回臨床宗教師研修を修了した細谷朋子は、カトリックのシスターである。ローマ教皇を頂点とするカトリック教会において、その身を神に捧げる人は、清貧・貞潔・従順の三つの誓願を立てて、修道会に所属する。

修道会は、原則として修道院の中で祈りや労働などに専念する「観想修道会」と、修道院で共同生活をしながら、教育、医療、福祉、出版、宣教などの活動を社会に向けて行う「活動修道会」の二種類に大別される。日本には約五〇の男子修道会と約一〇〇の女子修道会があり、女子修道会を例にとると、観想修道会としては、手づくりのお菓子で有名な「天使の聖母トラピスチヌ修道院」が所属する厳律シトー修道会などがあり、活動修道会には、月刊誌『あけぼの』（二〇一五年休刊）など各種メディアを使った宣教で知られる聖パウロ女子修道会などがある。細谷が所属するのは活動修道会のオタワ愛徳修道女会（宮城県仙台市）である。

一九六一年生まれの細谷が臨床宗教師の研修を受けたきっかけは、同じオタワ愛徳修道女会に所属する会員が、二〇一二年一〇月に始まった東北大学実践宗教学寄附講座の臨床宗教師研修に倫理の担当として関わっているという話を修道会の責任者から耳にしたことである。細谷は、修道会の震災支援活動で、臨床宗教師の活動モデルとなった傾聴移動喫茶「カフェ・デ・モンク」を展開していた金田諦應と活動をともにしたこともあり、臨床宗教師に興味をもった。そこで二〇一四年一〇月から始まった第六回臨床宗教師研修に申し込み、参加した。

このときの臨床宗教師研修には、キリスト教のほか、仏教だけでも曹洞宗、真宗大谷派、浄土真宗本願寺派、高野山真言宗、天台宗、立正佼成会など多様な宗派の宗教者が一堂に会した。研修は、カトリック以外の宗教について知らなかった細谷の視野を広げた。細谷は、どの宗教にも「共通の何か」がある、それは「人を大切にする」ということだと理解した。

二〇一五年四月、細谷は、宮城県仙台市にある一般財団法人光ヶ丘愛世会が運営する光ヶ丘スペルマン病院に修道会から派遣され、「パストラルケアワーカー」として働くことになった。そこは、細谷が臨床宗教師研修で現場実習を行った病院であった。

＊神とともにいる病院

光ヶ丘スペルマン病院は、仙台市の北東部にある丘の上に建つ。両腕を広げた聖母マリア像を頂く新館に隣接する本館の外壁には十字架が付いている。この外観が表すように、光ヶ丘スペルマン病院の設立にはキリスト教が関わっている。一九五二年にカトリック聖ドミニコ会のピエール・ビソネット神父が貧しい結核患者のために無料で治療する病院を建てようと奔走し、フランシス・J・スペルマン枢機卿《すうききょう》(司教のなかからローマ教皇に任命された教皇の最高顧問)が寄付を集めたことによって、一九五五年に開設された病院である。

病院名の「光ヶ丘」は、旧約聖書の章句の「闇の中を歩む民は、大いなる光を見」(日本聖書協会『聖書 新共同訳』「イザヤ書」九章一節)に由来し、「苦しみを通して喜びを見いだす」という意味が込められている。病院の三つの理念のうちの一つは、「祈りつつ努力します——神は、いつも共にいてくださるという、強い信念をもって、祈りつつ努力します」と宗教的な背景をうかがわせるものとなっている。一九九八年には宮城県では初めてのホスピス(緩和ケア病棟)が開設され、現在では地域医療の中核となる一四〇床の一般病院となっている。とはいえ、病院の職員にカトリック信者は少なく、患者も信

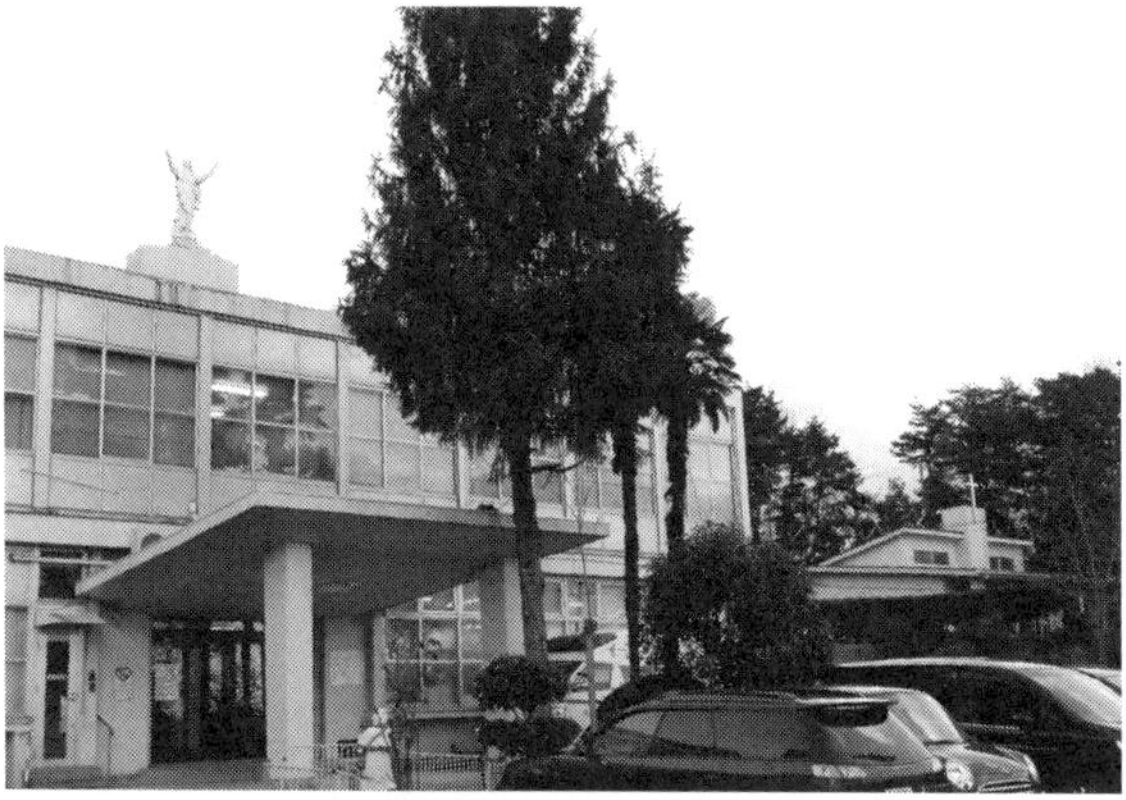

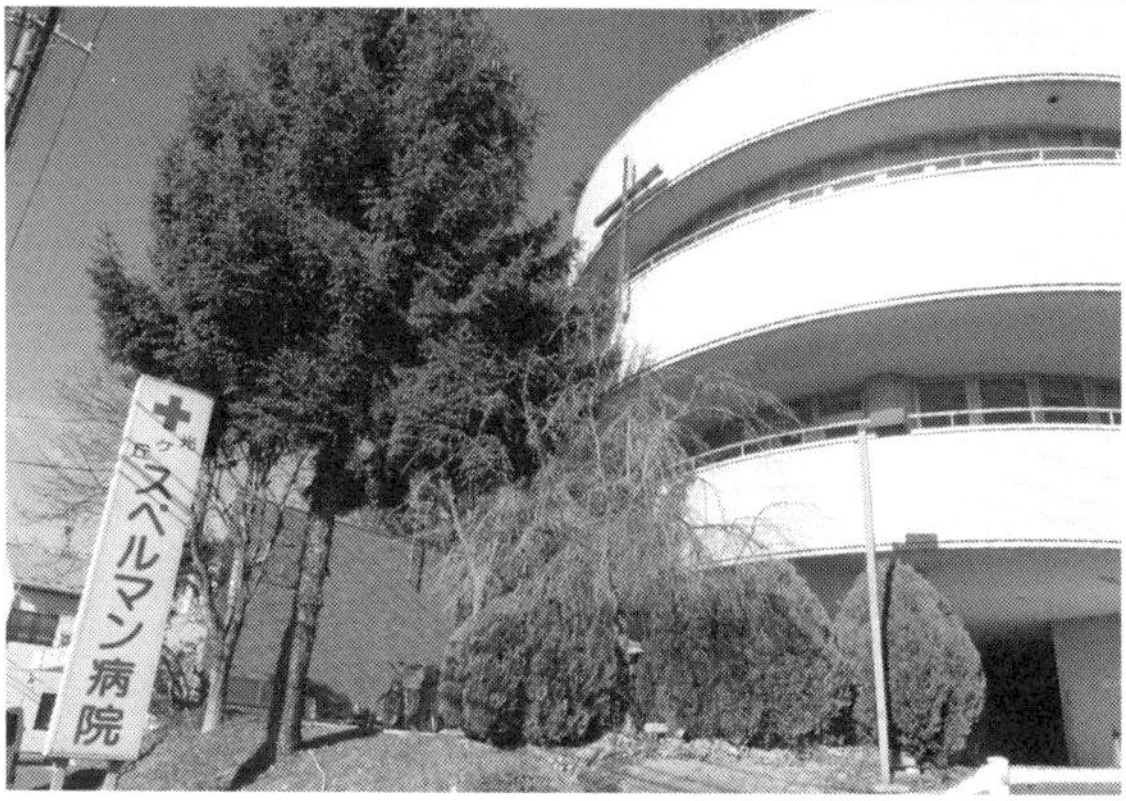

写真上：聖母マリア像を頂く光ヶ丘スペルマン病院。右側に見える十字架を掲げる建物がカトリック東仙台教会
写真下：十字架が付いている本館の二階が緩和ケア病棟

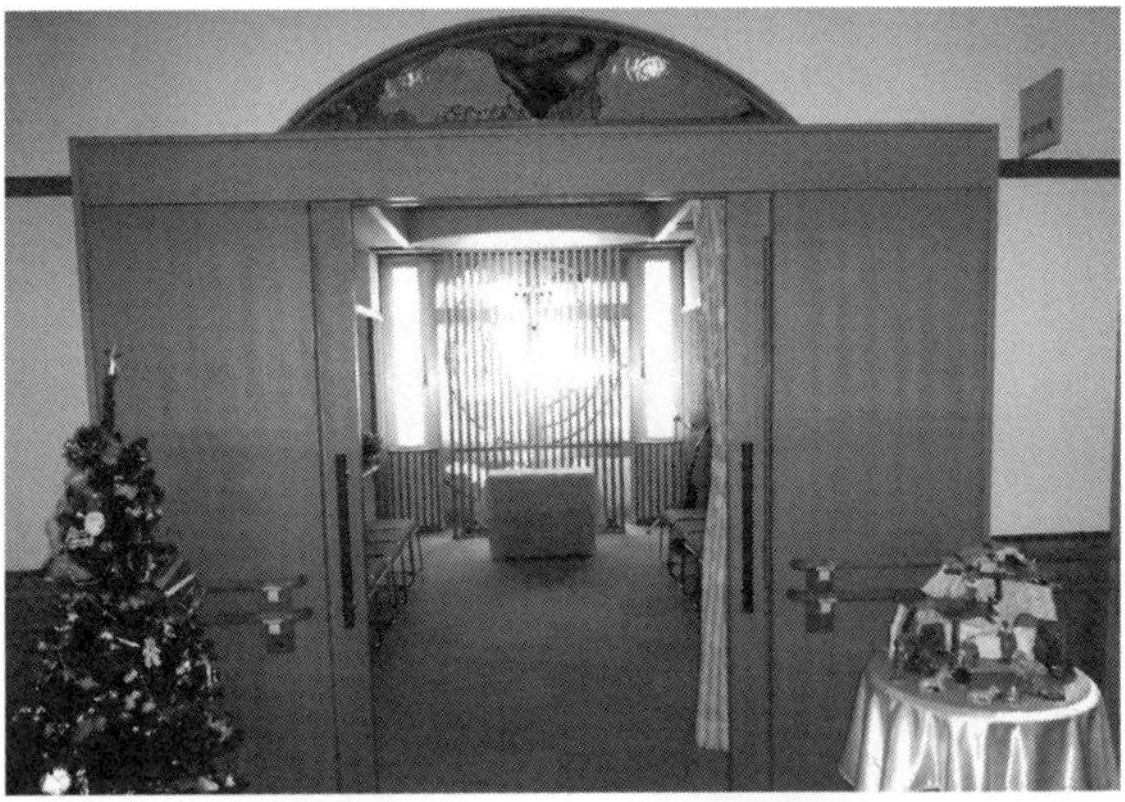

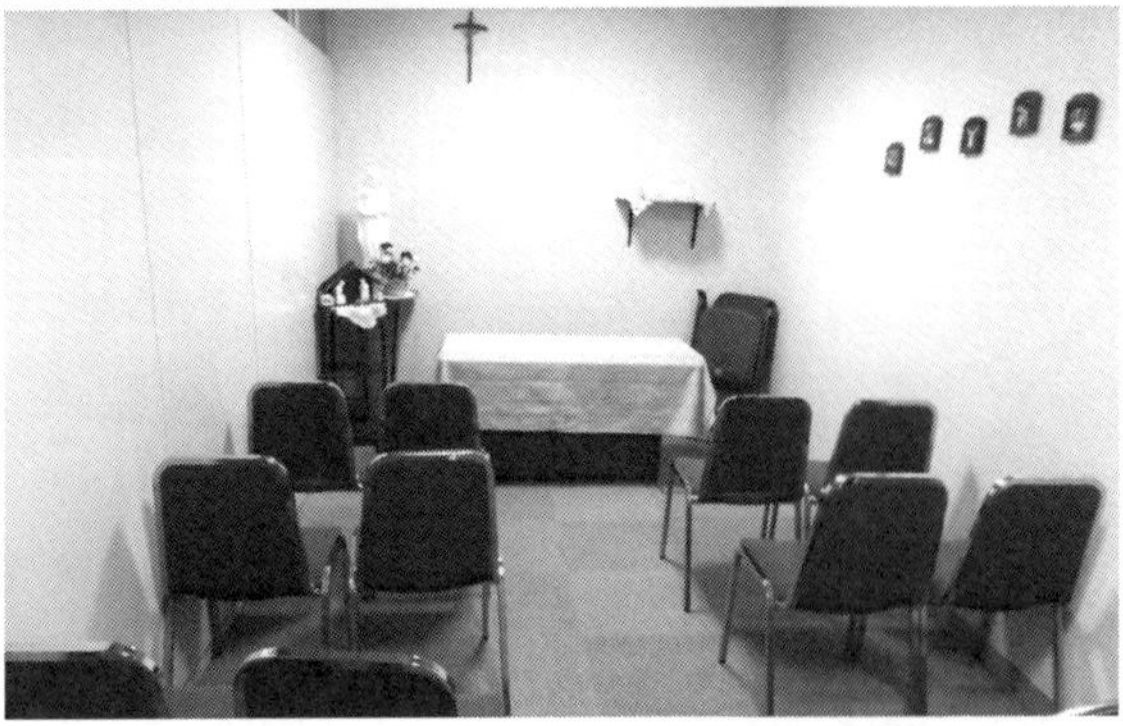

写真上：「祈りの間」は、「朝の会」や医療者と患者の家族との話し合いにも用いられる
写真下：聖母マリア像が設置され、振り香炉も備わっている小聖堂

仰している宗教の区別なく受けいれている。

本館一階にある「パストラール室」という札が掲げられた部屋が、病院に常駐する唯一のパストラルケアワーカーである細谷と、約三〇人のボランティア、彼らの調整を図るボランティア・コーディネーターの拠点である。ボランティアは、入院患者とその家族へのお茶やコーヒーの提供、草花の世話、花の水替え、コンサート開催などを行う。

本館二階にあるホスピスには、朝の陽光がステンドグラスから差し込む「祈りの間」と小聖堂がある。祈りの間では毎日、「朝の会」があり、誰でも参加できる祈りのひとときがある。小聖堂では、毎月第三火曜日一四時三〇分に司祭が来てミサを行う。

＊ボランティアやスタッフとの信頼関係の構築から

細谷は病院内でも黒いベールを被っており、ひと目でシスターであることがわかる。ベールの着用は義務ではないが、細谷は「自分の生き方」として被ることを選んだ。正規の職員として雇用されており、月曜から土曜まで勤務する。毎朝、医療チームの申し送りに出て患者の状況を把握してから、仕事に臨む。病室を隈なく巡回するのではなく、必要そうだと思った患者や家族のもとへ行く、あるいはデイルーム（談話室のこと）に来た患者や家族と話をするというスタイルを取っている。細谷はボランティアへの指示や事務作業なども行う。午後には、医療チームの一員としてカンファレンスにも参加する。

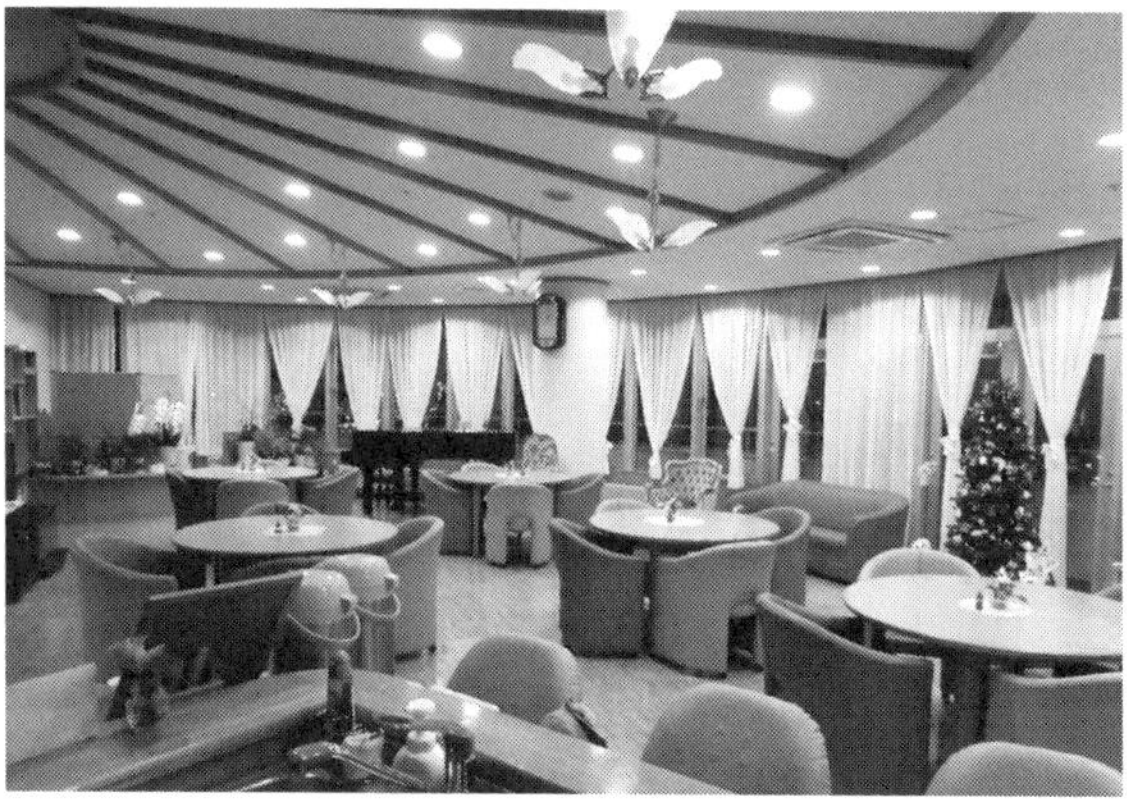

デイルームはボランティアにより季節のディスプレイが施され、ピアノコンサートやお茶会などのイベントが週２～３回、開催される

病院に着任してから一カ月、細谷は何をすべきか迷った。シスターになる過程でパストラルケアについて学んだわけでもなく、カウンセリングや臨床心理関連の資格も持っていなかった細谷にとって、臨床宗教師研修を受けていたことが支えとなった。細谷は、パストラルケアワーカーとしての仕事は、臨床宗教師の役割に、ボランティアとの協働と事務作業などを加えたものだと説明する。

病院でのパストラルケアは、一人ひとりの信仰を大切にする。光ヶ丘スペルマン病院がカトリック系の病院であっても、それは同じであり、宗教とは距離を置いて患者に接しなくてはいけない。この点は、臨床宗教師が守るべき態度と同じである。もし、細谷が研修を受けていなかったら、患者につらい思いを吐露されたら、神の名を出して「祈っているからね」と執り成していただろう。だが、研修で学んだように、重たい感情を表出されたときには、そのまま受けとるようにした。

これという手本が無いなかで、細谷はボランティアといっしょに行動することで、患者やその家族との関わり方を学んでいった。そして、必要なことをスタッフに伝えるなどして、ボランティアやスタッフとの信頼関係を築いていった。

【事例1】『般若心経』を唱えるシスター

細谷が臨床宗教師研修の成果を実感した出来事がある。

七〇代後半ぐらいの男性患者がいた。彼は「お経は誰が唱えてもよいものだ」と言って、毎朝、『般若心経《はんにゃしんぎょう》』を唱えていた。ところが、次第に衰弱して自分で唱えることができなくなってしまった。そこで細谷が「『般若心経』を持っているから唱えてもいい？」と尋ねると、彼は「うん」と言った。すでに彼の反応は、ほとんど無くなっていたが、細谷にはそう聞こえた。

「じゃあ唱えるね。ちょっと下手くそかもしれないけど聞いてね」と彼の耳元で細谷は唱えた。人の耳は最期のときまで聞こえているというから、彼は喜んだことであろう。それから一週間ほどして彼は息を引き取った。

臨床宗教師研修ではいろいろな宗教についての理解を深めるために、朝晩持ち回り担当制で、担当者が信仰している宗教・宗派の日常儀礼を参加者一同で行う。担当が牧師のときは皆で讃美歌を歌い、浄土真宗の僧侶の場合には『正信偈《しょうしんげ》』（浄土真宗の宗祖・親鸞の著書『教行信証《きょうぎょうしんしょう》』に収められている『正信念仏偈《しょうしんねんぶつげ》』の略称）を唱えるなどする。

細谷が臆せず読経できたのは、日常儀礼で『般若心経』を唱えた経験があったからである。研修の際に、臨床宗教師の先輩で曹洞宗の僧侶である髙橋悦堂から『般若心経』や『修証義《しゅしょうぎ》』（曹洞宗の開祖・道元の著書『正法眼蔵《しょうぼうげんぞう》』をわかりやすく編纂した経典）が収録された経典をもらっていたことも幸いした。

【事例2】不安を共有した男性

細谷がシスターとわかるから、カトリックの教えを問いつめてくる患者もいる。末期がんのため緩和ケア病棟に入ってきた六〇代男性は、細谷が緊張を強いられる患者だった。鋭い質問をしてきて、細谷が信仰に関して漠然と疑っていたことを浮かびあがらせるのだ。「神様って本当にいるの？」と問われると、「いますよ」と口で答えながらも、細谷が封じ込めていた疑問が頭のなかに湧き出てくる。自分の信仰を疑わずにはいられなくなるのである。彼自身は、「墓はもう作った」という仏教徒だった。

ある日、「シスターは、死ぬってどう捉えるの？」と尋ねてきた。

臨床宗教師研修でも教えられる「傾聴」の基本は、問いに対しては、相手の心の奥底にある答えを待つことである。だが細谷は、この質問は信仰に関わる一連の問いと理解したので、「カトリックでは、死は終わりではなく、神の国に行って新しく生きること」と答えた。

「それって理屈だよね」

「どう考えるんですか？」と細谷は問い返した。

「手すりが無くなった」と彼は答えた。

意味がわからず細谷が沈黙すると、彼は「わからないということだな？」と畳みかけてきた。

「そう感じるんだ」

そう切り返した細谷に、彼は「掴まるものがない」と答えの趣旨を説明した。

細谷には返答ができなかった。

彼の「わからないということだな」という言葉を、細谷は「自分の信仰の弱さ」を指摘するものと受けとめた。会話から浮かびあがった彼の不安と、細谷の信仰の弱さ。この会話があってから、それまで距離があった彼と細谷は親しくなった。それは細谷にとって「不思議な体験」だった。

「ご家族も、一生懸命なご家族でした。生きたかったのだと思います、その方は。緩和ケア病棟には二〜三カ月いらして旅立ちました」と細谷は振り返る。

✴患者の「旅立ち」

「旅立ち」は、この緩和ケア病棟ならではの表現である。「死とは、私たちのすべてが無くなるのではなく、この世からあの世界への旅立ち。神様のもとで永遠に生きるというのがカトリックの捉え方です」と細谷は説明する。このため、他の病院では「死亡退院」や「亡くなりました」というところを看護師たちもふつうに「旅立ちました」という。

カトリック信者にとっての死は、神のもとへの「旅立ち」であるならば、近しい人との死別はつらくないのだろうか？

「つらいと思いますね。やはり残された人は泣き尽くすこともあると思います。でも、その人が神様のもとにいて、天国から自分のことを見守ってくれていると思えるようになる日も来るのではと思うんですよ。宗教の世界では、目に見えるものがすべてではないでしょう。目に見えない世界があるというのが宗教。つらいのは、今まで見えていた人が見えなくなったからで、その現実の裏に見えない存在があるというのが宗教。仏教でもいっしょでしょ」と細谷は言う。

確かに多くの宗教においては「死んだら終わり」ではなく、死後もいのちが存続すると考えられている。信仰がある者は、死についての受けとめ方が違うのだろうか。

【事例3】家族とともに「旅立ち」の支度をする女性

緩和ケア病棟に入ってきた七〇代の女性は、「マリア像が部屋から見える」と言って、屋上に立つマリア像が二階の自室から眺められることをとても喜んだ。

ある日、細谷が部屋に入ると、彼女と、その息子の妻がいた。

「この服にこのスカートは合わないわよね、お母さん。私が違うスカートを探してくるからね」

「そうだねぇ」

「首元が開いているからスカーフを巻いて、ここにコサージュを付けましょう」

細谷の存在を意に介さず、彼女たちは会話を続けた。何かと思ったら、亡くなったあとに着る服を選んでいるところだった。着任早々だった細谷は、これには少々びっくりした。患者本人が死を受けいれて、死の準備をしているのである。

余命短い患者が入る緩和ケア病棟では、患者の病状や家族の落ち着き具合を見ながら、看護師が「旅立ち」の話をする。

病棟で患者が亡くなると、看護師が最期のケアをして旅立ちの服に着替えさせ、部屋に家族とスタッフが集まって、家族の希望に応じたお別れ会をする。家族は涙を流し、シスターも泣く。お別れ会が終わると、看護師が患者の布団を静かにめくって、旅立ちの装いを披露する。きれいな浴衣やパジャマという人もいるが、母親の形見の服を着た女性や赤いふわふわの服で旅立った高齢者もいた。それを見て、家族も「家にいるときに着ていた服で、寝ているみたいだねぇ」「ホントだね。お父さんとか言ったら起きそうだね」などと会話を交わすという。

死に直面しても心に余裕が感じられる、この感覚の違いは何なのだろうか。

細谷は、「何らかの信仰をしていれば死を受けいれやすいとは思いますが、環境もあるのではないでしょうか。たとえば、お父さんが残されても娘たちが見てくれるとか、お父さんが亡くなってもお母さんは一人でも大丈夫というように、自分が旅立っても安心できる環境の状況もあると思いますね」と語る。

＊終末期患者の家族の心構え

終末期患者を数多く見てきた細谷は、延命治療などについては「寝たきりでもよいから長生きしてほしい」というような家族の願いよりも、患者本人の希望に沿うことが大切と考えている。

患者が亡くなるときの経過はさまざまで、一人ひとりの状態に応じて医療者は最善を尽くす。だが看取りの経験が初めてという家族には、どうすればよいのかわからないことが多い。緩和ケア病棟では、家族の不安を和らげるため、患者が旅立ちに向かう一般的な経過や、それに対する病院側の処置、家族の望ましい対応について記した小冊子を入院時に渡している。

『これからの過ごし方』という小冊子には、病棟で行われるケアや、医療知識に基づく次のような役立ち情報がやさしい文体で書かれている。

患者の病状が進むと眠っている時間が長くなり、会話ができなくなるので、大切な話は早目に。話ができなくなっても、大切な人がそばにいることは感じている。スキンシップやそばに寄り添うことに価値がある。

患者の食事量が減るのは自然なこと。家族は回復を願って食べさせがちだが、飲み込む力が弱っている患者に無理に食べさせるとむせてしまう。食べやすい形や固さを工夫し、食べたいときに食べたいものを少しずつあげるように。口の渇きが出ることがあるので、かき氷やアイスクリームなどを好むようになる。このような状態の患者に、水分や栄養を補給するため点滴をすると苦痛などの症状が出ることもある。

患者には次第に、だるさ、むくみ、せん妄《もう》（言動に混乱がみられる状態）などの症状が出てくる。だるさを和らげるには、体をさする、枕やクッションで姿勢を変える、体を拭くなどが効果的。

患者の足や顔にむくみが出て、尿量が減ってくると、点滴は体に負担になることがある。

せん妄は体の機能の低下に伴う脳の機能低下によるもので、七〇％以上の患者にみられる症状。見ている家族もつらくて混乱するかもしれないが、患者の意図を想像して理解しようと努め、つじつまが合わないときでも患者の言うことを否定せずに付き合ってほしい。興奮が激しくてどうしたらよいかわからないときには、薬を検討するので看護師を呼んでほしい。

さらに患者が旅立ちに近づいたときのためには、『愛するひとを見送るために』という一〇ページほどの小冊子が用意されている。扉には、死は「つらく悲しいこと」というだけではなく、「すべての苦しみ・つらさから解放され、〈新しい世界へと旅立つ〉ということ」などと、死について捉え直しを促す言葉が書かれている。そのうえで、最期のときの直前にみられる症状や病院側の対応、旅立ちの前の準備、旅立ちのあとに行われること、お別れ会、葬儀などまで丁寧に記されている。最後のページは、「私たちはあなたの愛する方とあなたのために、いつでも力になりたいと思っています。苦しみ・悲しみはひとりで抱え込まずに、いつでもお声を掛けてください。」というメッセージで結ばれている。

＊追悼ミサ

光ヶ丘スペルマン病院では、緩和ケア病棟で旅立った人の遺族会を六月に開催する。さらに過去一年間に緩和ケア病棟を含む全病棟から旅立った人のために追悼ミサを一一月に行う。カトリックの典礼暦（カトリック教会の暦）で一一月二日は「死者の日」とされ、伝統的に典礼暦の最後の月に当たる一一月を「死者の月」として、死者のために祈り、ミサを捧げる。

追悼ミサは、病院の隣にあるカトリック東仙台教会で司教の司式により行われる。ほとんどの遺族は信者ではないが、参加者が多く教会の聖堂内を埋め尽くす。祭壇には、旅立った人全員の名前が手書きで記された名簿が奉納され、旅立った人のために参列者がともに祈る。信者以外はミサで聖体（イエス・キリストの体として食べられるパン）を拝領することはできないが、希望者は司祭の前に並び、一人ずつ祝福（司祭が右手をその人の頭上に置いて、神の祝福を求める祈りを唱える）にあずかることはできる。

ミサの後には参列者全員が順番に焼香をする。カトリックでは、日本の実状に合わせて葬儀の儀式書を定めているので、献花の代わりに焼香を行うことも認められている。焼香の方法は仏式の焼香と同様で、回数に特段の定めはない。

その後、病院に場所を移し、緩和ケア病棟で旅立った人の家族と内科病棟で旅立った人の家族に分かれて、茶話会が開かれる。ボランティアが用意したコーヒーを病棟スタッフが患者の家族に出しながら、思い出話をして泣いたり、笑ったりする。

亡くなった患者のための追悼ミサは、この一回限りである。それでも、参加した家族がたまに、ふらっと病院を訪ねてくることがある。亡くなった患者や家族のために真摯に祈る姿勢が伝わるからであろう。

✴祈りと癒し

ある男性が細谷に打ち明けた。

妻の入院がつらくてたまらなかった。夫婦ともカトリック信者ではなかったが、つらさに耐えかねて、病院の向かいにある教会に行った。ところが、教会の扉が閉まっていたため、「神様から見放された」と思った。次に行ったときには扉が開いていたため、留守番をしているという信者に「ちょっと祈りたい」と言って、聖堂でしばらく祈った。

こう語り終えると、男性は細谷に「お母さん（妻）が歩けるように祈ってほしい」と頼んだ。さすがに細谷は「歩けるように祈りますよ」とは言えず、「お祈りしますよ」と答え、彼の心が安らぐように祈った。

それから一年も経たずに行われた追悼ミサに、彼は出席した。ミサの間ずっと泣いていた。細谷が彼に「つらいねぇ」と語りかけると、彼は「うん、つらい」とまた泣いた。だから、祈りで癒されたかどうかはわからない。だが、細谷は祈りがもつ癒しの力を信じている。

南フランスのルルドは、世界中から年間六〇〇万人もの人が訪れるカトリックの巡礼地である。一八五八年二月一一日、この地に住む貧しい少女ベルナデッタの前に聖母マリアが初めて現れ、以後計一八回も出現したという。カトリック教会当局は調査の結果、一八六二年に聖母マリアの出現を認めた。ベルナデッタが聖母マリアのお告げによって発見した「ルルドの泉」は、その水を飲んで病気が治ったという人が続出したことから「奇跡の泉」とも呼ばれている。発見以来、カトリック信者を中心に延べ二億人が訪れたというルルドの泉。これまでに約七〇〇〇人が奇跡による治癒を報告した。

ただし、教会によって奇跡による治癒と認定されるには、「非常に治りにくい病気にかかっていたこと」「医師の治療を受けていないこと」「突然、治癒したこと」など厳しい審査基準を満たさなくてはならず、約一パーセントしか奇跡と認定されない。二〇一六年一二月時点までに、奇跡と認定されたのは六九例に留まる（※二〇一八年二月に七〇例目認定）。このような「奇跡」と呼ばれる現象をどう受けとるかは、人によってそれぞれ見解に違いがあるであろう。

だが細谷は、「ルルドでは、奇跡が起きれば病気が治るけれども、皆が治るわけではない。でも、病気が治らなくても、癒されると言われています。どう働くのかはわからないけれども、祈りにも〈癒しの力〉はあると思います」と語る。

臨床宗教師はもちろん、パストラルケアワーカーも、接する相手を信仰に導くことが目的ではない。しかし、宗教者が祈りをもって関わることに何かがあると細谷は感じている。

コラム　海外における宗教者と医療の関わり〈イギリス編〉

日本では、臨床宗教師を含めて宗教者がスタッフとして働いている病院は、宗教法人が設立母体である私立病院以外は、まだ少ない。臨床宗教師を雇用する病院や福祉施設は増えている。だが、国公立の病院では、東北大学病院と松阪市民病院などわずかである。臨床宗教師は週に二〜三回、緩和ケア病棟で働く非常勤雇用の場合が多く、専業で生計を立てるのは難しい。

日本の緩和ケアは緒に就いたばかりである。緩和ケア病棟は、一九九〇年度に五病棟だったが二〇〇一年度に一〇〇を超え、二〇一八年度には四一五病棟と急増している。[註1] イギリス発祥の近代ホスピスにならって、まず病院に緩和ケア病棟が設置され、そこに宗教者が参入しはじめた、という段階である。

臨床宗教師は〝日本版チャプレン（病院付き聖職者）〟とも称されるが、ホスピスやチャプレンの先駆国であるイギリスの現状はどうであろうか。イギリスのホスピスや病院には、たいてい常勤のチャプレンがいる。公立の病院にもチャプレンが常勤で雇用されていて、終末期患者に限らず、すべての入院患者とその家族やスタッフに、夜間や週末にも対応する。ヨーロッパでは、宗教施設がホスピスなどの医療施設に発展したという経緯があるので、宗教者がホスピスや病院にいるのは当然なのであろう。

ホスピス（hospice）は、もとは中世のヨーロッパで巡礼者を手厚くもてなした、修道院を基盤とする宿泊施設を意味する。ホスピスは、ホスピタル（英語で hospital ＝病院）とともに、「客を手厚くもてなすこと」を意味するラテン語のホスピティウム（hospitium）に由来する。

現在、世界にあるホスピスは、施療院（フランス語でHôtel-Dieu＝神の宿）を中心に医療を施してきたカトリック系と、二〇世紀後半に発展したプロテスタント系の二系統に分けられる。後者の代表格が（プロテスタント系というには、やや語弊があるが）、シシリー・ソンダースが一九六七年、イギリスに設立したセント・クリストファー・ホスピスである。

近代ホスピスの創始者とされるシシリー・ソンダースがホスピスの在り方を学んだのは、カトリックのアイルランド慈善修道女会によって一九〇五年に設立されたセント・ジョセフ・ホスピス（ロンドン）である。ちなみに、同修道女会を創設したメアリー・エイケンヘッドによってアイルランドのダブリンに一八三五年、治癒の見込みのない患者のために建てられた病棟（一八七九年に聖母ホスピスと改称）を近代初のホスピスとみなす人もいる。

セント・ジョセフ・ホスピスでは修道女たちが献身的に患者を世話していた。だが、専任の医師はおらず、終末期患者の苦痛を和らげることはできなかった。そこで、医師として勤務することになったシシリー・ソンダースはモルヒネを用いて緩和ケアを行い、好評を得た。この経験から、彼女は、医師、看護師、ソーシャルワーカー、チャプレンなどがチームを組んで、終末期患者の全人的ケアにあたるセント・クリストファー・ホスピスを創設した。

彼女は、プロテスタントを経て英国国教会の信者となっていたが、あらゆる信仰を同一の神につながるものとして受容していた。セント・クリストファー・ホスピスは超教派のキリスト教の財団として建設され、ホスピスの中心には、超教派の礼拝堂が配置された。いかなる宗教的な信条をもつ人も、宗教をもたない人をも患者として受けいれ、そのスピリチュアルケア（二〇七頁参照）にスタッフ全員が深く関わった。

このケアが評判を呼び、同様のホスピスがイギリス国内だけでなくアメリカにも数多く設立され、ホスピスは世界各地に急速に広がった。現在でもセント・クリストファー・ホスピスには、国内だけでなく海外からもホスピスや緩和ケア病棟に携わる医療者や、スピリチュアルケアに関わる人々や宗教者が大勢、見学に押し寄せている。

だが社会の変化を反映し、セント・クリストファー・ホスピスも、創設時に比べるとキリスト教色が薄れている。伝統的な礼拝はなくなり、毎朝、短い祈りが行われるだけになった。「巡礼者の部屋」と名づけられた祈りの間に飾られていた、イエス・キリストを描いた絵画も取り外された。二〇〇六年には牧師も〝チャプレン〟ではなく、〝スピリチュアルケア指導者〟と呼ばれるようになった。同ホスピスを訪れたキリスト教関係者のなかには、このような変化を嘆く人もいる。日本の臨床宗教師がモデルとしたチャプレンは、その本場では、もはや消えつつある存在なのであろうか。

次に、公的な病院のチャプレンについて、見てみよう。

イギリスの医療には、公的な国民保健サービス（ＮＨＳ＝National Health Services）と民間のプライベート医療サービスがある。ＮＨＳとは、公費で賄われる医療サービスである。ちなみにセント・クリストファー・ホスピスは、当初は経済的に自立していたが、現在は経費の約三分の一がＮＨＳの予算で賄われている。

ＮＨＳは一九四八年に開始された公的医療制度で、原則無料で医療が受けられる。ただし、公共医療と民間医療が分断されているわけではなく、その多くが慈善団体によって設立されたホスピスも、経費の何割かはＮＨＳが負担していることが多い。ＮＨＳはイングランド、ウェールズ、スコットランド、北アイルランドの四地域に分かれて運営されている。以下、イングランドのＮＨＳのチャプレンについて探ってみた。

ＮＨＳは、チャプレンの雇用も責務である。現在でこそ、大勢のチャプレンがＮＨＳの病院（公立病院）で働いているが、ここに至るまでには、それなりの道のりがあった。まず、一九四八年のＮＨＳの制度開始時に、主に大学病院で働いていた英国国教会のチャプレン二八人がＮＨＳに雇用された。常勤だったが五年契約で、最長二年しか契約延長できなかった。一九五一年には、七五〇床超の病院に常勤のチャプレンを配置することが推奨され、ＮＨＳに雇用されるチャプレンが増加した。だが、この推奨は一九七四年には撤廃された。同時に、最長七年で異動という規則も廃止された。この制度変更で、一九七〇年代半ばには、すべての常勤雇用のチャプレンがＮＨＳの年金制度に加入できるようになった。

ＮＨＳのチャプレンの賃金は、ＮＨＳの給与体系（ＡＦＣ＝Agenda for Change）に則っている。新任のチャプレンは、看護師など多くの臨床専門家と同じ等級からスタートし、経験を積んで昇給する。常勤チャプレンの年収は約二万三〇〇〇～約三万七〇〇〇ポンド（二〇一八～二〇一九年）である。イギリスの平均年収が約三万三〇〇〇ポンド（二〇一七年ＯＥＣＤ〈経済協力開発機構〉統計）なので、平均並みだろうか。

日本の臨床宗教師に比べると、ＮＨＳのチャプレンは職業としても安定した身分に思われる。だが、

ＮＨＳの財政難とイギリスの人々の信仰の変化とがあいまって、公費でのチャプレンの雇用が議論されることも多い。ＮＨＳが雇用する常勤チャプレンは、二〇一〇年には一一〇七人だったが、近年は減少している。二〇一七年六月には八四〇人（うち五二〇人は男性）となった。その人件費は、少なくとも年間推計二〇〇〇万ポンド（約二九億円）にも達する。なお、ボランティアのチャプレンは数千人もいる。

二〇一一年のイングランドとウェールズの統計では、人口の五九パーセントがキリスト教だったが、二五パーセントは無宗教だった。無宗教者の増加に伴って、チャプレンの費用は宗教団体が負担すべきという声もでている。その一方で、無宗教者にもチャプレンのケアを提供しようという動きがある。ＮＨＳで雇用されているチャプレンが所属する宗教は、二〇一五年には約九四パーセントがキリスト教で、四・六パーセントがイスラム教だった。ＮＨＳは同年、信仰をもつ患者や家族、スタッフが宗教的なチャプレンから宗教的ケア（二二九頁参照）やスピリチュアルケアを受けられるのと同じように、無宗教者にも無宗教のチャプレンから無宗教的ケアやスピリチュアルケアを受けられるようにする指針を発表した。この指針に沿って、二〇一六年には初の無宗教のチャプレンが雇用され、二〇一八年には無宗教のチャプレンチーム長が初めて誕生した。

二〇一六年に英国ヒューマニズム協会（Humanists UK）によって設立された無宗教パストラル支援ネットワーク（ＮＲＰＳＮ＝Non-Religious Pastoral Support Network）のスタッフもしくはボランティアは、二〇一八年四月時点で、すでにＮＨＳトラスト（複数の病院を傘下にもつ医療サービス組織）の約四分の一にいる。この比率の高さは、スピリチュアルケアの必要性を物語っている。イギリスの人々も、無宗教と答えていても、ただ教団に属していないだけで宗教心のようなものはもっているということではないだろうか。日本人が無宗教であるといっても宗教心があるのと同じように。

イギリスでも日本でも、無宗教者が多くても、臨床宗教師のようにスピリチュアルケアを行う職種が求められているのは間違いないであろう。ただし、イギリスにおけるチャプレンを取り巻く状況の変化をみると、その職務を果たすのが必ずしも宗教者である必要はなさそうである。臨床宗教師が日本の病院に定着するためには、ケア提供者として、宗教者が無宗教者に比べて優位な資質を具えていることを明らかにできるかどうかにかかっているのではないだろうか。

松阪市民病院緩和ケア病棟

✴公立病院で働く臨床宗教師

では、次に、終末期のケアの現場で臨床宗教師として働く宗教者を見てみよう。臨床宗教師は、全国各地で活躍している。東北大学実践宗教学寄附講座の臨床宗教師研修には全国各地から受講生が集まり、地元に戻って活動するからである。臨床宗教師研修修了生の需要は、病院の緩和ケア病棟や、在宅ケアを行う施設など、終末期のケアの現場でとくに多い。勤務先は宗教的背景をもつ私立病院が多いが、政教分離の原則を守らなければならない公立病院でも、その必要性が理解され、導入が進んでいる。

三重県松阪市にある市立松阪市民病院の緩和ケア病棟もその一つである。松阪市民病院は、市内でも三本の指に入る大病院で、地域の中核として高度で専門的な医療を提供する地域医療支援病院に認定されている。緩和ケア病棟は、治療が望めない末期がん患者のため、医療だけでなく看護、社会福祉、宗教などの視点からケアに携わることを目的として、二〇〇八年一月に開設された。全二〇床は、すべて個室で、掃き出し窓から車椅子で庭に出ることができる。二〇一六年八月の取材時点で、患者を支えるスタッフは、医師、看護師、介護福祉士、社会福祉士、非常勤の臨床宗教師一人を含む計二四人。そのほかボランティアとして、臨床宗教師四人、傾聴、整膚《せいふ》（皮膚をつまむマッサージの一種）、草木の手入れなどのボランティア約三〇人が活動している。傾聴ボランティアのうち一人はキリスト教プロテスタントの牧師である。

✴静かに自身を見つめる場

公立病院でありながら宗教者たちが活躍している背景には、緩和ケア病棟を統括する内科部長・平野博の存在が大きい。平野の前勤務先は、国内初の仏教を背景とした緩和ケア施設として設立された長岡西病院（新潟県長岡市）のビハーラ病棟（「コラム　日本における宗教者と医療の関わり」九八頁参照）である。平野は一九五三年、三重県生まれ。三重大学医学部卒業後、約二〇年間、産婦人科医として勤務していた。だが、生命の維持にとくに重きをおく医療に疑問を感じ、仏教にも関心が強かったことから、一九九六年九月に長岡西病院に移った。それから約一〇年間、年間七〇〜一〇〇人が亡くなるビハーラ病棟で勤務した。

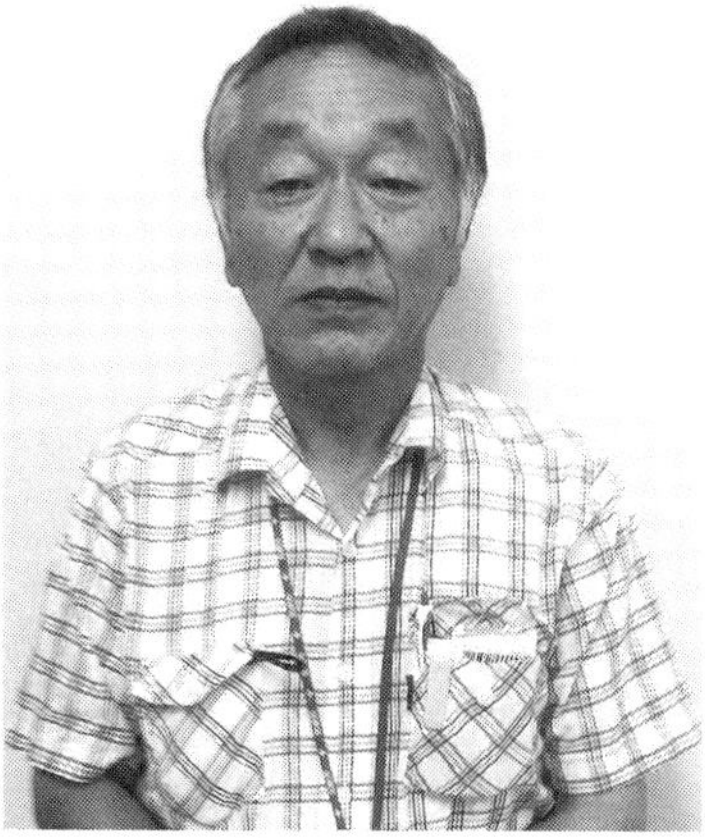
平野博・松阪市民病院
緩和ケア病棟内科部長

二〇〇六年一〇月、松阪市民病院が緩和ケア病棟を開設するに当たって同病院に転勤してきた平野は、病棟の設計から携わった。目指したのは、医療を主とする緩和ケア病棟ではなく、介護と看護を主とする「死のケアの病棟」である。

平野によれば、末期がん患者に求められるものは二つある。平たくいうと、体の痛みと心の痛みへの関わりである。

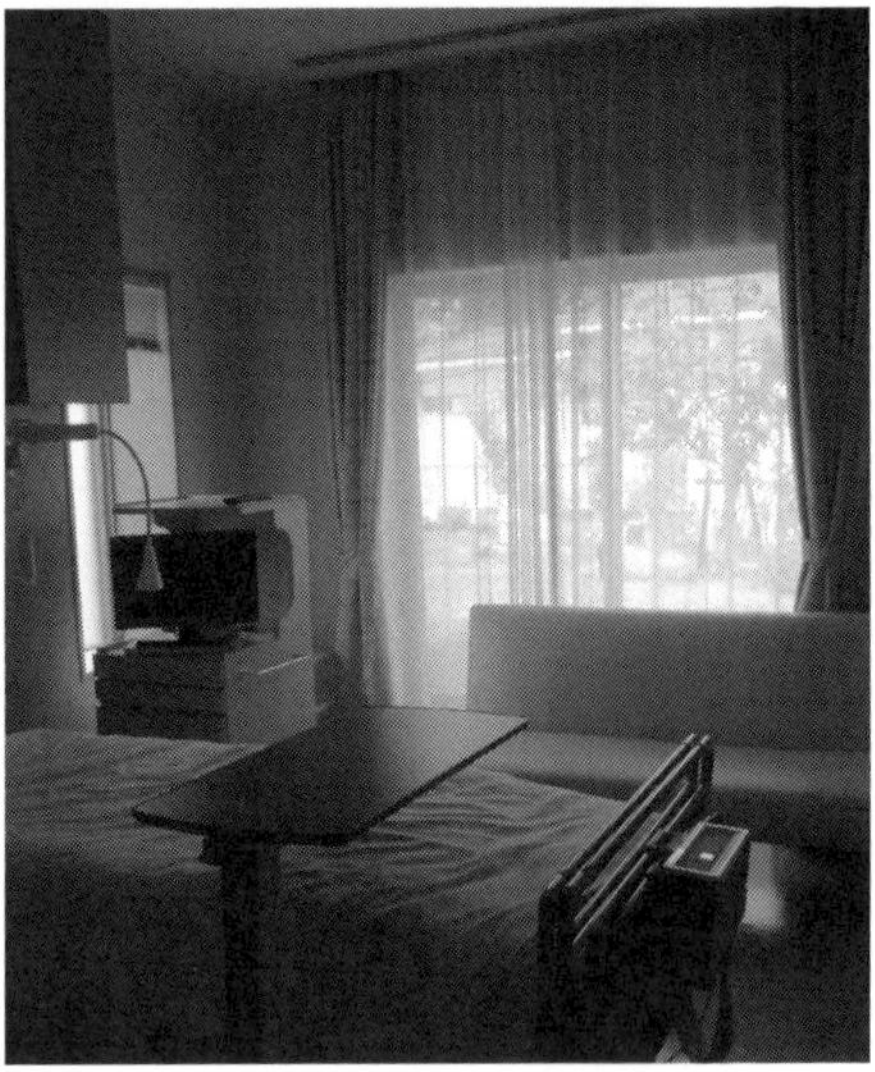

すべて庭に面している松阪市民病院
緩和ケア病棟の病室

体の痛みについていえば、この病棟では、耐えがたい身体的苦痛が耐えられる程度になりやすい。これは、生命維持に有効と考えられる医療行為を勧めないことによる。

医療は治癒、生命維持、苦痛緩和のなかで生命維持も必要で大切と考えるため、それと同時に、家族からの要望にも応えなければならないと考えるため、患者が食べられなくなると、高カロリーの点滴、輸血、食欲亢進剤を用いるのがふつうである。それにより、がんが成長して患者の体の痛みが強くなり、さまざまな鎮痛剤を使用しても緩和困難な苦痛が残る場合には、やむを得ず、鎮静という医療行為を考えることがある。もし鎮静剤を使用すれば、患者は意識が低下して、会話がほとんどできないまま死に至ることがある。

逆に、生命維持の医療をほどほどに控えておくことによって、患者は、のたうちまわるような苦しみを感じることなく死んでいけるように見える。時間をかけてゆっくりと話をすると、この対応を望む患者や家族が多いため、この病棟では開設以来、鎮静剤の使用率は〇％である。患者には鎮静剤を用いず、耐えられる程度の痛みは受けとめてもらい、寿命が尽きるまでの間、自身の見つめなおしや家族との対話にあててほしいというのが平野の考えである。この方針は、「静かに自身を見つめる場」

という病棟の理念にも示されている。

自身の見つめに関連するのが、心の痛みへの関わりである。「私なんか生きている価値がない」という心の痛みを、平野は「実存的苦悩」と呼ぶ。実存的苦悩への関わりとは、いわゆるスピリチュアルケア（二〇七頁参照）である。ケアとは双方向的なもので、健常人が病人に提供するものと、健常人が病人から受け取るものの両方がなければ、ケアとはいえないと平野は考えている。だから、スタッフには「『自分がこういうことをしてあげる』という意識をもたないほうが患者から受けいれられる」と語るともなくつぶやく。患者に対して「あなたに会えてよかった、ありがとう」という感謝の気持ちが生まれればありがたいと思うのが平野の欲望である。しかし、そういうことは滅多に起きない。

もう終わりだと思って患者が死んでいくとき、自分で身体を動かせる状況にあったときとは別のことを考えるように平野にはみえる。身体をある程度、動かせる時期に患者は、不快な身体症状の緩和、つまり医療を求められることが多いように思える。だが身体を動かしにくくなる時期には、他人の迷惑になる自分の存在が重荷と感じられるようになり、「生産性の低下した自分の存在を認めてくれる人」を大切にしたくなる。そして、もう終わりだという時期になると、誰かと話をしていたい、目が開いていてほしい、孤独でいたくない、など、光、音、人、愛情、もともと人に備わっている機能、つまり「人」を求めるようになるのではないかと思えるという。

✴宗教者が必要とされる終末期のケアの現場

平野は、「殺してくれ」「早くお迎えに来てほしい」と、患者から心の痛みをぶつけられたこともある。医療者は、苦しみを軽くしよう、死なせてはいけない、と教わってきたので、苦しみや死との向き合い方はわからない。

これに対して、苦しみへの関わり、死の恐怖の解決を命題としてきたといえるのが宗教者である。とくに仏教では、生まれること、老いること、病むこと、死ぬこと、すなわち「生老病死《しょうろうびょうし》」を人生で避けがたい根本的な四つの苦と捉えており、仏教者には苦しみや死は当り前のことという認識が土台にある。

そこで平野は、宗教者に実存的苦悩への関わりについて教わろうと考えた。寿命がどこまでも延ばせるような医療神話にすがる現代人に、宗教者は人々の心が落ち着くような「心の居場所」をつくるべきではないか、という期待もある。アメリカの哲学者ミルトン・メイヤロフは、その著書『ケアの本質』（ゆみる出版、一九八七年）で、ケアをする側が、ケアすることによって心を安んじて生きていられることを〝自分の落ち着き場所にいる〟と記している。この表現を借りて平野は、「心の居場所」は「心の落ち着き場所」とも言えるという。

ただし、多くの患者は、誰にでも心の痛みを嘆くのではない。苦しみのなかで相手を選ぶ。平野は、いのちの終わりが近づくと患者は、人を見る目が「鋭く優しくなる」と感じている。鋭さを感じるのは、患者から「医療者が俺の部屋に何をしに来るの？　かわいそうな俺を慰めるために来るのか？」という問いを投げかけられたり、「スタッフはみな丁寧で親切なんだけど……」とぼやかれたりしたときである。患者は、自分の求めるものは医療者にはないが、その代わりみたいなものがあると感じていたようだったという。

一方で、死を自覚した患者は、優しくなる。他人の気持ちが手にとるようにわかるようになり、不都合なことをやむを得ず受けいれられるようになる、ように思える。平野は、病状告知や予後告知を患者からあまり尋ねられないのは、尋ねたときに相手が困るさまを予想して、気遣って尋ねないでおこうと思っているのではないかと考えている。

そのように鋭く優しい目をもった患者は、どのような相手を選んで心の痛みをつぶやくだろうか。「末期患者には、激励は酷で、善意は悲しい。説法も言葉もいらない。きれいな青空のような瞳をした、すきとおった風のような人が、側にいるだけでいい」という一節が、青木新門著『納棺夫日記』（増補改訂版、文春文庫、一九九六年）にある。患者が選ぶのは、すきとおった風のように嫌味がなく、うるさく講釈しない人、そして、自分の存在を認めてくれそうな人、「心の居場所」が得られそうな人だろうと、平野は思い描いた。宗教者のなかには、説法すればできるけれども、頼まなければ黙ってそこにいる人が何人かはいるだろう。

そこで平野は、緩和ケア病棟の開設時に病院の総務課に頼んで、牧師と僧侶を一人ずつ紹介してもらった。しかし、それぞれ事情があってなかなか来られず、そのうち近くの教会の牧師が自発的に月三〜四回、傾聴ボランティアとして訪れるようになった。二〇一四年からは、平野とは旧知の間柄で長岡西病院の元ビハーラ僧である東北大学実践宗教学寄附講座の谷山洋三准教授から依頼があり、東北大学の臨床宗教師研修の実習生を毎年数人受けいれることになった。そして、臨床宗教師となった元実習生がボランティアに加わるようになった。二〇一五年に臨床宗教師を非常勤職員として雇用するように病院の上層部に働きかけたのも平野である。「当時の院長、副院長が、死のケアの現場に臨床宗教師を雇用することに理解をしてくださったことは、とてもありがたいことだった」と平野は述懐する。

二〇一六年からは、同じく谷山准教授の依頼で京都の種智院大学の臨床宗教師養成講座の実習生も受けいれはじめた。

✴在家から僧侶へ

平野の働きかけで緩和ケア病棟に初めて採用された臨床宗教師が、坂野大徹《さかのだいてつ》である。坂野は、三重県亀山市にある亀山藩主石川家の菩提寺として知られる浄土宗の梅巌寺《ばいがんじ》に所属する僧侶である。「所属する」という表現からわかるように、住職ではない。丸顔に大きな目と福耳、坊主頭で見るからに僧侶という風貌だが、寺に生まれたわけではなく、在家の出身である。一般家庭の出身者が僧侶になるというのは、それだけでも情熱を必要とするためか、問題意識の強い人間が多いが、坂野もそうした一人である。実直で誠実、勉強熱心で向上心にあふれ、努力して知識を積みあげてきた。その半生は、臨床宗教師となるために導かれたかのようである。

一九五九年、三重県津市の真宗大谷派の門徒の家に生まれ、高校卒業後、三重県庁に就職。事務職として働きながら、短期大学を卒業した。二〇代半ばのときに知り合った職場の先輩が、師僧に当たる梅巌寺の石川義宏住職である。石川は坂野より一五歳上だったが、共通の趣味である登山などを通して交流を深めた。坂野は若いころから日本史が好きで、いわゆる歴史マニアだった。その関係で、日本史と切り離せない仏教にも関心があった。そこで、四〇代半ばになって第二の人生を考えはじめた二〇〇六年、仏教と仏教文化を学びたいという坂野の思いと、僧侶にならないかという石川の誘いもあって、坂野は石川を師僧として得度し、仏教文化が学べて僧侶（浄土宗教師）資格も得られる佛教大学文学部仏教学科の通信教育課程に編入した。当初は働きながら学んでいたが、僧侶になる修行のためには長期休暇を取らなければならない。だが、中間管理職という立場では難しい。そこで、二〇〇七年に約三〇年間勤めた県庁を退職した。幸いにも理解がある妻で、坂野が再び定職に就くまでの数年間は、妻が家計を支えた。こうして坂野は、大学における所定の修行と、浄土宗総本山知恩院における約三週間の修行を経て、在学中の二〇一〇年に浄土宗僧侶の資格を取得した。

資格を得てからは、年中行事として行われる年数回の法要、お盆の棚経《たなぎょう》参り（檀家の仏壇や盆棚〈精霊棚《しょうりょうだな》〉の前で読経すること）や寺務（寺の運営に関わる仕事）を手伝うことになった。また、学業半ばだったが、ひと通りの修行を終えた二〇〇九年七月から、三重労働局のハローワークで任期付き職員として働いた。ここでは、県職員時代に仕事上の必要性から取得した、働く人々のカウンセリングを行う「産業カウンセラー」と「キャリアコンサルタント」の資格が役立った。

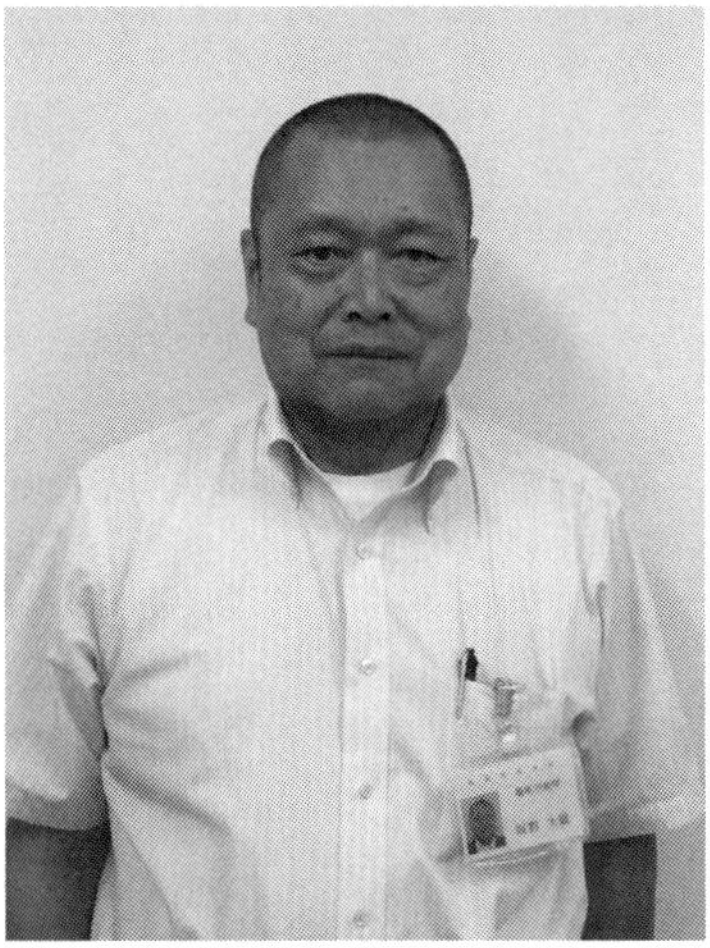

臨床宗教師・坂野大徹

✴臨床宗教師研修に参加

六年近く在籍した大学の卒業を控えた二〇一一年三月、東日本大震災に遭遇した。その翌年の夏、坂野は偶然見ていたテレビ番組で、岩手・宮城・福島の三県庁が震災復興のための職員を募集していることを知り、任期満了を控えていたこともあって応募した。県職員の経歴が買われたのか見事採用され、岩手県の任期付き職員として山田町役場に派遣された。山田町では仮設住宅に住み、出勤前に毎朝、海と被災した町の中心部を一望する御蔵山《おぐら》に立ち、『般若心経』を唱えるのが日課だった。

被災地で宗教者として何かできないかと模索していた二〇一五年三月中旬、坂野は愛読していた仏教総合誌『大法輪』の記事で臨床宗教師のことを知った。調べてみると、ちょうど第七回臨床宗教師研修の応募期間だった。研修のため仕事を計一五日間ほど休まなくてはならないが、研修場所の宮城県は幸い岩手県の自宅から近い。締め切りも迫っていたが、レポート類を一気に書きあげて申し込んだ。そして無事、審査を通過して、七回生一九人のうちの一人として五月から七月までの研修に参加した。

研修の詳細は第Ⅱ部で取りあげるが、簡単に紹介すると、「臨床宗教師の理念」などの講義のほか、「傾聴」などのグループワークを行い、緩和ケア病棟や被災地支援の現場などで実習を重ねる。坂野は、六月と七月に計四日間、松阪市民病院緩和ケア病棟で実習を行った。その折に、任期終了後は地元の三重県に帰るつもりだと緩和ケア病棟を統括する平野に告げたことから、話がとんとん拍子に運び、二〇一五年一〇月から非常勤職員として働いている。

✴臨床宗教師の一日

坂野の勤務は、原則として月曜と金曜の週二回、朝八時三〇分から一七時一五分までである。「臨床宗教師」という名札を付けているが、夏はスラックスとシャツ、冬はジャケットかセーターといったラフな服装である。これは平野の方針でもある。この病棟では、平野を含めて医師も白衣を着ない。患者には、見舞いにきた家族のような服装で接するほうが、人間対人間としての話が聞けるからである。

出勤するとまず、勤務交代する看護師の引き継ぎである「申し送り」に参加し、患者の状況を把握する。患者の平均在院日数は七〇・四日（二〇一五年度）。患者のうち三分の一が長期入院、三分の一が数カ月、残りの三分の一が一〇日から三週間だけの入院で、一週間に一人は亡くなる。週二回だけの勤務ということもあり、臨床宗教師としての存在意義を発揮できる対象は、自ずと二〜三カ月以上入院している患者になる。

患者が朝食後のまどろみから覚めた一〇時ごろ、患者への「回診」ならぬ「朝の挨拶」をする医師とともに病室をまわる。初対面の患者には、「週二回おじゃまして話をさせてもらう担当です」と自己紹介する。「臨床宗教師」という名札に関心を示された場合のみ、その役割を説明する。患者の宗派は、松阪市に寺院が多い曹洞宗、真宗高田派、浄土宗などである。しかし、ほとんどの患者に宗教や宗派へのこだわりはなく、ただ話し相手となることを望む。ごく稀に、患者本人から直接、あるいは家族や看護師を通して、宗教への拒否感からなのか訪問を拒否されることがある。それでも毎回、「朝の挨拶」には同行して、存在感を示す。すると、翻意の理由はわからないが、看護師を通じて「話をしたい」と言ってきた患者もいた。

僧侶とわかると仏教の話を求める患者もいる。公立病院では政教分離への配慮が必要であり、臨床宗教師は布教を目的としないことから、仏教の話や読経など、宗教的なケアは病室内や院外で患者から求められたときのみに行う。ただし、病棟でスタッフらが患者のために催す二大イベントは、夏まつりとクリスマスである。元来はキリスト教の宗教行事であるクリスマスについて、「一般行事になっているのですね」と仏教者である坂野は、やや不満げである。

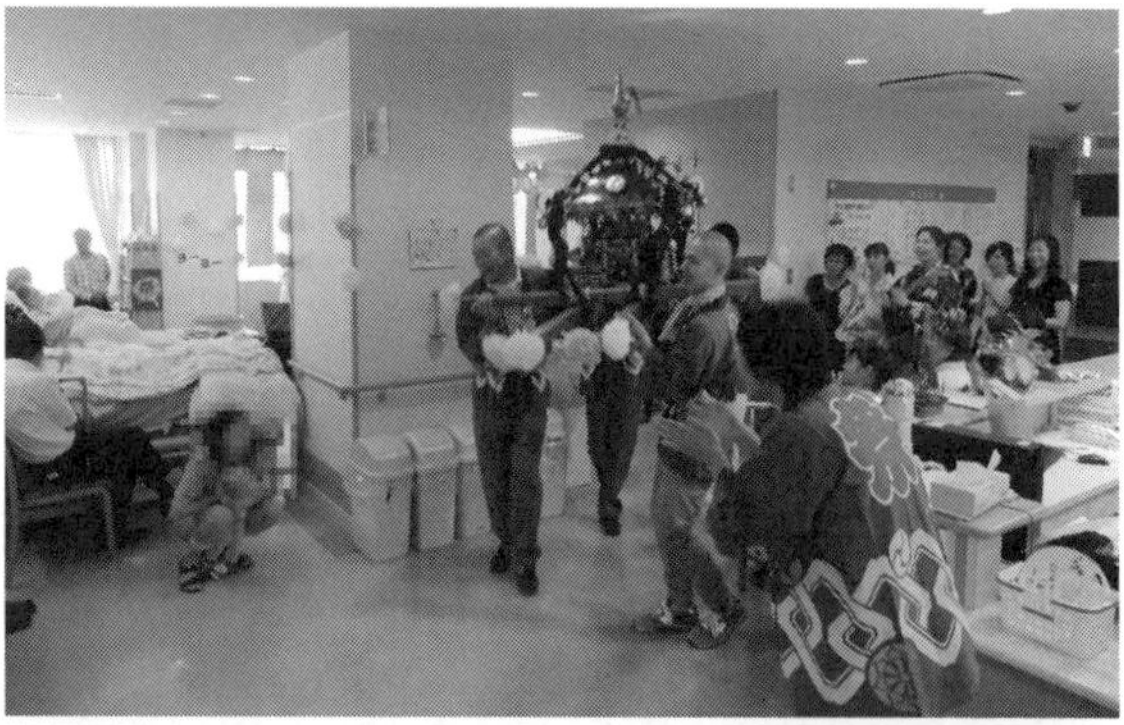

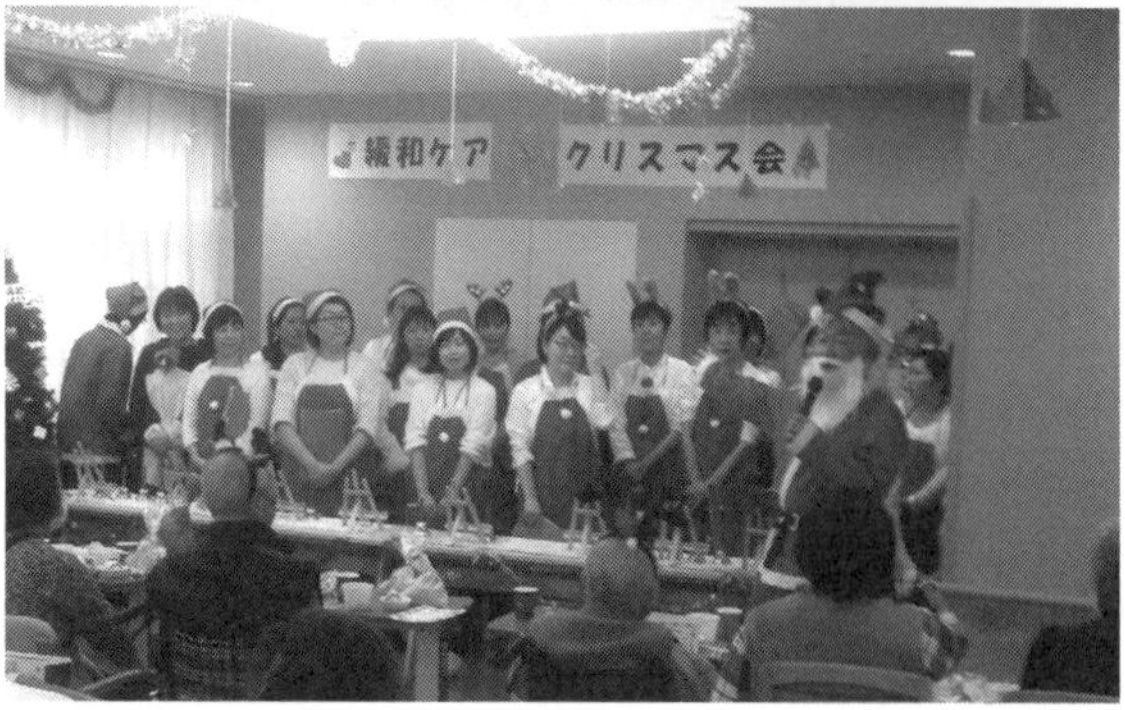

写真上：「夏まつり」では神輿巡行やヨーヨーすくいなどが行われる
写真下：「クリスマス会」では、平野部長がサンタクロースに扮し、萩原美紀看護師長がトナカイのかぶり物を着用して盛り上げる

普段はほとんど感じないが、僧侶という職業のもつ権威を意識させられたことがある。ある患者は、認知症が進行したものの、坂野が僧侶だという記憶が頭の片隅に残っており、移動する際に手を貸すと、「お坊さんにお世話をかけて申し訳ない」と頭を下げるのである。松阪市郊外は、集落ごとに寺があるという農村地帯なので、都市部に比べると僧侶への敬畏が生きているのを感じるという。

一三時からは、スタッフの会議「カンファレンス」に参加。患者の精神面に関する話が出たときには、臨床宗教師としてコメントを求められることもある。午後のティータイムや空いた時間には、病棟のホールに集まってきた患者や家族と話をして過ごす。

臨床宗教師の本分として、病室で三〇分ほど腰を落ち着けて話ができる患者は、一日に二～三人ぐらいである。会話でのコミュニケーションが少ない男性とは、別れ際に手を握りしめるなどのスキンシップをし、病室でいっしょにテレビを見るなど時間を共有することで、次第に会話ができる関係をつくっていく。

看護師から「あの患者さんが、また話をしたいって」と言われるのが坂野の励みである。患者が希望すれば、いっしょに外出することもある。遊んでいるようにもみえるが、患者との外出は、この病棟では医師にとっても一番大事な仕事なのである。

ひと月に一回は臨終の場面に立ち合う。勤務中に患者が亡くなると、医師とともに病室を訪れ、医師が死亡確認をしたあと、家族に対して患者との生前の関わりを話すようにしている。そして、亡くなった患者が退院するときには、車が見えなくなるまで、合掌して見送る。

病棟では、遺族へのグリーフケア（二四七頁参照）も行う。遺族会は年二回あり、春は過去一年間に亡くなった患者の遺族を、秋は遺族会への呼びかけが二回目以降の遺族を対象とする。遺族会では毎回、いろいろな人が講話をする。坂野が担当したときは、患者との関わりを詠んだ趣味の短歌を披露しながら、臨床宗教師の仕事内容について説明した。坂野は臨床宗教師となって日が浅いが、すでに実践の現場で得難い経験を積んでいる。

【事例1】沙羅双樹《さらそうじゅ》が与えた生きる意欲

坂野は、ある八〇代の女性患者との交流に臨床宗教師としてのやりがいを感じている。坂野が彼女と出会ったのは、二〇一五年六月、第一回目の実習のときだった。彼女は、年を越せるかどうかの余命と診断されていた。曹洞宗の檀家で、『修証義《しゅしょうぎ》』(開祖・道元の著書『正法眼蔵』をわかりやすく編纂した経典)、『般若心経』などを病室に持ち込んでおり、僧侶が実習にくると聞いて心待ちにしていたという。

病室を訪れると、さっそく「『観音経』とは、どんなお経ですか?」と尋ねてきた。坂野は自分の知っている範囲内で答えた。すると今度は「『般若心経』は、どんなお経ですか?」と聞いてくる。

七月に再び実習で訪れたとき、彼女は「沙羅双樹の白い花を来年も見ることができますように」と七夕飾りの短冊に書いていた。初夏が見ごろの沙羅の話をしたあと、また質問をされた。

「観音さまは、どんな仏さまですか?」

問われるままに坂野は解説したが、彼女が質問するのは教義が知りたいのではなく、自分の信仰に確信を得たいからではないか、という気がしてきた。信仰を肯定することで、彼女は残された時間を納得して生きることができるのではないか。そこで、彼女の信仰を支援していくことにした。

非常勤職員として働くようになって三カ月が過ぎた二〇一六年の年明け、彼女が、亡き夫が待つ墓にお参りをしたいというので、彼女と仲が良い主治医と三人で連れだって出かけた。ここでは、僧侶としての本領を発揮した。曹洞宗が枕経《まくらぎょう》(臨終の際の枕元での読経)や葬儀などで唱える『舎利礼《しゃりらい》文《もん》』は、釈迦の遺骨である舎利への礼拝を通して仏のいのちと一体となり、その功徳に恵まれるという経典で、浄土宗でも読誦《どくじゅ》する経典である。墓前で『舎利礼文』を唱えると、彼女は大喜びした。そのあと、花が咲く時期ではないが、彼女が沙羅を見たことがあるという津市の寺まで足を延ばした。実は彼女の記憶違いで、その寺に沙羅の樹はなかったが、この外出が彼女のなかの生への意欲を呼び覚ました。ちなみに、彼女は尊敬の念を込めて坂野を「先生」と呼ぶ。

「この病棟に来たとき、春まで生きられるかなと思っていました。けれども、先生と話をするうち、夏まで生きて、もう一度、沙羅の花が見たいという思いが湧いてきました」と表情も明るくなってきた。その思いが叶ったのであろう。六月になり、近くの寺で沙羅が咲きだしたという話を聞きつけて、坂野は彼女を車椅子に乗せて、主治医らと見にでかけた。彼女は沙羅の花を見て、感謝の気持ちから涙をこぼした。次なる目標は、九月に生まれるひ孫と顔を合わせることである。

坂野は、自分の来訪を待ちわびていることがわかっているので、彼女の病室を訪れるのを楽しみにしている。また、彼女のことを「自身を見つめる」作業をした数少ない人だと評価する。平野が目指す「双方向性のケア」が実現されているといえる。また、彼女は主治医とも親しいが、母親でもある女医とは坂野と話題が異なり、子どもの話などをする。緩和ケア病棟のスタッフのなかで、男性は平野と坂野だけである。話し相手の選択肢が増えるだけでも、患者にとっては存在意義があるのだろう。

【事例2】亡くなった夫が夢に出てきた女性

ある女性患者は、夫との家庭内不和から、一〇数年前にある宗派に入信した。がんが骨盤に転移しため、一年以上前に入院してからは、その宗派の宗教者が病棟を定期的に訪れている。そこで、信仰面は彼に任せ、坂野は彼女が死に向かう気持ちの整理を支援することにした。

痛みがひどくなり、痛み止めの副作用で話ができない日が一カ月ほど続いたある日、気分がよいのか彼女から話しかけてきた。最近よく夢を見るという。亡くなった夫と姑、姉、父、死産した息子も出てきたという。

彼女は、「あの世から見ていたのですかね」と解釈した。そして、「私は宗教を信じているから、あの世へ行くと信じています。この世の行いで決まります」と断言し、昔、自分が道を歩いている人を車に乗せて助けてあげた話をした。

坂野は、これをすでに亡くなった近親者が死を控えた患者の前に現れる一種の「お迎え現象」と受けとめた。また、彼女は善行によって、あの世に行けると確信していることがわかった。家庭を顧みなかった夫が、善行を施さなければ行かれない場所にいる夢を見たということは、この病棟でいろいろと考えるうちに、夫を許したのではないかと感じた。

彼女は、坂野にこの話をした三カ月後に他界した。

人が、死を前にして「他人を許す」ことは、よくあるといわれる。だが実際には、そのような深い話を聞く機会は少ない。その人が言葉を発するタイミングを逃すと、亡くなって聞けなくなってしまうので、タイミングを逃さずに聞くことが必要だと、坂野は語る。このため、常勤になりたいと望んでいる。

✴臨床宗教師が病棟に存在する意味

「ビハーラ」を提唱した田宮仁《まさし》・淑徳大学アジア国際社会福祉研究所顧問（前淑徳大学教授）は、ビハーラ僧には自身の存在を主張する必要はなく、部屋の片隅におかれた「屑籠」のような存在であることを期待するという「仏教者屑籠論」を唱えたが、一部の仏教者からは「仏に仕える僧侶を屑籠呼ばわりするとは失礼である」と不評を買ったという。田宮の著書『「ビハーラ」の提唱と展開』（学文社、二〇〇七年）によれば、その真意は、部屋の片隅に屑籠があれば何でも無意識に屑籠に放り込むことで自然に部屋が片づいていくように、話をするということで僧侶に対してつらいことでも何でも放り込まれ、そのことにより自然に人の心の痛みや苦悩が整理され方向づけられたらよいという考えであった。

坂野は臨床宗教師となって、患者が心の痛みや苦悩を放り込める屑籠のように存在すればよいのではないか、何かをしようと思うのではなく、何かをしないでおくことが大切であるという田宮の説の正しさを実感している。

最初のころ、坂野はカウンセラーとしての訓練と経験も積んでいたため、傾聴とは患者の感情を鏡として返すことと考えていた。患者に対して何か結果、答えを出さねばならないと焦っていた。だが、回数を重ねるうちに、患者の感情や想いを受けとめるだけで良いのではないか、傾聴とは慈悲で受けとめることと思うように変わってきた。

臨床宗教師は、「死後はどうなるのか」などの形而上学的な問いに応じることが求められていると教わることがあるが、実際の現場では、そこまで深刻な話をされることは滅多にない。ごく日常的な世間話をすることが多い。臨床宗教師に過度な期待をする人たちは、何気ない会話の内容をみて落胆することもあるようだが、そのような会話の大切さに気づいていないのではないだろうか。

【事例3】痛みと関わった臨床宗教師

坂野は、臨床宗教師は何も〝武器〟を持たずに丸腰で病室に入っていく、そこが医療という〝武器〟がある医師や看護師とは違うと、つねづね医療スタッフに語っている。

患者が体の痛みを訴えてきた場合を例に挙げて次のように説明する。医療者は、痛み止めを処方するなどの対症療法を行う。介護福祉士は傍らにいて話を聞き、ダメならば医療者を呼ぶ。僧侶ならば、痛みや苦は当たり前なので、患者の訴えを受けとめるだけであろう。では、臨床宗教師はどう対応するのか。坂野には、臨床宗教師として、医療という〝武器〟を使わない関わりによって、患者の身体の痛みが和らいだと思えた経験がある。

ある患者が、ナースコールで「精神安定剤がほしい」と言ってきた。坂野が親しい患者だったので、看護師長に「行って話をしてみる」と病室を訪ねた。患者と話をしたところ、それで気持ちが安らいできたのか、穏やかになってきた。結局、精神安定剤を使わずに済んだ。

患者に話しかけて、頭のなかで何かを考えてもらい、そのことに集中してもらうと、痛いと思わなくなるのではないかと、坂野は仏教における瞑想との類似から考える。瞑想では、「今」に精神を集中する。真言宗の僧侶である臨床宗教師は、「今」に集中するには思考のスイッチを切ることが肝心と述べていたという。これを患者との会話に応用すると、「痛い」と思う脳の働きを休ませて、脳内の違う部分を働かせれば、「痛い」という感じが和らぐというわけだ。

この経験を活かして、「家に帰りたい」「毎日が退屈」と嘆く患者にも、意識して会話を続けている。話をしている間は、嘆きが頭から無くなるだろうという考えからだ。たとえ認知症の患者であっても、昔のことはよく覚えていることが多いので、過去の話をすると会話が続くという。

なかには、会話ができない寝たきりの患者もいる。それでも坂野は、耳は聞こえているだろうという前提で、「今日は、いい天気ですね」とか「あじさいの花が今、満開ですよ」など時候の挨拶を一方的にするようにしている。付き添いの家族がいれば、患者本人の耳に届いているということを意識して、会話をする。これには、「あの世で生前に病室で聞いたことを思い出してもらえたら」という坂野自身の願いも込められている。

✴宗教者として臨床に関わる意味

では、同じく傾聴を行う臨床心理士などとの違いは、読経などの宗教的ケア（二二九頁参照）を行う以外、どこにあるのだろうか。

一つは、精神面の強さである。患者の苦悩を受けとめるカウンセラーは、自身が精神的に落ち込んで、良いケアを提供できなくなることが多い。このため、自身の精神状態を保つセルフケア（二七〇頁参照）が大切とされる。東北大学の臨床宗教師研修でも、要請に応える形で、二〇一六年度以降にはセルフケアの研修も行った。

だが坂野の場合、たとえ患者と話をして嫌な気持ちになっても、病院から自宅に帰るまでに消えてしまう。患者との会話によって自分の気持ちがきれいになっていくのを感じるため、重たい話をしても、気持ちが落ち込まないのかもしれない。あるいは修行時代に、通夜や葬儀で泣いている人々に対して共感しながらも、動ずることなく仏教の教えを説くことによって、遺族の心を慰めるのが僧侶の務めと教わったからかもしれない。

もう一つは、患者が亡くなったあとまで視野に入れて、患者や家族と話をする点である。たとえば、孫やひ孫など小さい子どもたちに見舞いに来て、身近な人が亡くなることがどういうことか、体感してほしいと坂野はいう。人が死ぬとまわりの人たちがどれだけ悲しむかを知ると、いのちの大切さがわかるであろう。そうすれば、いじめや虐待に走る子どもが少しでも少なくなるのではと坂野は考えている。

＊今後の課題

松阪市民病院で初めての臨床宗教師ということもあって、坂野は最初のころは仕事だけでなく、スタッフとのコミュニケーションにも苦労した。同じ職種が一人だけなので、行き詰まったときは、東北大学のフォローアップ研修に出たり、同じ東海地域で働いている臨床宗教師の先輩に相談したりして、解決している。しかし、徐々に期待される役割も増えている。

臨床宗教師として、看護師チームと共有して差し支えない情報を電子カルテに記載する話も進んでいる。看護師長からは、とくにスタッフケア（二六八頁参照）が要望されている。坂野自身も、臨床宗教師は患者のケアだけでなく看護師などスタッフのケアもしなくてはならないと認識しており、今後はスタッフケアをしていきたいと抱負を語った。

コラム　日本における宗教者と医療の関わり

日本では、一九六七年にイギリスで近代ホスピスの祖とされるセント・クリストファー・ホスピスが設立されたのを受けて、一九七〇年代から終末期ケアについての議論が盛んになった。一九八一年には聖隷三方原病院（静岡県浜松市）に日本初のホスピスが開設され、一九八四年には淀川キリスト教病院（大阪市）にもホスピスが開設された。いずれもキリスト教を背景とする病院で、患者とその家族に寄り添うチャプレン（病院付き聖職者）がいた。

海外発祥のホスピスが時流に乗ると、仏教者による終末期ケアが「仏教ホスピス」という言葉で取り上げられるようになった。しかし、「ホスピス」は、もとは中世にキリスト教の巡礼者のための宿泊施設を意味した言葉であり、キリスト教と関わりが深い言葉である。そこで「仏教ホスピス」に代わる「仏教を背景とした終末期ケア施設」の呼称として、一九八五年に田宮仁《まさし》・佛教大学社会事業研究所研究員（当時）が「ビハーラ」を提唱した。「ビハーラ」とは、古代インドで用いられたサンスクリット語で「休養の場所、気晴らしをすること、僧院または寺院」などの意味をもつ。田宮はまた、ビハーラの活動は仏教の超宗派の活動であるという基本姿勢を掲げた。

田宮の提唱に沿って、一九九二年、新潟県長岡市に国内初の仏教を背景とした緩和ケア病棟として長岡西病院ビハーラ病棟が開設された。ビハーラ病棟には、釈迦菩薩立像が安置された仏堂があり、病棟付きの僧侶「ビハーラ僧」が配置された。同病院には、二〇一八年三月まで常勤のビハーラ僧が一人いた。東北大学実践宗教学寄附講座の臨床宗教師研修においてグループワークのスーパーバイザーや講師を務めた森田敬史《たかふみ》である。森田が二〇一八年四月に龍谷大学大学院実践真宗学研究科の教授に就任したあとは、病院から業務委託を受けた「仏教者ビハーラの会（地元の僧侶の有志からなる組織）」に所属する僧侶四人が、「専任ビハーラ僧」として交代制で勤務している。このほか、同会の僧侶約二〇人がボランティアとしてビハーラ僧を務めている。

ビハーラ僧の資格はとくになく、先輩から後輩にビハーラ僧としての心得が受け継がれている。ビハーラ僧が所属する宗派もさまざまである。二〇一九年二月時点の専任ビハーラ僧の所属する宗派は、浄土真宗本願寺派（西本願寺）一人、真宗大谷派（東本願寺）一人、真言宗豊山派二人となっている。専任のビハーラ僧の仕事は、仏堂での朝夕の勤行《ごんぎょう》のほか、仏堂の荘厳（ろうそくや花などで飾ること）、患者や家族との会話、回診への随行、看護部への情報提供、死亡退院時の「お別れ会」の実施、年二回の遺族会の日程調整やボランティアのビハーラ僧の調整、年中行事の準備などである。ボランティアのビハーラ僧が行うのは、朝夕の勤行、彼岸会《ひがんえ》（彼岸に行われる死者の追善供養の法要）といった仏教行事など宗教的儀式の執行、特定の宗派に関する相談や宗教的ケア、病棟行事への協力（年中行事や日々のお茶サービスなど）、患者と家族との会話や時間の共有（病室訪問や外出）、病棟利用者へのさまざまな援助や病棟の環境整備などである。これらの活動は布教目的ではなく、入院の際に患者の信仰は問われず、行事への参加も自由である。

田宮が提唱したビハーラ活動に呼応して、浄土真宗本願寺派は、一九八七年にビハーラ実践活動を開始した。以来、ビハーラ活動者養成研修会をほぼ毎年開催している。養成研修会のカリキュラムは改訂を経て、身体的介護からカウンセリングに軸足が移っている。現在、同派のビハーラ活動は、終末期ケアだけでなく、さまざまな苦しみや悩みを抱いている人に関わる活動として展開しており、全国の活動者は六〇〇〇人を超えている。

浄土真宗本願寺派は、ビハーラ活動の拠点として、二〇〇八年には京都府城陽市に「あそか第二診療所（あそかビハーラクリニック）」と「特別養護老人ホーム　ビハーラ本願寺」を開設した。あそか第二診療所は、二〇一四年には入院施設をもつ病院となって「あそかビハーラ病院」と改称し、翌一五年には緩和ケア病棟の認可を得た。あそかビハーラ病院に常駐するビハーラ僧は、浄土真宗本願寺派の僧侶である。だが、宗教・宗派に限らず患者を受けいれ、宗教を強制することもなく、さまざまな悩みの相談に応じる。

このほか伝統仏教では日蓮宗が、一九九六年度からビハーラ活動を実践するために必要な知識を学ぶための講座を開催した。この講座を修了した日蓮宗教師を中心に、二〇〇一年には日蓮宗のビハーラ活動を推進する任意団体「日蓮宗ビハーラ・ネットワーク（NVN）」が設立された。

仏教系の新宗教では、立正佼成会が二〇〇四年、立正佼成会附属佼成病院（東京都杉並区）に「緩和ケア・ビハーラ病棟（佼成ビハーラ）」を開設した。同病院では、カウンセラー経験のある立正佼成会員が「心の相談員（スピリチュアルケアワーカー）」として活動している。相談員は月一回、「餅つき大会」など季節に合わせた行事も開催する。

このようにホスピスやビハーラといった活動が盛んになる前から、心のケアを含めた全人医療を行っていた教団もある。江戸時代に教祖・中山みきによって始められた天理教（明治時代に公認宗教の神道教派とされたが、戦後は神道系から脱して諸派となった）である。天理教が教えに基づいて運営している天理よろづ相談所病院「憩《いこい》の家《いえ》」（奈良県天理市）は七一五床を有する近畿地方屈指の大病院で、信仰を問わずに患者を受けいれている。同病院では、天理教教師一〇〇人が交替制で緩和ケア病棟に限らず病棟を巡回し、信仰に基づいて心身の苦悩の解決にあたる。病棟では、テレビ・ラジオによる講話なども視聴できる。この病院の前身は、天理教教師養成校の生徒のために一九三五年に創設された「よろづ相談所」である。一九三九年に病院として診療を開始した同所は、医療のほか、人間関係や仕事など諸々の相談、信仰的な導きなどによって全人的救済を目指すものだった。この方針が、一九六六年に大幅に規模を拡充して再出発したあとも受け継がれているのである。同病院は全人医療の草分けと自負している。

こうしてみると、日本における宗教者の医療や終末期ケアへの関わりは、近年始まったようにみえる。だが、その歴史は、仏教が伝来したころに遡る。聖徳太子が六世紀末に建てた四天王寺には、寺そのものである敬田院《きょうでんいん》、薬を提供する施薬院《せやくいん》、治療をする療病院《りょうびょういん》、病人や身寄りのない高齢者などを収容する悲田院《ひでんいん》の四つの施設（四箇院《しかいん》）が設けられていた。現代の視点で捉えると、仏教と医療や社会福祉事業が一体となっており、全人的救済をしていたとも言える。

また、平安末期に浄土教信仰が盛んになると、「無常院」や「往生院」などと名づけられた堂が各地に設けられた。そこでは、「臨終行儀《りんじゅうぎょうぎ》」という仏教の教義などに基づく看取りが行われた。

近代以降、看取りや社会福祉、教育など宗教者が果たしてきた役割は、国家の管理下で行われるようになった。このため、現代では宗教者の本来の在り方が見えなくなっていただけかもしれない。臨床宗教師の活動は、宗教者の新たな試みとして取りあげられることが多いが、長い歴史のうえでは、決して新しくないのである。

沼口医院（在宅ケアと介護ホーム併設カフェ・アミターバ）

✴自宅での看取りへ

松阪市民病院の緩和ケア病棟は、ケア体制も施設環境も整っており、はたから見ると、治癒が見込めないがん患者たちにとって、過ごしやすい理想の場所にみえる。それでも、「家に帰りたい」と嘆く患者が多いと、臨床宗教師の坂野大徹は残念がる。患者同士がそれぞれ理由は違っても、「家に帰りたいね」とこぼし合う姿も見かけるという。ただし、自宅での療養を望んでも、家族の負担を考えると難しいということは、患者本人も次第にわかってくる。

ある男性患者は、わずか一〇日間の一時帰宅をしたときの息子夫婦の対応に居心地の悪さを感じ、「息子を人殺しにしたくない」と病院に居ざるを得ないことを自身に納得させた。彼の切ない気持ちを支援しつつ、坂野は、少しでも患者の慰めになればと意識して声かけをするようにした。だが、彼の気持ちはそう簡単には晴れなかった。

厚生労働省の二〇一五年の「人口動態統計」によると、二〇一五年に病院で亡くなった人は約七五パーセントと大多数で、自宅で死を迎えた人は約一三パーセントと少ない【図1】。一九五〇年代は、

【図1】死亡場所の割合の年次別推移

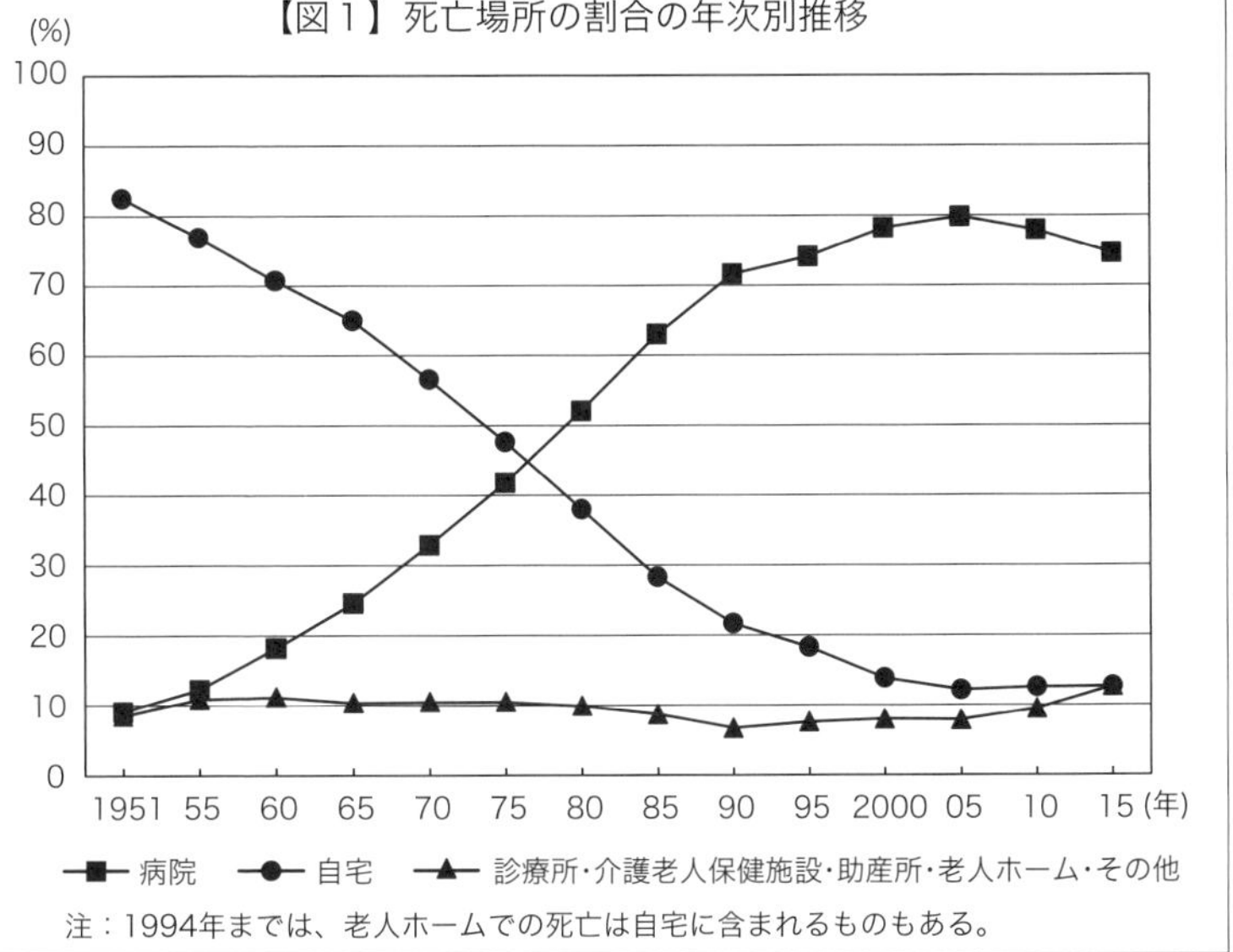

注：1994年までは、老人ホームでの死亡は自宅に含まれるものもある。

出典：厚生労働省「人口動態統計」をもとに作成

自宅で亡くなる人が七〜八割で、病院で亡くなる人は一〜二割だったが、一九七〇年代半ばに逆転し、自宅で亡くなる人は少数派となった。

しかし、内閣府が二〇一二年に全国五五歳以上の男女を対象に実施した「高齢者の健康に関する意識調査」で、治る見込みのない病気になった場合の「最期を迎えたい場所」を聞いたところ、「自宅」と答えた人の割合は、五割半ばと半数以上に上った【図2】。たとえ自宅で最期を迎えたいと思っていても、現実的なことを考えれば、最初から諦めている人は多いかもしれない。

＊最期を迎えたい場所

厚生労働省が二〇〇八年に実施した「終末期医療に関する調査」では、「治る見込みがなく、死期が迫っている（六カ月程度あるいはそれより短い期間を想定）と告げられた場合、自宅で最期まで療養することは実現可能か」という問いに対して、

【図2】最期を迎えたい場所

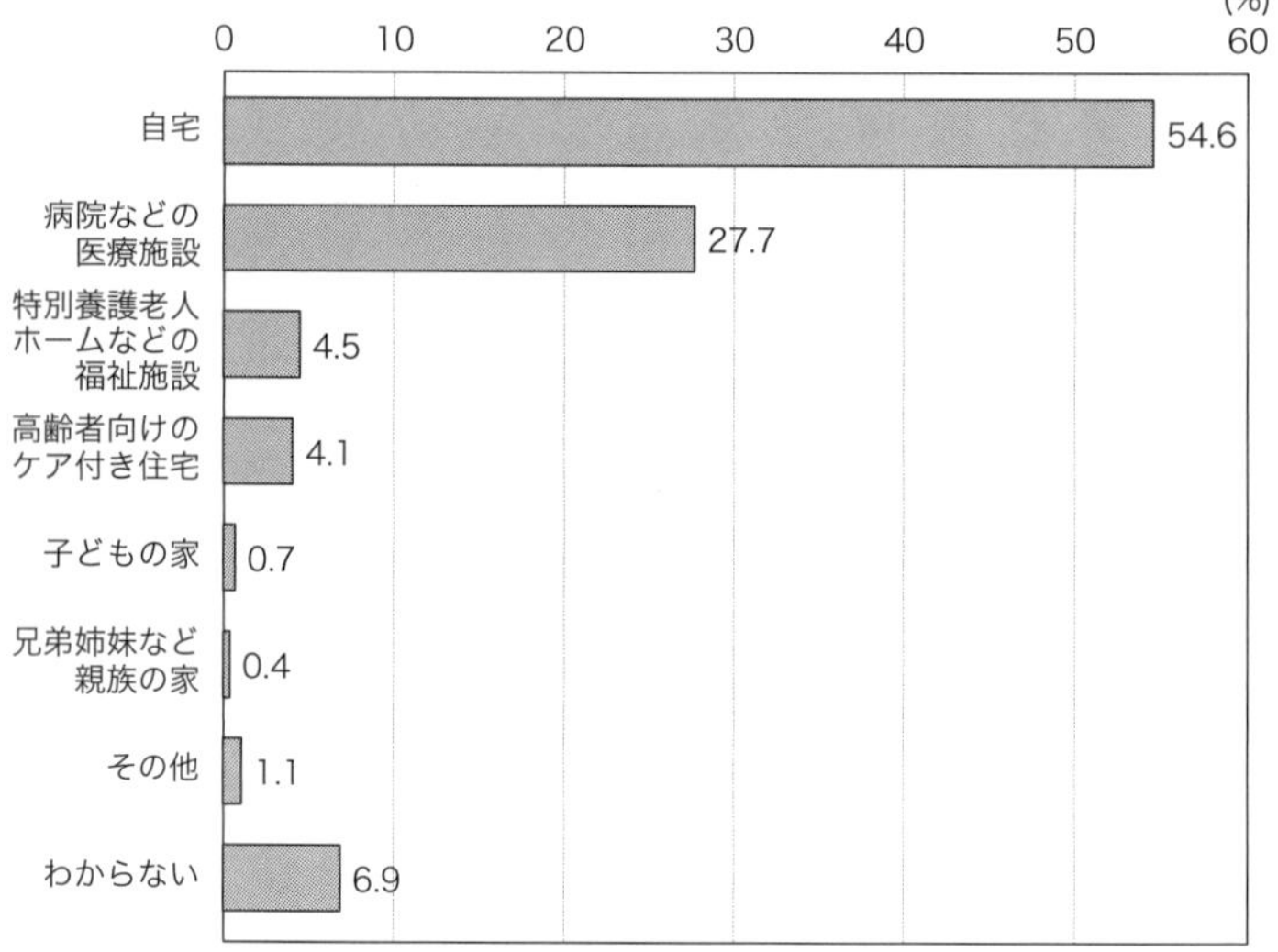

出典：内閣府「高齢者の健康に関する意識調査」（2012年）をもとに作成

「実現可能」と答えた人（満二〇歳以上の一般男女）は約六パーセントに過ぎず、「実現困難」と答えた人が六割半ばと多かった。その理由として、「介護してくれる家族に負担がかかる」、「症状が急に悪くなったときの対応に自分も家族も不安である」などの答えが多く挙げられた。自宅で死ぬ希望を叶えるためには、介護者がいること、介護者が不安なく対応できる体制が整っていることなど、相当の条件がそろわないと厳しい。

ただし、最期を迎える場所として多くの人々が想定している病院や介護施設も、高齢者の増加に伴い、現在のような受けいれができなくなる懸念がある。二〇一〇年には総人口の約一〇人に一人（一四〇七万人）だった七五歳以上の後期高齢者が、団塊の世代が七五歳以上になる二〇二五年には、約五人に一人（二一八〇万人）となるからである。（註2）いわゆる「二〇二五年問題」である。二〇三〇年の死亡者数は推計約一六〇万人で、二〇一七年よりも約二五万人増加する〈註3〉。病院や介護施設など看取り先の確保が困難という厚生労働省の見通しもある。

この「二〇二五年問題」と、自宅で最期を迎えたい高齢者の要望、そして医療費抑制に対する方策として、厚生労働省は、住み慣れた地域で人生を終えられるようにと、地域の包括的な支援・サービス提供体制の構築を推進している。この「地域包括ケアシステム」では、自宅で療養するだけでなく、自宅でも看取りができるようにと、在宅医療が推進されている。その在宅医療の現場でも、臨床宗教師は活躍している。

✴いのちのケアを提供する

岐阜県大垣市にある医療法人徳養会沼口医院は、この地域包括ケアシステムに応える体制を整備している。沼口医院は内科・小児科などの外来診療を行う診療所だが、約二〇年前から在宅医療も行っている。二〇一五年には、臨床宗教師が常駐する国内で初めての医療法人が運営する施設として、共同住宅「メディカルシェアハウス・アミターバ」（全一八室）を併設した。

「アミターバ」は、医療制度と介護制度の狭間で困っている地域の人たちと、その家族をサポートするための場所として誕生した。介護施設ではないため、年齢を問わず入居できる。

これまでの介護施設は、支援や介護が必要な度合いや年齢によって入所制限があり、しかも、高齢者の増加に伴い、条件が厳しくなっている。たとえば、介護保険法の改正によって、二〇一五年四月から「介護老人福祉施設（特別養護老人ホーム、特養）」の新規入所者は、原則として、ほぼ全面的な介護を要する「要介護3」以上の認定をされた六五歳以上の高齢者となった。

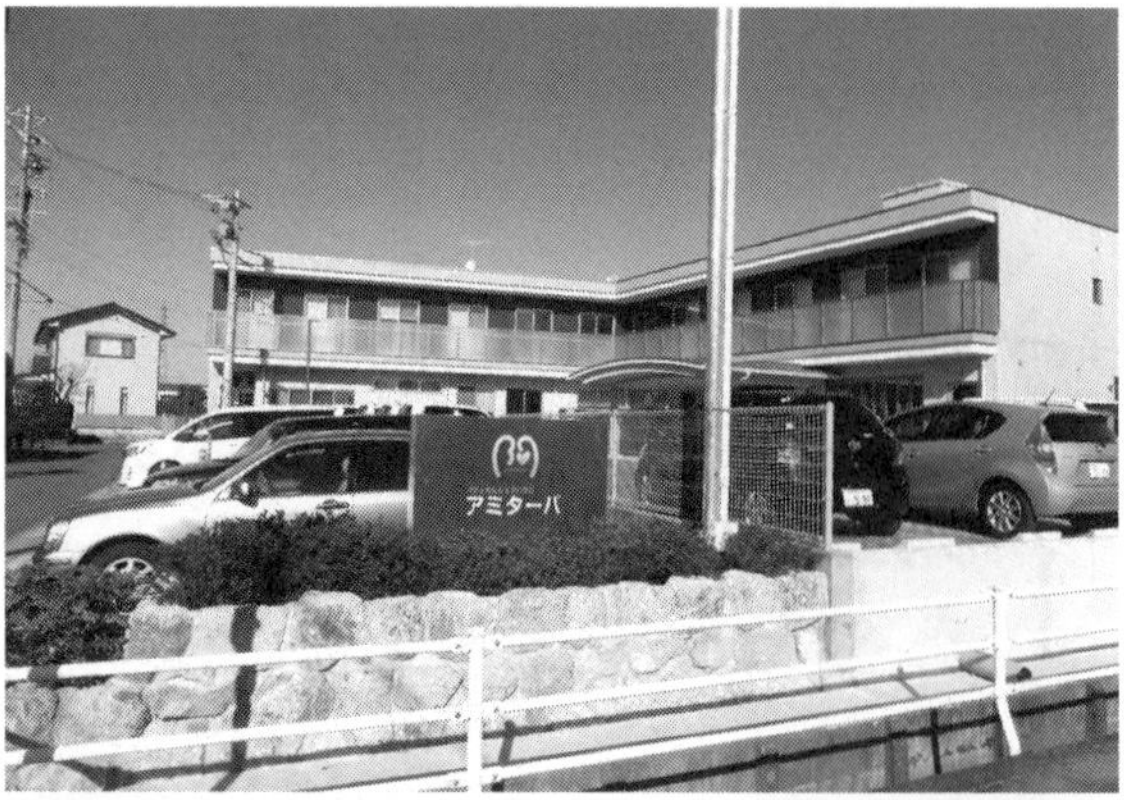

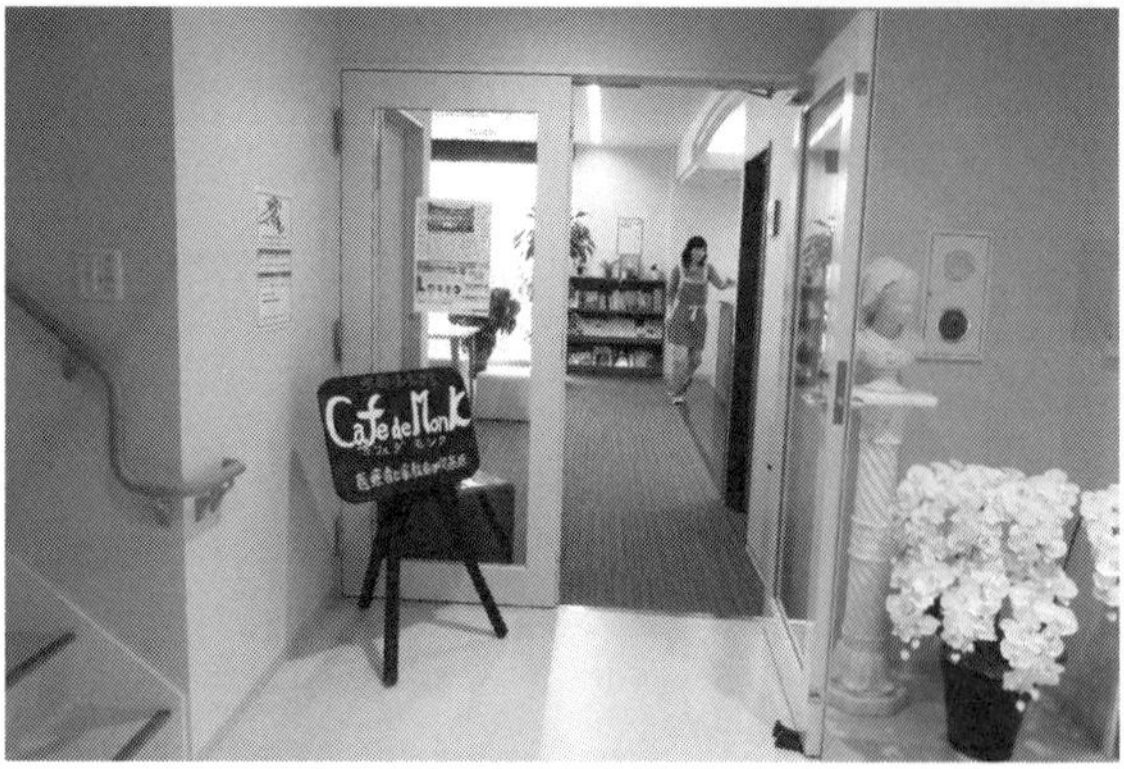

写真上：「アミターバ」の全居室は２階にあり、１階右手に「カフェ・デ・モンク」がある
写真下：「カフェ・デ・モンク」の看板は金田諦應が制作

認知症患者が共同生活を送る「認知症対応型共同生活介護（グループホーム）」は、原則として要支援２または要介護１以上の認定を受けている六五歳以上の認知症高齢者であることが入所要件で、身体能力に低下がみられず、日常生活の自立度が高いと入所できない場合もある。また、医療が欠かせない、いわゆる医療依存度が高い高齢者の入所は難しい。

逆に、認知症などの精神障害があると身体的な病気があっても、一般の病院では受けいれてもらえないこともある。

このように介護施設では受けいれが難しい医療が必要な人や、自宅での生活を望みながら難しい病気を抱えているために叶わない人が、心身ともに安らげる「いのち」のケアを受けられるのが「アミターバ」である。死と直面する恐怖や苦しみのケアにあたるのは、四人の宗教者である。宗教者たちは、併設された談話室「カフェ・デ・モンク」で、入居者だけでなく地域住民とも対話する。

入居者が共同住宅と自宅をいつでも行き来できるように、「沼口訪問看護ステーション　アミターユス」が併設されている。人のつながり（ご縁）を大切にする考えから、居室でも自宅でも同じスタッフが一人の人をサポートする。

施設名に付けられた「アミターバ」とは阿弥陀如来（阿弥陀仏）のサンスクリット語（古代インドの言葉、梵語）による呼び名で、「無限の光」を意味する。漢訳すると「無量光仏」である。ちなみに「アミターユス」も阿弥陀如来のサンスクリット語による別名で、こちらは「無限の寿命」を意味し、漢訳すると「無量寿仏」である。阿弥陀如来は、「南無阿弥陀仏」と念仏をとなえる浄土宗や浄土真宗などが本尊としている。

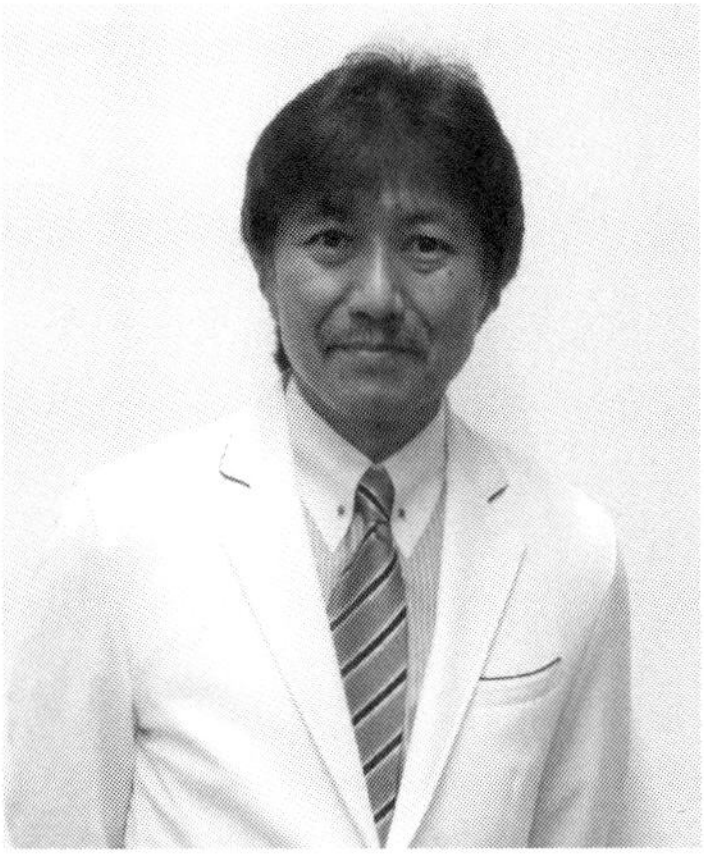

沼口諭院長

✴僧侶の資格をもつ医師として

このような名前が付けられていることから推測できるように、沼口医院の院長で医師の沼口諭《さとし》は僧侶でもある。医院の東隣にある真宗大谷派真福山徳養寺の一七代目として一九六一年に生まれ、一九七二年に得度した。沼口医院は、やはり僧侶でもあり医師であった沼口の父が、一九六二年に境内の一角に開いた医院である。医院の仕事で多忙な沼口は、寺を代務の住職に任せているが、門徒のために枕経や永代経《えいたいきょう》（永代読経の略で、永代にわたって読経する意味からその名が付いた法要）、報恩講（浄土真宗の宗祖・親鸞の命日に行われる報恩謝徳の法要）など主な行事は自ら行っている。

沼口は、医師になってから患者の看取りを通して死に関わるようになり、患者の死を通して、「医療を通していかに人を幸せにできるか」を課題としてきた。そして、医療のなかで僧侶としての活動を考えるきっかけとなったのが、在宅での「看取り」である。

沼口が医師になりたての二〇代のころ、ある九〇過ぎの患者の往診に行くと、いつも「南無阿弥陀仏」と念仏を称えていた。沼口は、患者の腸閉塞による腹痛を和らげる処置をしたが、患者自身が念仏を称えることによって、痛みが和らいでいるようにみえた。死をごく自然に受けいれているようでもあった。高齢であるから当然なのかもしれないが、沼口は「熱心な信仰者の最期というのは、こういうものなのだろうか」と感じ入った。たとえ痛みがあっても、深い信心によって「自分は救われる世界にいる」と自覚するときに、それは苦でなくなっていくのであろうと。

この経験から、沼口は信仰の重みを実感した。だからといって、宗教によって痛みをとろうと考えたわけではなく、宗教がないと痛みがとれないと思ったわけでもない。まして痛みをとるために信仰を勧めようとしたわけでもない。ただ、いかにして生命を救うのかではなく、いかに「いのち」をケアするかが肝心であるということに気づいた。そして僧侶という立場から、医療と仏教の融合を、仏教に基づく終末期の在宅医療という形にできないかという思いを強くした。

一九九四年に父の後を継いで沼口医院の院長となり、大垣市医師会で在宅医療や介護保険、認知症を含めた委員会の委員長や、大垣市訪問看護ステーションの専門委員会の委員長、そして「認知症地域支援ネットワーク会議」という岐阜県のモデル事業の委員長などの要職を歴任するなかで、在宅ケアについて学んでいった。

だが、今の医療現場で取り組まれている「緩和ケア」は、ほとんどが〝欧米からの輸入品〟である。たとえば、「緩和ケア」のなかでも患者の心の苦しみに対するケアのことを指す「スピリチュアルケア」という言葉の定義についても研究者の間でもさまざまな議論があり、「スピリチュアルケア」の研究や実践を主導する「日本スピリチュアルケア学会」においてでさえ、その定義を保留したままである。そのようななかで、沼口は、日本人が求めるケアを行うには日本人の宗教観や死生観が大事なのではないかと考えるようになった。

このため日本人の死生観を学ぼうと、東日本大震災後の二〇一二年、東京大学死生学講座に参加した。そこで、在宅緩和ケアで有名な岡部健医師と出会った。「真宗大谷派の僧侶で医師をしている」と自己紹介すると、岡部医師は「これからは医療のなかに宗教が必要」と熱く語った。

二〇一二年秋、東北大学実践宗教学寄附講座にて臨床宗教師研修が開催されると知り、参加しようと申し込み要項を見たが、三カ月間に三回、延べ七日間の合宿研修に加えて、延べ四日間の実習に参加しなくてはならず、沼口医院を預かる唯一の医師として断念せざるを得なかった。

その後、縁あって、龍谷大学大学院実践真宗学研究科の実習生や、東北大学実践宗教学寄附講座の臨床宗教師研修の実習生を引き受けることになった。二〇一三年春に龍谷大学大学院実践真宗学研究科の実習生を引き受けたことがきっかけで、翌一四年四月から宗教者を一人、臨床現場のチームの一員という責任ある立場で正式に雇用することとなった。

宗教者を雇用している理由を問うと、沼口は「宗教者が本当に必要なのかどうか検証したい、という実験的な意味もある」と慎重に答える。それでも、「医療現場で、死生観や死後の世界を含めた話にまで入って患者に寄り添っていくには、臨床心理士を含めて通常のトレーニングを受けただけの人々には無理」と断言する。臨床宗教師は自分の考えを押しつけることはしないが、「死んだら終わり」ではない死後の世界観をもっている。そこが患者にとって共有できる部分であり、存在感を放つという。とくに今、死を目前にしている高齢の患者は、宗教的な拠りどころをもつ人たちが意外と多い。宗教心のある人や宗教的な素地をもつ人は、少しでも宗教的な話が出ると身を乗り出してくる。そのような話をしたあとに「すごく良かった」と喜ぶ患者が少なからずいることを考えると、宗教者へのニーズはあると推察している。

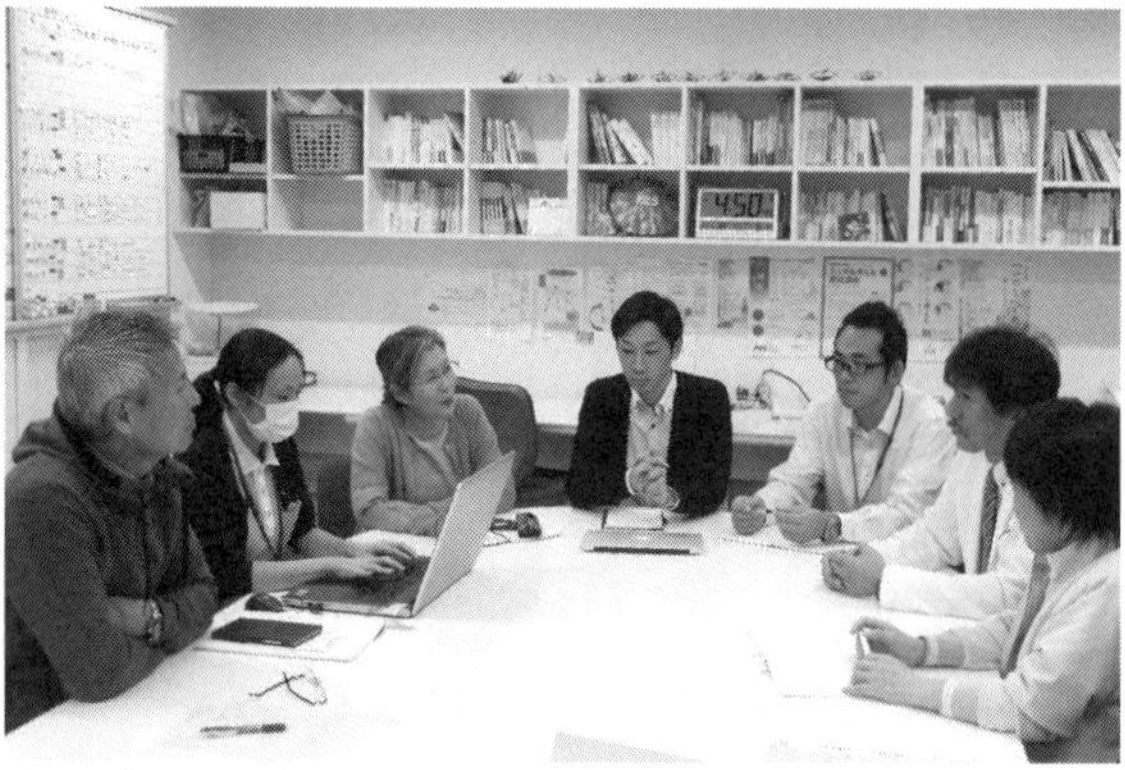

沼口院長、医療スタッフ、臨床宗教師が週1回集まり、患者への対応について自由に意見交換する。問題を共有することができ、ひとりで悩まずに済む。また、お互いにスーパーバイザーの役割を担っているともいえる

沼口医院で雇用される宗教者の人数は一人ずつ増えていき、二〇一六年末には四人となった。東北大学実践宗教学寄附講座で臨床宗教師研修を受けた臨床宗教師三人と、上智大学でスピリチュアルケアを学んだスピリチュアルケア師（第Ⅱ部第4節「臨床宗教師の展望」参照）一人である。スピリチュアルケア師は宗教者でなくても取得できる資格であるが、この資格を取得した真宗大谷派の僧侶がい

たため、採用した。それぞれが宗教の現場でも働いている。宗教と臨床の活動を両立できる人というのは沼口の採用方針でもある。

宗教者は宗派の色を出さずに活動するため、所属する宗派にこだわらず採用した結果、真宗大谷派の僧侶二人と寺族《じぞく》（住職の妻）一人、浄土真宗本願寺派の僧侶一人となった。真宗大谷派が多いのは、沼口医院のある岐阜県大垣市では「お東《ひがし》」と呼ばれる真宗大谷派が主流だからでもある。対照的に、岐阜市には、同じ浄土真宗でも「お西《にし》」と呼ばれる浄土真宗本願寺派が多い。

＊臨床宗教師としての原点である檀家の死

沼口医院で最初に働きはじめた宗教者が、田中至道《しどう》である。田中は、岐阜県岐阜市にある浄土真宗本願寺派浄慶寺の第一五世住職の長男として、一九八八年に生まれた。浄慶寺は、もとは天台宗の寺院だったが、室町時代に浄土真宗の中興の祖とされる本願寺第八代門主蓮如《れんにょ》の直弟子である正専坊が浄土真宗としてあらためて開いた寺と伝えられている。田中は寺の後継ぎとして「若院《じゃくいん》」「若《わか》さん」と呼ばれ、寺を継ぐことに全く抵抗なく育った。二〇〇七年には浄土真宗本願寺派の宗門校（宗派の教えに基づいた教育を行う学校）である龍谷大学に進学。在学中に得度して、さらに教師衆徒《しゅと》（住職となる資格をもつ僧侶）となった。

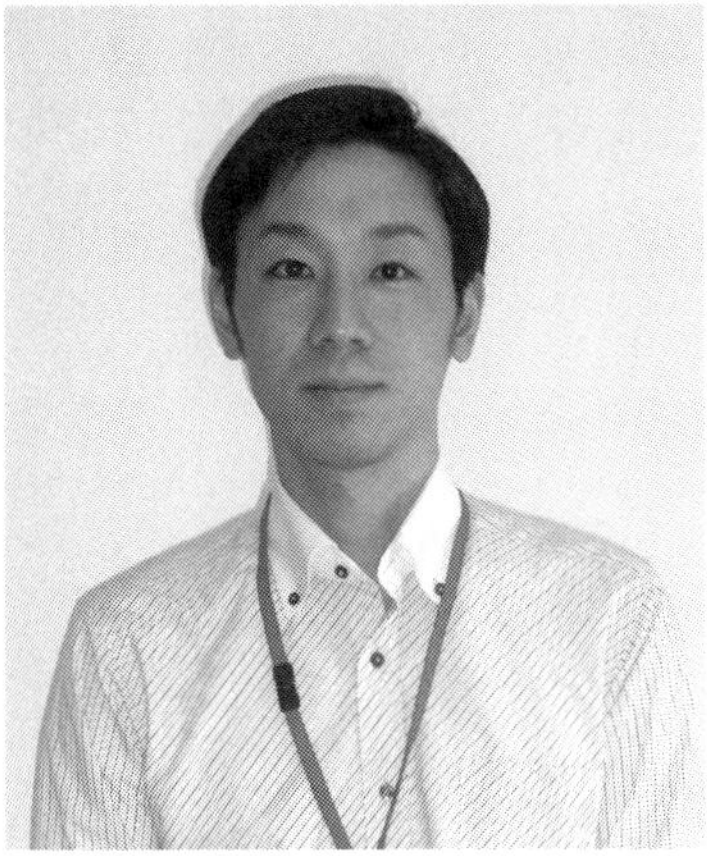
臨床宗教師・田中至道

漠然と僧侶になろうとしていた田中の意識を変えたのが、二一歳の夏休みの出来事である。大学のある京都から帰省していた田中は、子どものころからよく知っている高齢の檀家のところに「月参り（月一回、故人の命日などにお参りに行くこと）」に行った。茶飲み話の最中に、その檀家がふと「死んだあと、私の葬式をお願いいな」と田中に語りかけた。体の具合が悪かったわけでもないが、なぜか、そう頼んできた。「死」という重たい現実を初めて投げかけられた田中は戸惑った。「死ということを口にしないでほしい」とさえ思った。田中は檀家の投げかけにどう答えてよいのかわからず、逃げるように帰った。

「僧侶として、どう答えればよかったのだろう」。田中は帰宅してからずっと考えた。次の月参りのときに答えられるようにと、次の日も真剣に考えた。だが三日も経つと考えることすら忘れてしまった。明くる月、まだ月参りに行かないうちに、その方は突然、亡くなってしまった。何らかの答えを述べる機会をも失った田中は、敗北感に打ちのめされた。この檀家の死を通して、本気で死と向き合う宗教者になることを決意した。

仏教者が医療福祉の現場で病気の人に関わるビハーラ活動（「コラム　日本における宗教者と医療の関わり」九八頁参照）への関心が高まり、龍谷大学大学院実践真宗学研究科（三年課程）に進学した。「医療と仏教」をテーマに研究し、三年時には新潟県長岡市の長岡西病院のビハーラ病棟で病院実習を、沼口医院で在宅ケアの実習を行った。在学中には、浄土真宗本願寺派による約一年間に及ぶ「ビハーラ活動者養成研修会」も受講し、特別養護老人ホームなど福祉現場での経験も積んだ。

✴僧侶の活動と臨床宗教師の活動と

田中が大学院修了後に沼口医院で勤務することになったのは、研究の一環で在宅ケアの実習先としてお世話になったのが縁である。沼口の勧めで、二〇一四年五月から七月にかけて行われた東北大学実践宗教学寄附講座の第五回臨床宗教師研修に参加し、「臨床宗教師」という肩書きで働くこととなった。公共空間で働くには、宗派を超えた立場で関わる「臨床宗教師」であることが望ましいという沼口の考えからである。それまで田中は、自分が所属する浄土真宗本願寺派の宗派内での学びが中心だったため、異なる宗派や違う宗教の人たちとの出会いに刺激を受けた。

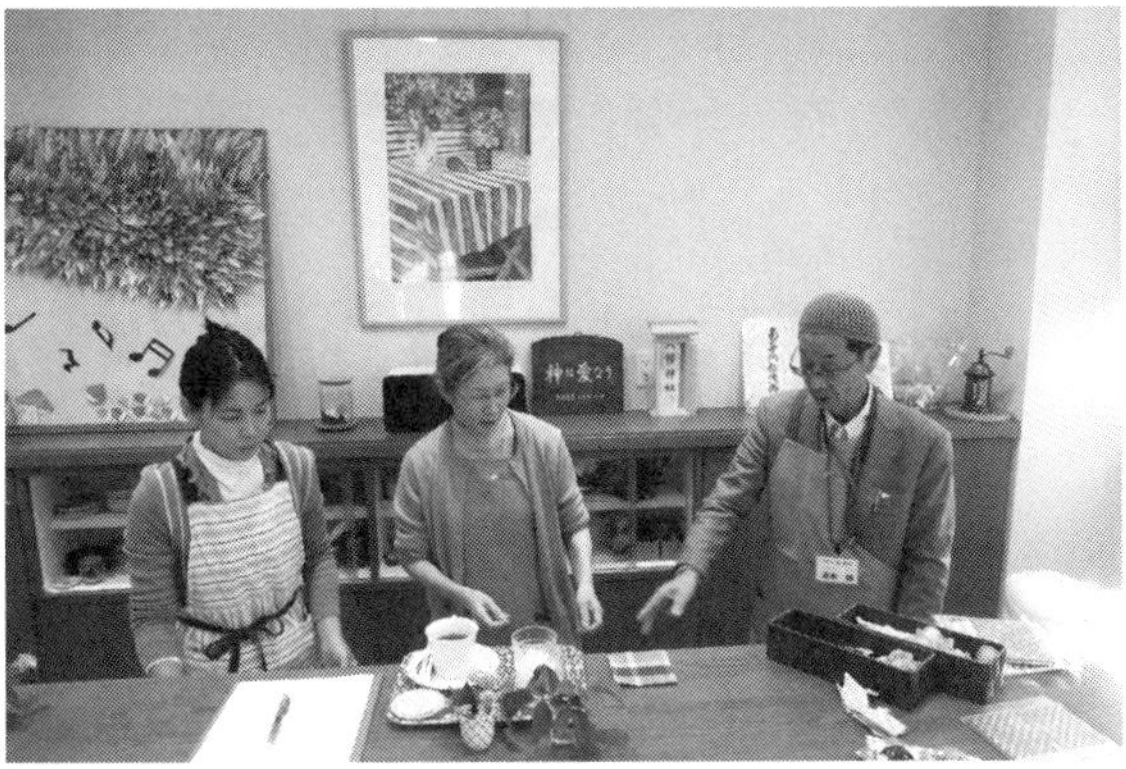

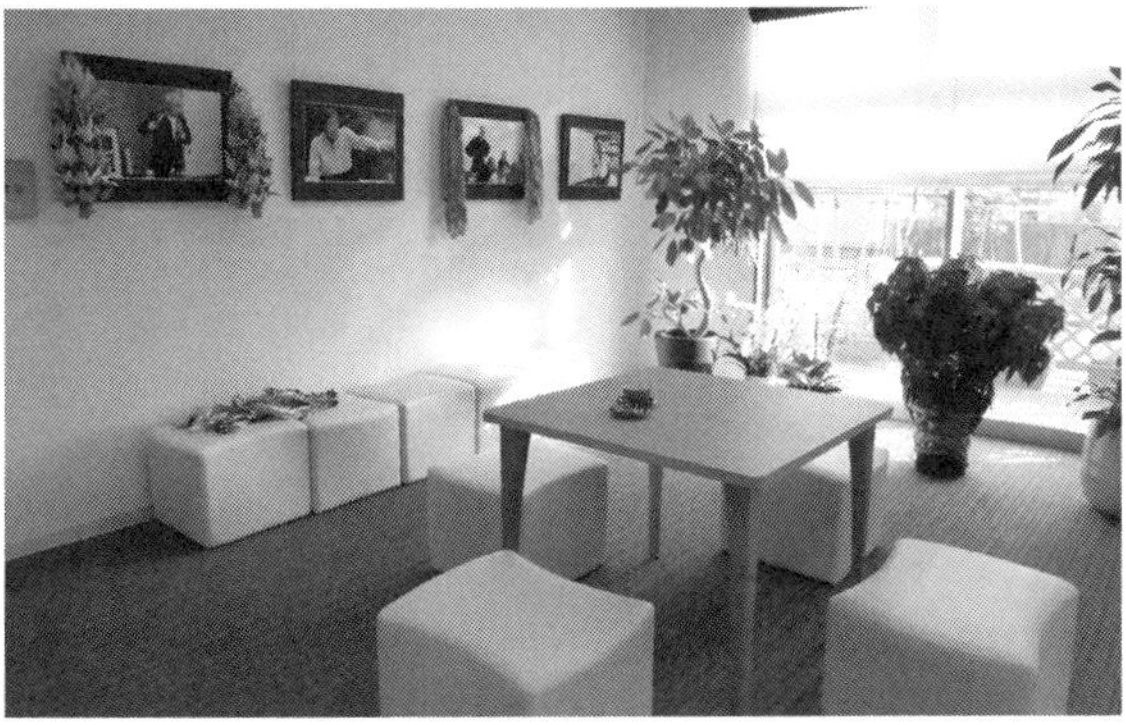

写真上：飲み物を用意する臨床宗教師とボランティア。カウンター奥には、新約聖書の言葉を刻んだ飾り、「八幡神社」のお神札（ふだ）、「南無阿弥陀仏」の六字名号が置かれている

写真下：カフェにはカウンター席６席とテーブルが３つある。壁に掲示されているのは、岡部健医師など臨床宗教師に関わる写真

田中が沼口医院で働くのは週四日。午前中は寺のお務めをし、午後は臨床宗教師としての活動を行うのが日課である。週末は法事で忙しい。

沼口医院では、アミターバでの活動を

主軸に、「カフェ・デ・モンク」での活動と在宅ケアも行う。アミターバの入居者には、沼口医院で働く四人の宗教者のうちの一人が担当として付く。田中は四人の入居者を担当している。居室を訪問する合間に週三回、オレンジ色のエプロンを着用して、近隣の人や入居者が喫茶を楽しむ「カフェ・デ・モンク」のカウンターに立つ。在宅ケアは、宗教者四人のうち田中のみが担っている。担当していた終末期患者が亡くなったため、現在は慢性疾患の患者四人を受け持ち、不定期で訪問している。

在宅ケアで初めて患者と会うときは、訪問看護に同行する。緊張すると田中は、車の中で「南無阿弥陀仏」と小さな声で念仏を称えて心を整える。出迎える家族が見つめるなか、田中は玄関で脱いだ靴をそろえるところから、立居振る舞いや言葉遣い一つに神経を行き渡らせる。訪問先には、事前に看護師が「うちの宗教者と会いませんか？　いろいろお話を聞いてもらいましょう」などと提案して患者の同意を得ているため、看護師から「沼口医院の臨床宗教師です」と紹介されると、すんなりと受けいれてもらえる。

浄土真宗の僧侶は剃髪しないため、ワイシャツ姿で鞄を持つ姿は、さながら営業マンである。だが浄土真宗への信仰が篤い土地柄で、有髪の僧侶に違和感をもつ人はいない。僧侶に来てもらってありがたいと手を合わせる患者さえいる。ときには「こんな若い人ですか？」という表情で驚かれることもある。「宗教者」という響きがもつ〝経験を積んだ年配者〟というイメージとのギャップがあるらしい。そんな反応に田中は、「今の自分の武器は若さ」と割り切って、祖父母ほどの年齢差がある相手には思い切って甘えることもある。

看護師が医療行為をしている間は静かに待ち、訪問看護に同行する二回ぐらいまでは長くても一五分ぐらいしか会話できない。それ以降は、田中ひとりで二〜三週間に一回訪問し、一回につき四〇〜五〇分ぐらいを患者とともに過ごす。田中は、傾聴を基本として、患者と家族の心の叫びに耳を傾ける。在宅ケアでは、臨床宗教師が文字通り患者のホームグラウンドに入っていく。目に入るものには会話の糸口となるヒントがたくさんあるが、すべてのものに口を出してはいけないと自重している。滞在中は、患者だけでなく家族を含めて「これ以上関わってほしくない」などという場の空気を読んで動く。田中は、臨床宗教師とは〝つなぎ役〟であるという。どういうことを意味するのであろうか。

【事例1】患者と家族をつなぐ臨床宗教師

臨床宗教師は、患者からの求めに応じてというよりは、医療者が患者にお勧めして訪問することのほうが多い。ところが田中が臨床宗教師として働きはじめて一年目の夏、「臨床宗教師にぜひ会いたい」という患者が現れた。妻と二人暮らしの八〇代の男性で、全身の筋力が衰えるサルコペニアという病気のため上体を起こすことさえ困難で、食事も排泄もすべてベッドの上という状態だった。

話してみると、熱心なキリスト教徒だった。田中に対して「なぜ、あなたは僧侶になったのですか?」「なぜ、病院で働いているのですか?」「あなたの宗教者としての思いは、ひょっとするとたいしたことないのではないですか?」と、探りを入れてきた。僧侶としての田中の姿勢を問うような厳しいやりとりが続いた。ようやく彼が褒めるような言葉を返してきた。すると今度は田中にキリスト教を説いてきた。「いのちある限りイエス・キリストの教えを一人でも多くの人に伝えたい」という彼の思いを汲み取った田中は、聴かせていただくという態度で答えた。遂には、彼から本気で「改宗させたい」と言われた。

病院に戻って沼口に報告すると、「本気で彼と向き合って、その思いが伝わったからこそ、改宗させたいと言ったのではないか」と言われ、患者は宗教の話をすると元気になるようなので訪問を続けるようにと助言を受けた。

そこで田中は、訪問をするたびに「なぜキリスト教に熱い思いを持っているのか」、「どのような人生を歩んできてキリスト教に出合ったのか」などの話を彼から聴かせてもらった。だが次第に彼の体力が衰えてきて、半年経った冬、彼は自宅で息を引き取った。

しばらくしてから、あらためて彼の家族と会う機会があった。そこで田中は、彼から聴いた歩みやキリスト教との出合いを思い出として語った。彼が戦後見たという木彫りの仏像が大垣の至るところに散らばっていた光景、仏教を学んでいたが救われなかったためキリスト教に救いを求めた経緯など。すると、彼の娘は「そこまで知らなかった」と驚いた。そこで初めて田中は、彼から非常に貴重な話を聴かせてもらっていたということを痛感した。

彼と話をしているときには、妻だけでなく近所に嫁いでいた娘が同席していることもあった。家族そろって熱心なキリスト教徒だったので、彼が田中に話していることは当然、皆が知っている内容だと思っていたのだが、違ったのである。後日、娘から「キリスト教についての思いなど、父について知らなかった部分を知ることができて、本当によかった」という手紙が届いた。

この経験によって田中は、臨床宗教師とは〝つなぎ役〟に徹することだと気づかされた。患者と家族の間に入って〝つなぎ役〟をしたことで、家族のケアにもなったのではないかと振り返る。

臨床宗教師が在宅ケアで患者と話をするときには、家族が同席することが多い。そのため患者と一対一の深い会話ができないもどかしさを感じるときもある。一方で、たとえば娘が傍らにいるときに、「あなたの娘さんは、どういう娘さんですか」と患者に尋ねると、涙ながらに「こういうことで、本当に感謝しています」と面と向かっては恥ずかしくて言えない思いを口にすることがある。このようなことが間接的に家族のケアとなることがある。

場合によっては、臨床宗教師が積極的に家族のケアをすることもある。患者の傍らをかたときも離れずに熱心すぎるほど介護する家族を見かけると、「ちょっと息抜きをしませんか」と声をかけたり、話をしたりする。家族の不安も聴かせてもらう。

患者が亡くなったあと、「付きっ切りだったのに、ちょっと仮眠した隙に母親が逝ってしまった」と泣きながら訴える家族もいる。沼口医院では、在宅ケアやアミターバで家族を亡くした遺族に声をかけて、三月と九月の年二回、アミターバのホールで偲ぶ会（遺族会）を開催している。沼口の方針で、宗教色は何一つない。患者の在りし日のスライド映像を流して故人を振り返ったあと、少人数のグループに分かれて一時間ほど語り合ってもらう。このメインイベントが終わると、プロのオペラ歌手がアミターバ中に響き渡る声で独唱し、閉会する。

【事例2】患者と医療者をつなぐ臨床宗教師

田中はまた、臨床宗教師とは患者と医療者の〝つなぎ役〟であるともいう。子宮頸がんを患っている六〇代の女性患者は、「怖い顔をした菩薩《ぼさつ》が見える」と田中に訴えてきた。医師や看護師はもちろん、家族や友人に言うと、おかしくなったと思われるので打ち明けられなかったという。不安を訴える彼女の話に耳を傾けた。またあるときは田中に「腰が痛い、背中が痛い」と体の痛みも訴えてきた。「どうして、私に言うのですか」と問うと、「今でさえ、腎瘻《じんろう》が入っていて薬を飲んでいるのに、看護師に体の不調を言うと薬をまた追加されると思ったから言わなかった」と答えた。田中は彼女に「重大な病気を見逃してはいけないので、医師と看護師に伝えますけれどもよいですか？」と確認したうえで、彼らに情報提供をした。

患者は、医師や看護師には心のつらさだけでなく体の痛みも打ち明けにくいことが多々ある。そのようなとき、患者と医療者の橋渡しをすることも臨床宗教師には求められていると感じる。

五年前、がんの告知を受けたときはつらくて生きる希望を見いだせなかったという彼女だが、田中の継続的な訪問を受けて気持ちが落ち着いてきたようだ。最近は、「生かされている喜び」という言葉も口にするようになった。がんの治療開始から五年を無事に過ごすことを目標に生きてきたが、ちょうど五年目を迎え、次の五年を見据えてどう生きていこうかという話をするところだという。

【事例３】患者と地域をつなぐ臨床宗教師

これも【事例１】と同じく患者からの求めに応じて訪問した例である。大垣市内でひとり暮らしをしている六〇代の女性患者の住まいを訪れると、モノが散らかっていて足元に包丁が落ちているような有り様だった。女性が指を差す片隅には、お骨が収まっているとひと目でわかる容器があった。「自分が死ぬ前に、一年前に亡くなった主人の納骨を済ませたい」と言う。彼女は直腸がんの末期で、余命がそれほど長くないと告げられていた。夫の葬式は挙げたものの、寺との付き合いは無く、納骨に当たっての手順や金額などを知るために田中を呼んだという。話を聞いてみると、彼女は沼口と同じ真宗大谷派の門徒だったので、同派の僧侶を沼口に紹介してもらって問い合わせた。そして、その僧侶が教えてくれた納骨の手順や金額を彼女に伝えた。田中は、患者と地域の宗教者との〝つなぎ役〟を果たしたのである。最初の訪問から約一年後、彼女は亡くなった。存命中に納骨までは間に合わなかったが、気がかりだった問題への答えが出たことで、彼女も少しは安心できたのではないだろうか。偲ぶ会（遺族会）には、彼女の家族がそろって参加した。

沼口医院では、現役で活躍中の宗教者である臨床宗教師に対してはもちろんのこと、沼口が僧侶でもあると知っている患者やその家族が、葬儀や納骨、お墓について、沼口に相談をしてくることも多い。だが、沼口も臨床宗教師も、相談には応じても、従前からの檀家でない限り、葬儀や納骨などの実務は決して引き受けることはしない。患者とその家族の宗派や地域の事情を尊重して、彼らの地元の宗派の団体などに相談して対応してもらっている。

現在、沼口医院では、アミターバの入居者に対して入居前にアンケートを行う。その患者が信仰している宗教、所属している寺社・教会について知ることが最大の目的である。臨床宗教師が、患者と地元の宗教者との〝つなぎ役〟をしようというのだ。アンケートで収集した情報は、患者の求めに応じて菩提寺の住職に来てもらったり、菩提寺での法事に介護スタッフ同伴で立ち合ったりするときに活用している。地元の宗教者と連携して宗教界全体の活性化を図り、人々の宗教心を高めようという試みである。臨床宗教師が活躍できるのは人々の心に宗教心があってこそ、その土台づくりには地元の宗教者との協力が欠かせないと沼口も田中も口をそろえる。

【事例4】認知症の患者とあの世の話

臨床宗教師は患者と宗教者とをつなぐ役割もあるが、必ずしも常につなぐわけではない。ある九〇代女性患者は筋力が衰えてきたため、車椅子で移動するとき以外はベッドの上で生活していた。長年の病床生活でできた褥瘡《じょくそう》（床ずれ）のため訪問診療を受けていたが、看護師の指示を守れず、なかなか治癒しなかった。動きたくても動けないため、「生きていても仕方がない、死んだ方がマシ」と愚痴をこぼしてばかりいた。そこで、入職したばかりの田中が臨床宗教師として関わることになった。認知症も患っていた彼女には、田中の役割がよくわからず「医師でも看護師でも介護士でもない人が何しに来ているの」と不満を募らせた。だが、田中はめげずに毎週、訪問して話しかけた。

彼女は、心に大きな重荷を抱えていた。亡くなった夫の葬式に、骨折中だったため立ち合うことができなかったことである。宗教的な儀礼を大切にする世代ということもあるのだろう。「葬式に出られなかったから、夫がまだいるような気がするの」と、気づけば夜中に夫の名前を叫んでいることもあった。「お父さん、どこに行ったのかな」といつも気にしており、「お浄土って、本当にあるの？」と尋ねてくることもあった。彼女は真宗大谷派の門徒だったが、所属している寺に問い合わせなどはしない。臨床宗教師の役割は、正しい教義を説くのではなく相手の考え方をまとめていくことである。彼女にとっては、死んだ夫が行った先が浄土であり、あの世である。だから、こんなやり取りをする。

「お迎えに来てもらえるとしたら、誰に迎えに来てほしいですか？」

「やっぱり、お父さん」

「お父さんに迎えに来てほしいんですね」

「あぁ、そうですね。今日は来てくれてありがとう」

田中が通いはじめたころは「もう死にたい」とばかり言っていた彼女が、三年も経つと「生きる力が出ました」というようにまで変わった。揺るぎない信頼関係を築いた田中は、彼女に孫のような感じで接する。彼女も田中が顔を見せないと機嫌が悪くなる。認知症のため、二週間前に訪問したのを忘れて「もう二カ月ぐらい来ていないわよ」と怒られることもある。一方で、認知症独特の傾向で、少し前のことは思い出せなくても遠い過去のことはよく覚えており、昔の話やあの世については語り合える。田中が帰ろうとすると、彼女は新たな話題を次々と繰り出して引き留めようとする。だが、一定の時間で関わるのも臨床宗教師の役目である。田中は「また必ず来ますね」と約束して去る。


終末期患者と接する臨床宗教師の仕事には、つらい別れも頻繁にある。つらいときには、神仏とつながる寺での日常が田中の心を落ち着かせる。平日午前の寺での務めや、週末の法事で信仰の喜びを伝えることなどがセルフケアとなっている。また、沼口や他のスタッフとの会合も悩みの共有や問題解決に役立つ。だが、臨床宗教師には、つらいことばかりではない。患者の笑顔を見たり、高齢の患者から「あなたの人生を精いっぱい生きてください」という言葉をかけられたりして、逆に元気づけられることもある。患者に生きる力を届けるはずの臨床宗教師が逆に、患者から〝贈り物〟をもらうことがある。そういう物語に出合えるのが喜びになる。田中は、患者との縁をありがたいと感謝しつつ業務に励んでいる。

【註】

〈1〉特定非営利活動法人日本ホスピス緩和ケア協会「緩和ケア病棟入院料届出受理施設数・病床数の年度推移」https://www.hpcj.org/what/pcu_sii.html　二〇一九年二月一〇日閲覧

〈2〉内閣府『二〇一九年版高齢社会白書』。二〇一〇年の値は総務省「国勢調査」、二〇二五年の値は国立社会保障・人口問題研究所「日本の将来推計人口（二〇一七年推計）」の出生中位・死亡中位仮定による推計結果（日本における外国人を含む）。

〈3〉前掲書。二〇一七年の死亡数は厚生労働省「人口動態統計」による死亡数（日本人）。

第Ⅱ部

臨床宗教師の成り立ちと展望

1 臨床宗教師の誕生

東日本大震災と宗教者の協働

臨床宗教師らが活躍する現場の様子をみても、自分には臨床宗教師など必要ないと思う人もいるだろう。しかし、身近に死を多く経験したとき、死を意識せざるを得ない状況に陥ったとき、人の考え方は変わることもある。たとえば、東日本大震災は、一時的であったにせよ、宗教に対する人々の考えに一石を投じたのではないだろうか。

臨床宗教師が誕生するまでを追ってみていこう。

震災前の二〇一〇年、宗教学者・島田裕巳の著書『葬式は、要らない』(幻冬舎新書、二〇一〇年)が三〇万部を超えるベストセラーとなり、「葬式無用論」が巷を席巻していた。やり玉に挙げられたのは、「葬式仏教」であった。島田は、全国平均二三一万円（財団法人「日本消費者協会」が二〇〇七年に実施した「第八回葬儀についてのアンケート調査」の結果。前掲書）というような高額の葬儀費用や戒名代に疑問を呈する。多くの人々は仏教式の葬儀を営むが、そもそも仏教は葬式とは無関係で、村落共同体や「家」制度が崩壊するなかで葬式の必要性が薄れているという島田の指摘は、不明朗な戒名代や布施に悩む人々の支持を得た。ただし、同書によると、高齢者の大往生が増えたこともあり、東京では、近親者だけの通夜が済むと火葬場へ出棺する「直葬《ちょくそう》」がすでに約二〇％ともいわれていたので、「葬式無用論」は言うまでもなかったのかもしれない。

二〇一〇年五月には、大手流通業のイオンが葬儀の際の「お坊さん紹介サービス」を開始。明朗会計をうたって布施の目安を公式サイトに掲載したところ、日本の伝統仏教の主な宗派が加盟する公益財団法人「全日本仏教会」から「布施の精神に反する」と削除を求められる騒ぎがあった。葬儀に関する新たな問題提起として、新聞等のマスメディアがこぞって取りあげた。九月にイオンが譲歩する形で騒動に終止符が打たれたが、この仏教界側の対応に「葬式仏教」への風当たりはますます強くなるばかりだった。

だが、翌二〇一一年三月に東日本大震災が発生すると、マスメディアにみられる論調は一変した。突然の別れに直面した遺族にとって葬儀の大切さを示す内容の報道や、僧侶の存在意義は読経や葬儀にあるという報道が急に増えた。そして、震災犠牲者と遺族のために行われた読経支援が、自然発生的に「臨床宗教師」を誕生させることとなった。

＊犠牲者多数で葬儀も滞った東日本大震災

二〇一一年三月一一日午後二時四六分に発生した東日本大震災は、国内観測史上最大のマグニチュード九・〇の巨大地震で、内陸部にある宮城県栗原市で最大震度七を記録した。その約四〇分後に太平洋沿岸部を襲った最大四〇メートルに及ぶ大津波が被害を拡大させ、宮城、岩手、福島の東北三県を中心に死者一万五八九八人、行方不明者二五三一人（二〇一九年九月一〇日、警察庁調べ）の犠牲を出した。地震と津波はまた、東京電力福島第一原子力発電所の放射能漏れ事故をもたらした。

宮城県では、沿岸部の気仙沼市、石巻市、東松島市、仙台市、名取市、南三陸町、女川町、山元町などで津波の犠牲者が多数出て、県民の約一五％に当たる三二万人が一時的に避難所生活を送った。県内では、死者九五四二人、行方不明者一二一八人（二〇一九年九月一〇日、警察庁調べ）で、犠牲者の一割以上が遺体を確認できていないままである。

震災直後から夥しい数の遺体が見つかった。三月二一日時点で県内一九カ所の遺体安置所に五五〇七体が収容されていた。県内には検視場所と遺体安置所が最大時で二六カ所も設けられた。検視の結果、津波による溺死が九割以上だった。

震災直後は交通手段が復旧しておらず、ガソリン不足で自家用車の運転もままならなかったが、「せめて遺体は見つけてあげたい」と数キロメートル離れた遺体安置所を転々と歩いてまわる人がいた。一方で、突然、襲ってきた現実を受けとめきれず、家族の死を認めまいと遺体安置所に足を運ぼうとしない人もいた。死臭漂う遺体安置所では、行方のわからない身内を探す人々が掲示板に貼りだされた遺体の特徴や衣服、所持品などを記した用紙を見て、それと思しき遺体を警官立ち合いのもとで確認していった。大量の瓦礫とともに津波に呑みこまれた犠牲者の遺体は、衣服が波にさらわれていて判断材料に乏しく、顔がうっ血していることが多かったため、親族でも見分けがつかないことがあった。一週間も経つと遺体の腐敗が進み、身元の判別がさらに難しくなった。ようやく遺体を見つけだすことができても、変わり果てた姿にショックを受ける遺族も多かった。時が経つにつれてDNA鑑定や歯形の照合などによる身元確認をしなければならなくなり、遺体の引き渡しまでに長時間かかるようになってきた。被災した遺族たちの心身の疲労は日増しに蓄積していった。

三月二四日の時点でも、身元が判明して遺族に引き渡せた遺体は約六割にとどまっていた。それでも当局は、損傷した遺体が少なかったため当初の予想よりも引き渡しは順調とみていた。ただし、遺体を引き取ることができても、犠牲者のあまりの多さに火葬場が対応しきれなかった。仙台市では火葬まで最長二週間待ちだった。

宮城県には二七カ所の火葬場があったが、稼働停止したところや燃料不足で稼働率が半減したところもあった。三月一五日の時点では、うち二〇カ所で遺体を受けいれていたが、合わせて一日約五〇体しか火葬できなかった。三月二二日の状況を報じる『中外日報』(二〇一一年三月二六日)によると、そのころでも、県全体で一日に一九四体の火葬が限度だった。

仙台市唯一の火葬場「仙台市葛岡《くずおか》斎場」には、東北地方では最大規模となる二〇基の火葬炉があったが、燃料供給がストップしたため一四日まで稼働停止した。稼働再開後も、最大火葬可能数四八体に対して二四日までは一日平均約三〇体しか火葬できず、一八日時点で二〇〇体以上が待機していた。都市ガスの供給が再開した四月初旬から予約待ちが解消する四月下旬までは、火葬可能な上限を超える六〇体が連日火葬された。

火葬が間に合わず遺体の傷みが激しくなったことや、また、交通手段がなく遺体を火葬場まで運べない地域もあったため、県内九市町が内規で禁止していた土葬を仮埋葬として実施する方針を固めた。二一日には気仙沼市大島で土葬が始まり、最終的に六月八日までに気仙沼市、東松島市、石巻市、女川町、山元町、亘理町の六市町で計二一〇八体が土葬にされた。また、県からの火葬協力の要請を受けて、山形県、東京都、岩手県など九都道県が遺体の受けいれを始め、五月三一日までに二五五九体が県外で火葬された。

宮城県には「骨葬」という文化があり、通夜のあと、出棺・火葬をして故人を焼骨にしてから葬儀、告別式を行う。骨葬は東北地方によくみられる特徴で、他の地域とは異なり、火葬のあとに葬儀を行うのだが、火葬だけでなく葬儀も滞った。通夜や葬儀を営む側の宗教者も犠牲になり、また、被災して連絡が取れなくなるなどしたためである。宮城県では、全壊・流出した神社が三六社、寺院が四八カ寺、キリスト教の教会が少なくとも二軒あった。県内最多の曹洞宗の寺院では、四六四カ寺のうち三二カ寺が全壊し、前住職・住職六人が死亡、一人が安否不明となった。神社神道では、神職四人が犠牲となった。

葬祭を請け負う業者も被災しただけでなく、大量の棺とドライアイスの調達、遺体の安置・納棺作業などに追われた。仙台市葛岡《くずおか》斎場では電話予約システムが四月二二日まで復旧せず窓口受付のみとなったため、葬祭業者が一事業所当たり一日三体の火葬枠を確保するため、門前に列をなした。すべてが混乱した状況で、通夜や出棺時の読経もされずに火葬場へ運ばれる犠牲者も多かった。

✴火葬場における読経ボランティア

伝統仏教の多くの宗派において、葬儀は死者を送る重要な意義をもっている。宮城県に檀家が多い曹洞宗では、葬儀の中心は授戒と引導で、故人に僧侶として守るべき戒を授けて仏弟子とし、そのうえで仏の世界である「さとりの世界」に導くという意義がある。仙台市における犠牲者の約三分の一が檀家だった浄土宗では、故人を阿弥陀仏の世界である極楽浄土に導くための引導が中心である。信心深い遺族は、葬儀をしなければ故人が安らかに成仏できないのではと、気がかりだったに違いない。

読経もされず荼毘に付される犠牲者を見過ごせなかった一人の僧侶の動きが、臨床宗教師の誕生につながる原点となった。その僧侶とは、浄土宗愚鈍院（仙台市）の中村瑞貴《ずいき》住職である。中村は一九六〇年に愚鈍院住職の長男として生まれ、学習院大学、同大学院を修了し、一九八六年に副住職に就いた。浄土宗の宮城教区教化団長であり、二〇〇八年に亡くなった先代住職と同じく宮城刑務所で教誨師を務めるなど社会活動にも熱心な僧侶である。

中村の動きは早かった。震災から四日目の三月一五日には、犠牲者のために読経したいと仙台市葛岡斎場の職員に申しでた。断られても、中村は食いさがった。愚鈍院は、仙台市内にある伝統仏教のさまざまな宗派の八八カ寺から成る一般社団法人「仙台仏教会」に加盟している。そこで中村が、改めて仙台仏教会という超宗派の活動として読経支援を申し込んだところ、認められることとなった――というのが、資料（註1）から読み取れる経緯である。

細かい内幕は、ルポライター石井光太による中村へのインタビュー（『祈りの現場』サンガ、二〇一五年）を読むと、少々微妙である。中村が「浄土宗では、もうここに詰めて、ご供養する準備できています。仙台仏教会は、そのようになってます」と仙台仏教会会長が近くにいたため、会の名前を勝手に借りたうえで、「条件出してください。こっちも条件のみますから、一画でいいですから、貸して下さい。テントでも何でも張って、邪魔にならないようにしますから、とにかく最後、寄り添わなくちゃいけないんだ。よろしく」と粘ったため、条件交渉のテーブルに着くことができたという。仙台仏教会による読経支援は、事後承諾のようだ。

＊宗教者の支援に対する政教分離の壁

市営の斎場は公共の場であり、日本国憲法第二〇条に規定される「信教の自由」と「政教分離」の原則を守らなければならない。憲法では、すべての人に「信教の自由」が保障されている。誰もが宗教上の儀式に参加することを強制されない、いかなる宗教団体も国から特権を受けてはならない、国及びその機関はいかなる宗教的活動もしてはならない、などと定められている。

仙台仏教会は、市の災害対策本部と環境衛生局との話し合いの結果、憲法に抵触するような宗教的トラブルを避けるため、支援マニュアルを作成のうえ実施すること、読経は一〇分間にすること、寺同士のトラブルにならないようにすること、などを条件に、震災時の特例措置として読経ボランティアが認められた。さらに市からは、斎場で譲歩したので遺体安置所には絶対に行かないようにと注文を付けられた。

仙台仏教会が作成した「震災支援火葬場マニュアル」には、読経対象者を震災犠牲者に限定したうえで、さらに菩提寺の有無、出棺時の読経の有無、読経の希望を確認することとし、読経は宗派にこだわらず担当僧侶に任せる、読経は一〇分とする、布施は無償とする、などの留意点が記載された。読経対象は、菩提寺があっても出棺時に読経がなされなかった場合と、菩提寺がなく遺族が読経を希望した場合であった。菩提寺の有無や読経の希望を確認することで、宗派の詳細はともかく「仏教」という大きな枠では遺族を通して故人の「信教の自由」が尊重されるため、宗教的トラブルを避けることができる。また、菩提寺との無用なトラブルを避けることができる。読経の希望があったことを記録に残すため、遺族には受付票を提出してもらうことにした。

仙台仏教会は三月一六日に事務局会にて読経支援立ちあげを決定し、三月一七日から葛岡斎場一階ロビーに「無料読経ボランティア」の看板を立てて、活動を開始した。受付の長机は宗派によって分かれており、曹洞宗などの禅宗系と、浄土宗などその他の宗派の二つが用意された。各宗派一～二人の僧侶が交代制で待機した。ただし、布教と間違われないように、僧侶からは声をかけなかった。

その日から中村は、若手僧侶とともに斎場に詰めた。最初に訪れたのは、大小二つの棺に付き添ってきた若い男性だった。棺は二つだけれども、三人分の供養ができるかと尋ねてきた。棺に入っているのは妻と娘だが、妻のお腹にはあと一カ月で生まれてくる子どもがいたので、その供養もしたいというのだ。子どもには、もう名前も付けていたという。そこで中村は、その名前で三人分の供養をした。男性は、二つの棺が同時に火葬炉に入って扉が閉まった途端、号泣した。

斎場で見聞きする現実は、若手僧侶にはつらいものがあった。中村は彼らに、寄り添いと分かち合いの大切さを伝えて、鼓舞した。遺族の心境を察して言葉を失う若手には、「とにかく、ひと声。声かけられないんであれば、手握れよ。手握るだけでいいんだから。その代わり、必ず目を見なさいよ。下向いて握ってたってだめ。目を見て、言葉にならないけど、わかってるからねって、それでいいから」（石井前掲書）と叱咤激励した。

遺族から読経を依頼される件数は、活動しはじめた当初こそ伸び悩んだが、葬祭業者などを通じて読経ボランティアが行われていることが知れわたると、次第に増えてきた。

✴身元不明者の弔いと「信教の自由」

まもなく、葬儀に関する新たな問題が浮上した。仙台市が三月二〇日に、斎場に隣接する市営葛岡墓園に墓地を整備し、身元不明者を土葬する方針を示したのである。そこで、仙台仏教会は「身元不明者に対する読経も行いたい」と申しいれて、三月二五日に市の環境衛生局と協議を行った。しかし、身元確定者の場合とは異なり、身元不明者に読経を行うことは「信教の自由」を侵害するおそれがあるとして、難色を示された。宗教的背景がわからない身元不明者に仏教による読経を行うことが、公共の場における特定の宗教的儀式の強制に当たると判断されたのである。また、仏教の超宗派による協働とはいえ、宗教という大きな枠のなかでは仏教に限られた活動であったため、憲法に反して「仏教団体が特権を受けている」と見なされたからでもあった。

この問題は、三月二六日に葛岡斎場に詰めていた仙台仏教会の都筑幸三事務局長と中村のもとに「仙台キリスト教連合」の代表として訪れた川上直哉《なおや》・日本基督教団仙台市民教会牧師にも伝えられ、その場で対応が話し合われた。仙台キリスト教連合とは、仙台圏を中心としたカトリックやプロテスタントの諸教会から成る団体で、被災者支援のための「仙台キリスト教連合被災支援ネットワーク(東北ヘルプ)」を設立し、葬儀を行うことができない遺族に葬儀を行うなどする〝「弔い」プロジェクト〟を立ちあげたばかりだった。

話し合いの結果、仙台市との折衝方針が決まった。葛岡斎場における仙台仏教会の活動に仙台キリスト教連合も加わって、「宮城県宗教法人連絡協議会(宗法連)」が主催する諸宗教の協働事業と位置づけるという方針である。特定の宗教を利する活動ではなく、幅広い宗教団体の公益的な活動とすることで、政教分離の壁を打破しようとしたのだ。

宗法連とは、県内二一〇〇余の宗教法人のうち、約二〇五〇法人が加盟する宮城県独特の超宗教団体である。宗法連の前身は、一九五八年に世界平和の希求を目的として結成された「仙台宗教団体協議会」である。同協議会では、県の主催で「宗教法人事務研修会」が開かれていた。だが、県の指導に頼りすぎていて宗教法人としての自律性に欠けるなどの反省から、法人事務運営を円滑にするために宗教団体が相互協力することを目的として、一九七二年に宗法連として改組された。とはいえ県が宗教法人への徴税を確実にするため、事務局は、加盟団体の輪番となる二〇〇〇年まで県庁総務部におかれていた。一九七五年から機関誌『みやぎ宗連報』が発行されると寄稿の応酬などで宗教間対話の兆しがみられ、一九八〇年から各教宗派の本山を訪問する研修会が始まった。このような四〇年近い交流があったため、県内の宗教団体には緩やかな連帯感があり、異なる宗教や宗派の宗教者たちも顔見知りであった。

＊宗教の垣根を越えた「心の相談室」の設置

二〇一一年三月二八日には、弔いのボランティアを「心の相談室」という名称で宗法連が組織化して行う方向性が、宗法連と仙台仏教会の間で話し合われた。そして、読経のような弔いの儀式だけでなく、震災遺族の心のケアや宗教相談にも活動の幅を広げることとなった。

四月一日に宗法連、仙台仏教会、日本基督教団仙台市民教会の各会長が連名で仙台市長に嘆願書を提出した結果、震災犠牲者遺族への心のケアと宗教的相談などのため、葛岡斎場に「心の相談室」を四月三〇日まで設置することが認められた。

四月四日には、宗法連からの要請に基づく形で、超宗教・超宗派による「心の相談室」が葛岡斎場に設置された。川上直哉（日本基督教団仙台市民教会牧師）の資料〈註2〉によると、一階は仙台仏教会が担当し、二階はその他の教団が担当した。「心の相談室」には、仏教、キリスト教、神道、その後、天理教、立正佼成会の相談員が加わった。

さらに、多様な相談内容に応じられるように協力体制を敷いた。心理カウンセラーにも同席を求め、自殺予防の相談に応じる「仙台いのちの電話」にも協力を仰いだ。法律相談は「反貧困みやぎネットワーク」に、医療相談は「仙台ターミナルケアを考える会」、医療法人社団爽秋会《そうしゅうかい》など、いくつかの医療機関に協力を依頼した。臨床宗教師の提唱者として知られるようになる医療法人社団爽秋会理事長で岡部医院院長の岡部健《たけし》医師も、このとき医療系相談員として協力した。在宅緩和ケアの草分け的存在だった岡部医院では、二〇〇一年から患者や遺族を対象に「お迎え」（第Ⅱ部第2節「岡部健が臨床宗教師を提唱した理由」参照）についての調査を行い、二〇〇三年から臨床死生学の勉強会である「タナトロジー研究会」を開催していた。研究会には、岡部が飲み屋で知り合った東北大学大学院文学研究科で哲学や社会学を専攻する若手の研究者や、「お迎え」調査で指導を仰いだ同宗教学研究室の鈴木岩《いわ》弓《ゆみ》主任教授から紹介された学生たちだけでなく、宗教者も集っていた。「心の相談室」の立ちあげに関わった川上や僧侶らも参加しており、彼らが医療相談の担当として岡部を巻き込んだのである。

ほとんどの人々が一階で相談し、支援を受けた。仙台仏教会の公式サイト[註3]によると、同仏教会が三月一七日から四月二七日までの延べ四〇日間の期間に読経支援した件数は三五三件、「心の相談室」支援で対応した相談件数は四月四日から四月三〇日までの延べ二五日間で一五件だった。三月一五日から四月二四日までの火葬件数が一九二二件であったのに比べると、読経支援の件数が少ないと思われるかもしれない。だが、活動内容が周知されていなかった初期の事情などを考慮すると、震災犠牲者の約半数の遺族が読経を希望したのではないかと、中村瑞貴（浄土宗愚鈍院住職）は二〇一五年一〇月に東京都内で行われた宗教者災害支援連絡会（東日本大震災を受けて四月一日に宗教者による被災者支援の情報を提供し合うため作られた組織）の情報交換会で報告している。[註4]

一方、川上が「心の相談室」についてまとめた資料によると、二階への相談件数は四件のみだった。[註5]うち一件のみが「心のケア」といえる家族と家屋を失った嘆きへの対応であった。残る三件は津波で流出した菩提寺との関係はどうなるのか、菩提寺が被災したため弔いをどこに依頼すればよいか、過疎地域で一人暮らしをしている家族が避難所（寺院）にいるがどうすればよいか、など寺務的な内容や家族問題だった。

この結果を見て、被災者に「心のケア」が必要なかったというのは、早計であろう。震災直後の斎場ではまだ、葬儀や弔いという眼前の現実的な問題が被災者の心を占めていて、悲嘆が出る段階ではなかったのかもしれない。精神科医で関西学院大学の野田正彰教授によれば、突然の災害で家族を失った人は混乱し、ほとんど悲しみの感情をもてない状態が続き、しばらくしてから喪失感が強まる。〈註6〉とくに津波の犠牲者は遺体が見つからないことも多く、喪失感はより大きい。

また、読経そのものが「心のケア」となっていたともいえる。東日本大震災の各被災地では、僧侶による読経ボランティアが自発的に行われた。三月二三日には、伝統仏教の主な宗派などが加盟する全日本仏教会も、被災地域の僧侶に読経ボランティアの組織の結成を依頼した。これまでの震災では見られなかったこの活動は、東北という信仰の篤い地域性からでもあろう。

宮城県栗原市の斎場で読経ボランティアをしていた曹洞宗普門寺（宮城県栗原市）の髙橋悦堂副住職は、遺族から「和尚さんに読経してもらってやっと安心した」と言われたことが印象に残ったという。〈註7〉

遺族は、読経によって死者がようやく死出の旅に出られると思ったのかもしれない。災害による突然死の場合は、高齢のために亡くなる場合と異なり、遺族には心の準備をする間がない。東日本大震災では津波の犠牲者が多く、身元確認や火葬までに時間がかかり、遺族の精神的な負担が大きかった。日ごろは葬儀というものに否定的であった人でも、このような死の場合は、死者に対する後悔や自責の念などから、死者のためにも自分のためにも、手厚い葬儀を行いたいと思うのではないだろうか。

＊「心の相談室」による身元不明者の弔い

「心の相談室」を立ちあげた本来の目的だった身元不明者の弔いについては、四月三〇日までに計三八体に実施された。市が当初、予定していた土葬は火葬能力が回復したため中止となり、四月七日に第一回目の身元不明者の火葬が行われた。初回は仏教僧侶のみで八体、四月八日には仏教とキリスト教合同で一五体、四月二五日の八体と四月二六日の七体は仏教・キリスト教・神道合同で弔った。

身元不明者の火葬が行われるという情報が人づてに宗教者のもとに入ると、その情報が共有され、職員以外は誰もいない火葬場に各宗教者が集まった。火葬が始まると火葬炉の扉の前で、宗教者が各自の宗教に基づく弔いを手短に行い、終えるとその場を他の宗教者に譲るという形で、代わる代わる弔いをした。ある扉の前で仏教僧侶が読経し、他の扉の前ではキリスト教聖職者が讃美歌を歌い、また別な扉の前では神職が祭詞を上げるという形で、火葬場には各宗教者の弔いの声が響き渡った。

ただし、仙台市が発行した『東日本大震災 仙台市震災記録誌─発災から1年間の活動記録〈註8〉』では、葛岡斎場一階で行われた「仙台市仏教会」(※原文ママ、「仙台仏教会」の誤記と推される)による遺族の要望に応じた読経や、同斎場二階に設置された「心の相談室」による遺族への悲嘆ケアについては明記されているが、身元不明者への弔いについては「身元不明者についても葛岡墓園に設置した仮安置所で、本市が関与しない宗教団体の独自活動として読経が行われた」としか書かれていない。身元不明者の弔いについては、超宗教の活動であったにせよ、政教分離の観点からは認めがたいのであろう。

ともあれ、「心の相談室」の活動は、臨床宗教師の誕生につながる大きな一里塚となった。一つは、公共の場における宗教者の支援活動を容易にする超宗教による協働という方法を打ち出したこと、もう一つは、教派・宗派が異なる宗教者が共同で行える支援活動として「心のケア」を見いだしたことである。

新たな「心の相談室」の設置と臨床宗教師構想

✴新たな「心の相談室」の設置に向けて

葛岡斎場における「心の相談室」の活動期限である四月末日を前に、この協働活動で連携した各宗教、各宗派の宗教者たちからは、被災者支援のために活動を継続できないかという声が上がってきた。そこで、四月一八日に、葛岡斎場にて牧師の川上直哉と真宗大谷派僧侶の谷山洋三らと、医師の岡部健が、五月以降の活動についての構想を話し合った。

川上は一九七三年、北海道で牧師の息子として生まれ、立教大学大学院で神学博士号を取得し、二〇一〇年から日本基督教団仙台市民教会の牧師（主任担当教師）を務めていた。震災直後から仙台キリスト教連合の被災支援ネットワーク（東北ヘルプ）の事務局として、前述の通り、「心の相談室」の活動にも携わっていた。

谷山は一九七二年、石川県にある真宗大谷派の寺院の三男として生まれ、東北大学大学院で印度学仏教史を専攻して博士号を取得した。研究職に就くことが叶わず、真宗大谷派の僧籍をもっていたことから、田宮仁《まさし》・飯田女子短期大学教授（当時）の紹介で、二〇〇〇年から長岡西病院（新潟県長岡市）のビハーラ病棟にて心のケアを担当するビハーラ僧として勤務した。「ビハーラ」とは、田宮教授が一九八五年に仏教を背景としたターミナルケア（終末期ケア）施設の呼称として提唱した言葉で、一九九二年に国内で初めて開設されたビハーラが長岡西病院のビハーラ病棟である。
ここで三年間、終末期患者に寄り添った経験が、谷山の転機となった。二〇〇三年に大学教員の職を得て大阪に移ると、ビハーラの実践をするNPO法人「ビハーラ21」を結成して活動した。二〇〇五年には臨床現場で全人的ケアを行う専門職の養成を目的とする臨床スピリチュアルケア協会を窪寺《くぼでら》俊之・関西学院大学教授（当時）らと立ちあげた。窪寺は、米国でチャプレン（病院や学校、軍隊などの施設で働く聖職者）の資格を取得したキリスト教徒である。

二〇〇九年からは聖トマス大学准教授・日本グリーフケア研究所（第Ⅱ部第3節「グリーフケア」参照）主任研究員となった。谷山は、同大学が経営破たんして二〇一〇年に「上智大学グリーフケア研究所」として上智大学に移管される過渡期にうつ病を発症し、年度末に退職することになった。東日本大震災が起きた二〇一一年三月には復調しつつあり、浄土真宗本願寺派の友人を介して本願寺仙台別院で被災者支援を手伝うこととなった。四月一二日に仙台に行き、仙台別院から指示された「医療と宗教のネットワークづくり」に苦戦していたところ、宗教者が宗派を超えて協力している「心の相談室」の新聞記事を見つけ、訪ねたことから、この話し合いに加わることになった。

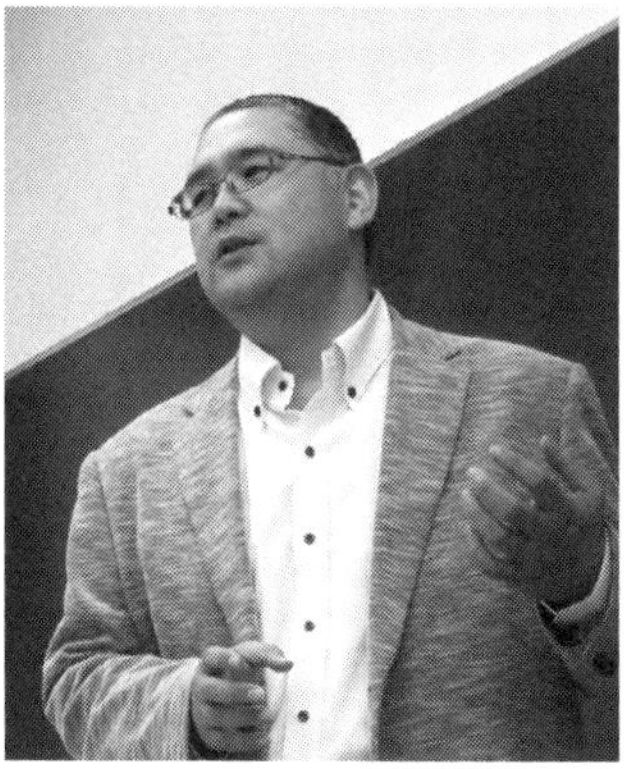

東北大学実践宗教学寄附講座・谷山洋三准教授（151頁参照）

岡部は、一九五〇年栃木県生まれ。東北大学医学部卒業後、宮城県立がんセンター呼吸器科医長などを経て、一九九七年に在宅緩和ケアを行う岡部病院を仙台市に隣接する名取市に開業した。看取った患者は二〇〇〇人以上になる。自身の看取りの経験

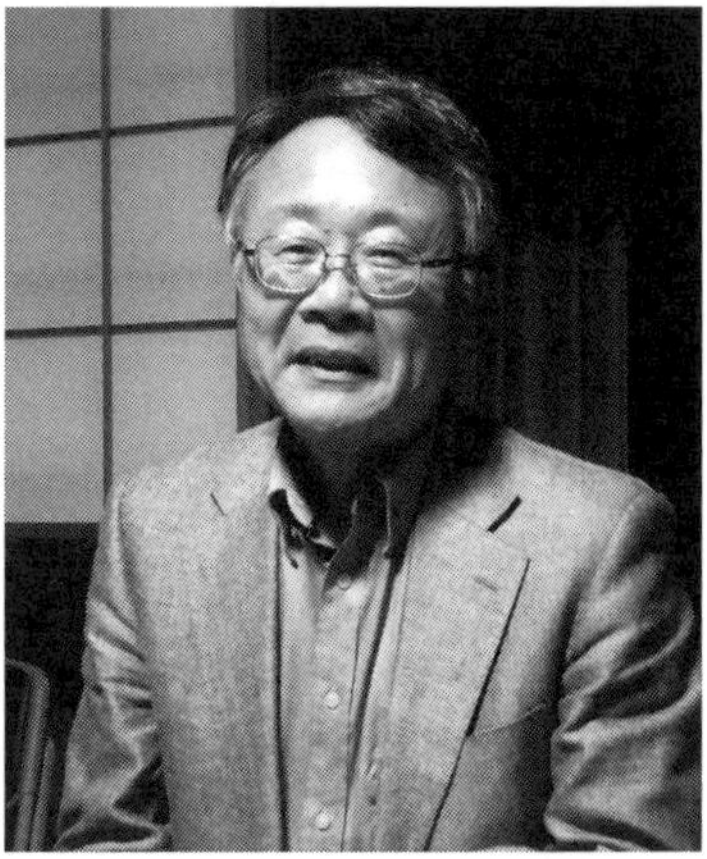

東北大学実践宗教学寄附講座・
鈴木岩弓主任教授（151 頁参照）

から、医療現場には宗教者によるケアが必要だと主張していた。震災の前年の二〇一〇年一月末には末期の胃がんが見つかり、六月には余命一〇カ月と宣告されていたが、医療と宗教の提携を目指して精力的に活動を続けていた。前述の通り、「心の相談室」発足時に医療系相談員として参加した。「臨床宗教師」の提唱者とされる岡部については、次節の「2　臨床宗教師はなぜ必要か」で詳しく述べることにして、話を進めよう。

この川上、谷山、岡部らによる会談を終えたその足で、谷山は母校の東北大学を訪れた。岡部の「お迎え」調査を指導し、谷山がその授業を受けたこともある東北大学大学院文学研究科宗教学研究室の鈴木岩弓主任教授のもとを訪れ、五月以降の「心の相談室」の事務局を宗教学研究室で担ってもらえないかと打診した。超宗派の活動を行うには、宗教的中立性をもつ機関が事務局を担ったほうがよいという考えからである。

鈴木は一九五一年東京都生まれ、東北大学、同大学院で宗教学を専攻し、日本各地の民間信仰などについて研究してきた宗教民俗学の専門家である。鈴木は、岡部と初めて会った二〇〇一年七月のことをよく覚えている。「お迎え」現象について調査をし、臨床死生学を確立しようとしていた岡部が、看取りの現場と人文社会科学の研究者とで実証研究を行いたいと熱く語ったからである。

鈴木にとって宗教はあくまでも研究対象であり、実践をする宗教者ではなかったが、四〇年近くに及ぶ宗教学者としての研究で蓄積した知識を被災者支援に役立てたいと思っていたところであったため、谷山の依頼を〝渡りに船〟と引き受けた。

こうして国立大学の宗教学研究室に「心の相談室」の事務局が置かれたことは、超宗教・超宗派の宗教者の活動の宗教的中立性をいっそう保つことになった。また、学生時代にはアドベンチャー・クラブ（いわゆる探検部）に所属して世界各地をまわったというアクティブさと、タフなネゴシエイターの一面ももつ鈴木という人物を得たことが、のちの臨床宗教師の養成講座へとつながる展開に大いに役立つことになった。

✴新生「心の相談室」

新生「心の相談室」は、宮城県宗教法人連絡協議会（宗法連）が主体となって葛岡斎場に開設した「心の相談室」よりもネットワークが拡大し、多くの関係者や団体が連携することとなった。

東日本大震災による犠牲者の四十九日に当たる四月二八日、およそ一〇日ぶりに春の日射しが戻った宮城県南三陸町の海蔵寺に、曹洞宗通大寺（宮城県栗原市）の金田諦應《たいおう》住職（第Ⅰ部第1節「臨床宗教師の活動モデルとなった被災地のカフェ・デ・モンク」参照）ら僧侶一一人と牧師の川上の計一二人が集まった。僧侶たちは網代笠《あじろがさ》を被り、墨染めの衣に絡子《らくす》という小さな袈裟を掛け、手甲《てこう》、脚絆《きゃはん》を着け、鈴《りん》を手に持ち、一心に経を唱えながら、黒ガウンに白いストールを掛けた牧師とともにヘドロの臭いと死臭が鼻を突く瓦礫のなか、七キロの道のりを行脚した。自衛隊員が瓦礫のなかで黙々と遺体を探している傍らを、被災者の鎮魂のため、「鎮魂」と書かれたのぼりを立てた一行が、列をなして歩いた。海辺では志津川湾に向かい、僧侶らが経を唱えたあと、牧師が讃美歌を歌った。金田は新生「心の相談室」の賛同者の一人で、震災後には栗原市の斎場で読経ボランティアを行っていた。この行脚は、金田が、いとこの海蔵寺住職や川上に声をかけて実現したもので、新生「心の相談室」の始まりでもあった。

二〇〇九年から自殺予防の活動を行っていた金田は、震災前に宗法連と共催したイベントの場で川上と知り合った。金田は、岡部が開催していた「タナトロジー研究会」（タナトロジー＝死の科学、死生学のこと）に講師として招かれたことがあり、岡部だけでなく、そこに参加していた川上とも親交を深めた。このような宗教を超えたネットワークが、震災後の協力体制でも活かされた。栗原市の斎場でのボランティアが落ち着いた四月半ばごろ、金田は葛岡斎場を訪れ、岡部や川上など旧知の宗教者たちとの邂逅を果たし、新生「心の相談室」に向けての活動に加わることとなった。

葛岡斎場の「心の相談室」が四月末日に閉鎖されてから二日後の五月二日には、新生「心の相談室」の設立を広報するため、県庁の宮城県政記者クラブで記者会見が行われた。

新生「心の相談室」を設立した目的は、「弔いから悲嘆ケアまで、一貫した切れ目の無いご遺族に対する支援を行うこと」であった。このため、宗教者の責務である「死者の弔い」だけでなく、専門家による悲嘆ケア、医療や生活支援の専門家による生活の再編など、遺族のための包括的な支援を提供する仕組みを構築していくとした。

その活動主体は、従来の宗法連から、宗教者、カウンセラー、医療者の有志となった。超教派・超宗派の団体が活動主体でなくなったため、宗教的中立性を保証するために、「心の相談室を支える会」

を結成し、会長に、仙台ターミナルケアを考える会会長で医師の吉永馨《かおる》東北大学名誉教授、実務的な代表者である室長に岡部、室長補佐に川上が就任した。宗教とは無関係な岡部が室長に就いたのも、宗教的中立性を保つためである。事務局は、先述したように東北大学大学院文学研究科宗教学研究室に置かれ、主任教授の鈴木が事務局長を務めた。事務局が国立大学に置かれたことも、新生「心の相談室」の公共的な性格を担保した。

さらに、特定の宗教団体を利するものではないことを明確にするため、この会には、宗法連だけでなく、宗教と宗派を超えた国内外の宗教者が平和実現のために協働する「世界宗教者平和会議（WCRP）」日本委員会にも加入を依頼した。

関連する主な団体には前述二団体のほか、仙台キリスト教連合、仙台いのちの電話、反貧困みやぎネットワークがあった。これは、一九九八年にWHO（世界保健機関）に提案された「健康の定義」で挙げられた四つの分野（肉体、精神、スピリチュアル〈第Ⅱ部第3節「スピリチュアルケア」参照〉、社会的福祉）を踏まえて、医療問題（肉体に対応）は医療法人社団爽秋会岡部医院、メンタルヘルス（精神に対応）は仙台いのちの電話、宗教（スピリチュアルに対応）の問題は宗法連、生活（社会的福祉に対応）の問題は反貧困みやぎネットワークが対応するとした。

また、賛同者には、吉永、岡部、鈴木、川上、金田、谷山を含めて、柏木哲夫（淀川キリスト教病院名誉ホスピス長）、鎌田實（諏訪中央病院名誉院長）、信楽峻麿《しがらきたかまろ》（龍谷大学名誉教授）など斯界の著名な二〇人が名を連ねた。

✴宗教者の行動規範の策定

新生「心の相談室」には、さまざまな宗教・宗派の宗教者が関わるため、岡部からルールが必要という提案がなされた。そこで、谷山が中心となって米国のプロチャプレン協会の倫理綱領など既存の規定を参考に「チャプレン行動規範」を策定した。このころ、新生「心の相談室」に関わる宗教者は、「チャプレン」と呼ばれていたからである。

この行動規範では、守秘義務の遵守といった基本的な規範に加えて、政教分離が必須である公共の場での活動に不可欠な項目が盛り込まれた。即ち、布教を目的とした活動を禁じ、布教に関連する行動を厳密に規定することである。この行動規範は改訂を重ね、臨床宗教師倫理綱領の基盤となった。「チャプレン」の語を「臨床宗教師」と置き換えるだけで、のちの臨床宗教師倫理綱領とも通ずる綱領を抜粋して紹介しよう。

- ●チャプレンは、ケア対象者の信仰・信念や価値観、文化的価値等を尊重しなければならない。
- ●チャプレンは布教・伝道を目的として活動してはならない。また、そのような誤解を生むような行為は控えなければならない。
- ●たとえチャプレンとケア対象者の所属宗教・宗派が同じであっても、その両者の信仰の内実は全く同じわけではない。チャプレンはケア対象者の個別性を丁寧に受け止め、尊重すべきである。
- ●ケア対象者に対する宗教的な祈りや唱えごとの提供は、ケア対象者から希望があった場合、あるいはケア対象者から同意を得た場合に限る。それを提供する際には、ケア対象者のみならず周囲に対する配慮も必要とされる。

- 宗教的物品（聖典、冊子、パンフレット等）の配布も、基本的にケア対象者からの要請があった場合に限る。宗教的物品の販売は、これを行わない。販売代行をケア対象者に依頼することも同様に禁ずる。

このほか行動規範には、「チャプレンは、一人の人間として、またグリーフケアのプロとして、チャプレンとして（その人が特定の宗教的立場を有する場合には）宗教者として、自らの向上に絶えず努めなければならない。」などとする自己向上義務なども盛り込まれていた。

✴新生「心の相談室」の活動

新生「心の相談室」では、次のような活動を企画し、実施した。これらは、宗教界など諸団体からの費用支援と、ボランティアによる活動によって支えられた。

二〇一一年五月七日には、東北大学の片平さくらホールにて「祈りの心—東日本大震災に宗教者はどう向き合うか」というシンポジウムを開催。宗教者や関係者など約一〇〇人が参加した。これを皮切りに、講演会やシンポジウムを不定期で開催した。

このほか定期的な活動として、合同慰霊祭を毎月一一日に仙台市の葛岡公園墓地管理事務所にある身元不明者の遺骨安置所で実施し、各宗教・宗派の宗教者が持ち回りで司式した。

また、無料電話相談をフリーダイヤルで実施した。だが、相談件数は五月初めの一〇日間で三件と伸び悩んだ。被災者が電話を持っていない、被災者が電話番号を知らないなどの要因が考えられた。二〇一二年九月に東北地方最大のブロック紙『河北新報』に電話番号が掲載されると電話が殺到して対応しきれないほどになるのだが、そのころは想像すらできなかった。

被災者からの電話をじっと待つのではなく、「心の相談室」側が被災者のいる場所に出向かねばならないということになった。そこで、金田が発案し、五月一五日から実施していた傾聴移動喫茶「Ｃａｆｅ ｄｅ Ｍｏｎｋ（カフェ・デ・モンク）」の活動に合流することになった。これは、軽トラックにケーキと飲み物を積んで仮設住宅を訪問し、地元の僧侶など宗教者と協力して被災者の話を聴くという傾聴活動である。話を引きだすのが上手な金田らは、被災地の仮設住宅に赴くとすぐに女性たちから取り囲まれ、人気者となった。傾聴活動では、地元の宗教者と協力したことが、方言の強い地域で被災者たちの心に寄り添うことを容易にした。

傾聴移動喫茶「カフェ・デ・モンク」は、岩手県陸前高田市から宮城県南三陸町、石巻市、福島県南相馬市まで、被災地を限なく訪問した。二〇一一年には三九回、二〇一二年には四五回と、ほぼ毎週のように実施された。この「カフェ・デ・モンク」は、臨床宗教師の活動のモデルとして定着し、各地域に広がっていくこととなった。（余談であるが、金田は「カフェ・デ・モンク」を英語で「Cafe de Monk」と記したのだが、フランス語と誤解されて「Café de Monk」として各地に広まっていった。）

だが、毎回、ごく限られた地域にしか対応できない「カフェ・デ・モンク」で被災地を網羅するには限界がある。そこで、被災地全域を網羅するためにラジオで情報発信しようということになった。ＷＣＲＰ（世界宗教者平和会議）日本委員会の援助を得て、二〇一一年一〇月から二〇一二年三月まで毎週土曜の朝九時半から二五分間、Ｄａｔｅｆｍ（エフエム仙台）などで「カフェ・デ・モンク」というインタビュー番組を放送した。前向きに生きるヒントを提供する内容で、登場したゲストは、傾聴移動喫茶「カフェ・デ・モンク」マスターの金田をトップバッターに、岡部や、福島県三春《みはる》町《まち》福聚寺《ふくじゅうじ》住職で芥川賞作家の玄侑宗久《げんゆうそうきゅう》、聖路加国際病院理事長・名誉院長の日野原重明など名立たる面々であった。このラジオ番組は好評を得て、Ｄａｔｅｆｍでは引き続き二〇一二年九月まで、さらに二〇一三年四月から翌年三月まで放送された。

✴寄附講座設置に向けて

活動と並行して、新生「心の相談室」の体制も整えられていった。二〇一一年六月六日には、「心の相談室」の会則が定められた。第三条は次のように規定され、新生「心の相談室」では、傾聴を基本に取り組むことが示された。

第3条　相談室は、近親者との死別や様々な喪失などで精神的に深い痛手を受けた方々、また、日ごろからいろいろなことで悩んでいる方々の心のケアに、個人の信条や宗教・宗派の違いを越えて、スピリチュアルケアの観点から傾聴を基本として取り組み、人々の心の安定の回復に寄与することを目的とする。

2　会員は、活動に当たっては別に定める「『心の相談室』チャプレン行動規範」（以下、行動規範という。）を遵守しなければならない。

活動を重ねていくなかで、傾聴移動喫茶「カフェ・デ・モンク」の現場で被災者に接した宗教者や電話相談を受けた宗教者から、戸惑いの声が上がるようになった。「被災者に、どのような傾聴をすれば分かち合えたと言えるのか」「自分と違う信仰をもつ被災者にどう関わればよいのか」などである。そこで、宗教・宗派を超えた宗教的なケアを行うための養成講座を作ろうという話が湧きあがってきた。岡部が、講演で「臨床の場に宗教者のケアが必要」と訴えたところ反応が良かったことも、この方向性への確信を強めた。ジャーナリストの奥野修司による岡部へのインタビュー（奥野修司『看取り先生の遺言―がんで安らかな最期を迎えるために』文藝春秋、二〇一三年）によれば、岡部は、震災のひと月前に公共性を担保した宗教者を「臨床宗教師」と名づけ、「日本ではチャプレンよりも臨床宗教師のほうが必要なんだ」と講演している。

六月二〇日に行われた新生「心の相談室」の実務者会議で、谷山と川上が『心の相談室』チャプレン養成プロジェクト」を提案した。会議では、長期的に宗教系大学に寄附講座としてチャプレン養成プログラムの設置を働きかけるとともに、被災地への即応性がある短期間のチャプレン養成プログラムを実施することが決まった。

幸い、夏ごろには世界教会協議会（WCC：World Council of Churches）などから寄附金が得られることとなった。WCCとは、一九四八年に創設された組織で、エキュメニカル（キリスト教の教派を超えた一致団結）を目指す組織である。プロテスタントの教会を中心に正教会、聖公会など一一〇以上の国と地域の三五〇以上のキリスト教の教会が属している。この資金援助により、二〇一二年四月から三年間は寄附講座が開設できる目途が立った。ところが、肝心の講座を開設する大学が決まらないまま一一月を迎えた。

急遽、新生「心の相談室」の事務局長を任されていた東北大学宗教学研究室の鈴木に、室長の岡部から「お前のところでやれ」とお鉢が回ってきた。大学関係者は他におらず、鈴木はやむを得ず引き受けることとなった。学内からは「なぜ、国立大学で宗教者を教えなくてはならないのか」という疑問がぶつけられた。だが鈴木は、「国立大学で実施することで公共性が担保され、宗教的に無色になる」と特定教団のための講座ではないことを明らかにし、理解を得た。国立大学に講座が設置されたことが結果的に、宗教・宗派を超えた臨床宗教師の展開を可能にした。

✴「臨床宗教師」という呼称

この寄附講座の設置に際して問題になってきたのが、「チャプレン」という用語であった。チャプレンとは、キリスト教のチャペル（礼拝堂）から派生した言葉である。そこで、超宗教・宗派の活動をする宗教者のために、特定の宗教色が付いていない新たな訳語を創る必要があった。

医師であった岡部は、従前から病院や緩和ケア施設など臨床の場で看取りに関わる宗教者を望んでいたことから、「臨床宗教家」という訳語を提案した。関係者からは、「臨床宗教士」「臨床死生士」など多数の案が挙げられ、なかなか集約できなかった。ようやく「臨床宗教師」という呼称に決まったのは二〇一一年一二月だった。

臨床宗教師の説明は、のちに作成されたパンフレットには、次のように書かれた。

「臨床宗教師」は、被災地や医療機関、福祉施設などの公共空間で心のケアを提供する宗教者です。「臨床宗教師」という言葉は、欧米のチャプレンに対応する日本語として考えられました。布教・伝道や営利を目的とするのではなく、対象者の価値観を尊重しながら、宗教者としての経験をいかして、苦悩や悲嘆を抱える方々に寄り添います。仏教、キリスト教、神道など、さまざまな信仰を持つ宗教者が協力しています。

(東北大学大学院文学研究科実践宗教学寄附講座 https://www.sal.tohoku.ac.jp/、「パンフレット　臨床宗教師とは」、二〇一八年一二月一日閲覧)

東北大学実践宗教学寄附講座の設置と臨床宗教師の養成

＊実践宗教学寄附講座の開設

こうして、二〇一二年度から三年間の期限付きで東北大学大学院文学研究科に「実践宗教学寄附講座」が設置された。鈴木岩弓が主任教授を兼任し、准教授には谷山洋三と、三月まで東京大学文学部宗教学研究室の助教であった宗教心理学が専門の高橋原《はら》が着任した。

実践宗教学寄附講座では、東北大学の学生・院生に対する授業を実施するほか、宗教者に対して短期間の「臨床宗教師研修」を実施することとした。これは、優秀な「臨床宗教師」を一年単位で長期間かけて養成するよりも、短期間で育成して目に見える形で増やして、社会に風穴を開けたほうがよいという岡部の考えからでもあった。

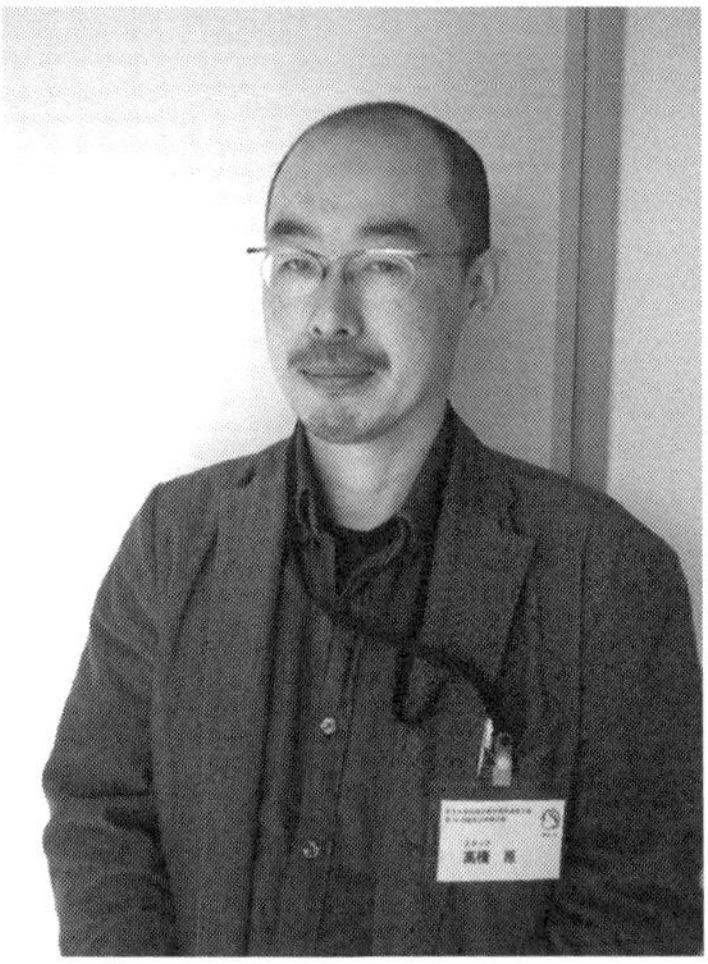

東北大学実践宗教学寄附講座・
高橋原准教授

短期間のプログラムでは、「臨床宗教師」としての資格を与える、能力を保証するというものではなかった。修了証書を授与することで、「臨床宗教師」として公共性を担保するという意味合いのほうが強かった。この修了証書をどう評価するかは、受けいれ先次第であった。

修了生たちは、研修を修了することで終わりというのではなく、寄附講座が各地で開催する「フォローアップ研修」など種々の形で研鑽を継続していく必要があった。

✴臨床宗教師の提唱者・岡部健の死

実践宗教学寄附講座が臨床宗教師研修の開催準備に追われているころ、末期の胃がんを抱えつつ、余命宣告を一年以上超えて生き長らえていた岡部の体調は急速に悪化した。肝臓に転移したがんが増殖し、二〇一二年六月には外から肝臓に触れるほど肥大した。目に見えて痩せ衰えたが、それでも医療と宗教の連携への熱意を持ち続け、講演やインタビューを引き受けていた。

二〇一二年八月二五日、岡部は、金田とともに岡部のもとを訪れた若い僧侶に看取りを託した。その僧侶とは、一九七九年生まれの髙橋悦堂、三三歳。宮城県栗原市にある曹洞宗普門寺の副住職である。髙橋は東日本大震災後、金田に誘われて栗原市の斎場で読経ボランティアを行い、「心の相談室」の活動にも参加していた。

髙橋は帰り際に岡部から「坊主なのに、人の死ぬところなんて見たことがないだろ」（奥野前掲書）と挑発を受けた。髙橋は「ありません」と素直に答えた。すると岡部は「悦堂！　オマエ、俺の最期を看取れ！」「俺の死をじっくり観察して、これからに活かせ。仏教は徹底した死の観察から始まったんじゃねえのか。」[註9]と真剣な眼差しで言った。臨床宗教師が臨床の場で受けいれられるかどうか、自分が実験台になろうと思ったのだろうか。あるいは、臨床宗教師を自らの手で育てたいと思ったのだろうか。岡部からの突然の頼みに戸惑ったものの、髙橋は引き受けた。

髙橋は栗原市から仙台市にある岡部の自宅に通い、岡部の病状がさらに悪化した九月下旬からは泊まり込んで、その傍らで過ごした。髙橋が期せずして用事で寺に帰っていた二〇一二年九月二七日午後七時一五分、臨床宗教師の誕生を見ることなく岡部は息を引き取った。六二歳だった。臨床宗教師研修が開始される日まで、ひと月を切っていた。

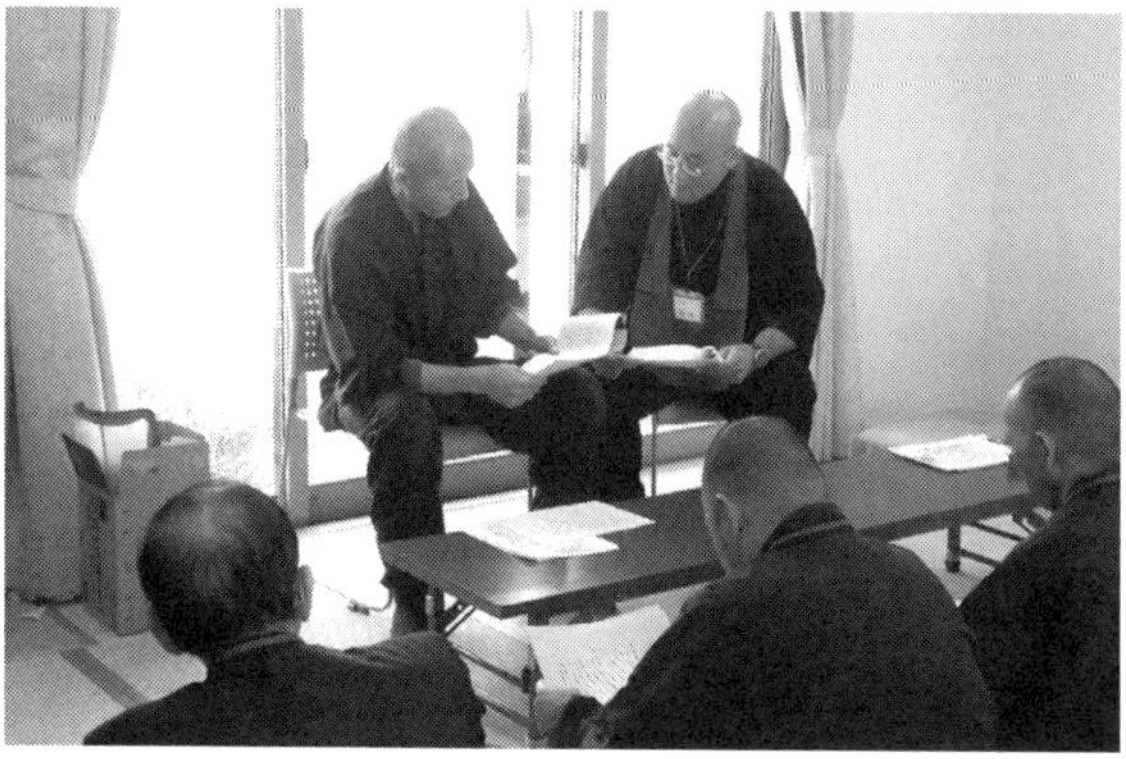

研修で方言による会話のやりとりを行ってみせる曹洞宗高福寺（石巻市）住職・吉田裕昭（左）と曹洞宗普門寺（栗原市）副住職の髙橋悦堂（右）
※写真はいずれも第 10 回研修全体会（2016 年 10 月実施）時のもの

✴第一回「臨床宗教師研修」

初めての臨床宗教師研修は、二〇一二年一〇月と一一月に各三泊四日、計八日間の日程で実施された。合宿形式で、石巻山城町教会や曹洞宗統禅寺（石巻市）などで行われた。交通費・食費・宿泊費などは自己負担だが、研修費は無料だった。

研修の目的は、次の四つであった。

①「傾聴」と「スピリチュアルケア」の能力向上
自分の宗教宗派の教義や世界観を前提として対象者に接するのではなく、まず相手の声を真摯に聴き、悲嘆を受けとめ、自然に顕れてくる宗教性を尊重することの重要性を学び、それぞれを現場での実践やグループワーク

を通じて体得することを目指す。
②「宗教間対話」「宗教協力」の能力向上
他宗教、他宗派の宗教者と目的を一にしてともに学び合う機会を通して、自分の信仰をあらためて相対化することを試み、他者の信仰を尊重する姿勢を学び、自らの気づきを共有する。
③宗教者以外の諸機関との連携方法を学ぶ
公的機関と宗教者が連携し、宗教者が公共的存在として活動するためには、お互いにさまざまな配慮が必要である。宗教者としてのアプローチがどのような影響を与えるか、自分自身の言動を見つめつつ、慎重かつ積極的な働きかけの方法を学ぶ。
④幅広い「宗教的ケア」の提供方法を学ぶ
他の宗教宗派の儀礼や世界観を学び、他の宗教、他宗派の宗教者との同一性と差異性についての理解を深める。そのうえで、ともに祈りを捧げることや、ケア対象者の求めに応じて適切な宗教者や宗教組織を紹介する方法について学ぶ。

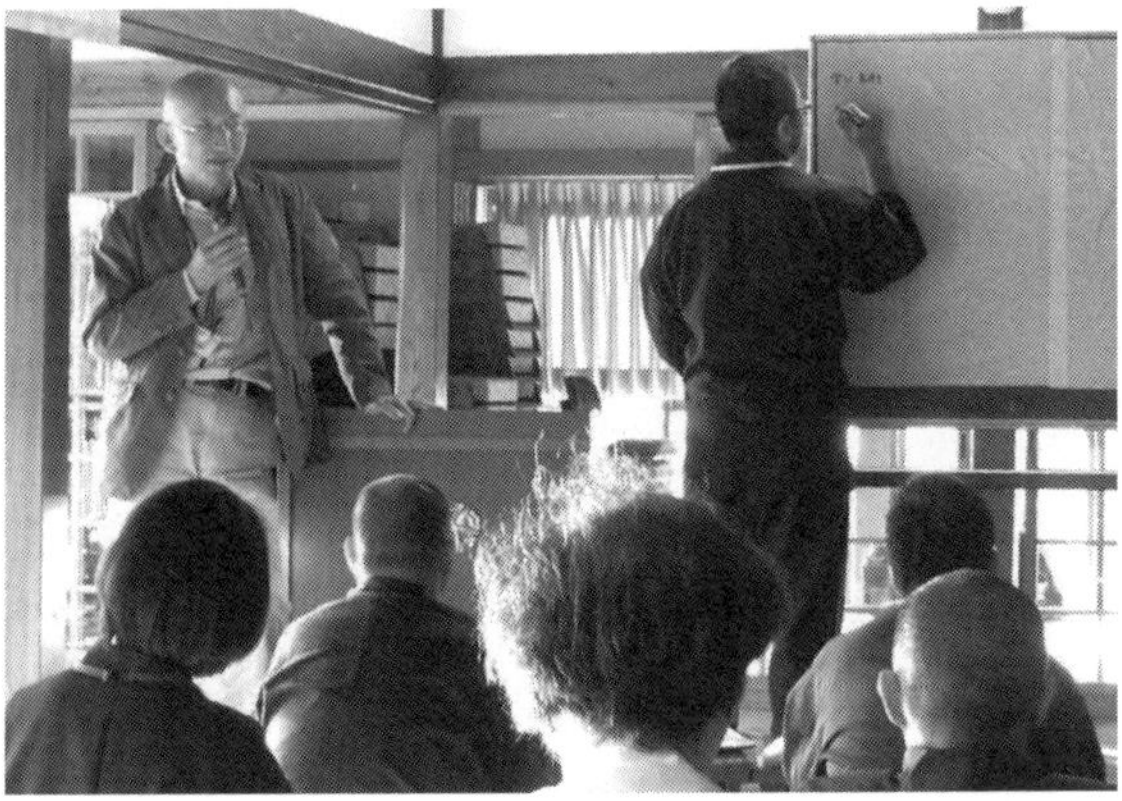

臨床宗教師研修では、のちに実践宗教学寄附講座の助教となる大村哲夫（左）も講師を務めた

これらの目的を達成するには、「多様な価値観を認めること」が必須である。臨床宗教師が現場に出たとき、ケアの対象者となる大多数の日本人は無宗教者である。また、現場で連携して働くことに

なる医療者など多様な職種の人々や、他宗教の人々は、それぞれ異なる価値観を持っている。相手の価値観を認めることで、ケアや協働が可能になるのである。

参加者の条件は、宗法連の加盟教団に所属する宗教者であることを原則として、「信徒の相談に応じる立場にある者」。参加者は一二人（うち女性二人）だった。このなかには、岡部の最期に寄り添った曹洞宗の僧侶、髙橋悦堂も含まれていた。

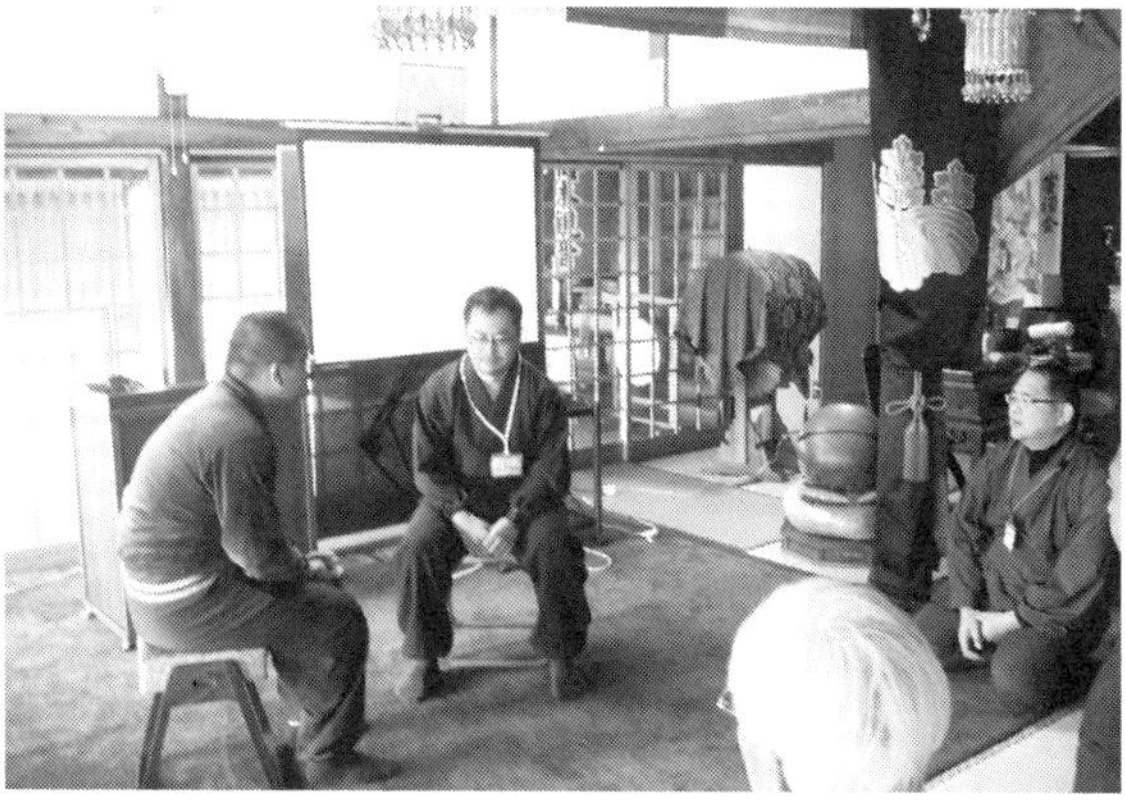
研修では、ロールプレイで傾聴の訓練を行う

参加者が所属する宗教・宗派は、伝統仏教、新宗教（立正佼成会、孝道教団）、イスラム教、キリスト教と幅広く、世界三大宗教（仏教、イスラム教、キリスト教）がそろった。出身地域も、地元の宮城県のほか首都圏、近畿圏など広範囲にわたっていた。

研修内容は、講義、実習、グループワークの三分野から成りたつ。講義科目は、「臨床宗教師の倫理」「臨床宗教師の理念」「公共性の確保」「宗教間対話」「宗教的ケア」「グリーフケア」「民間信仰」「被災地支援」など。臨床宗教師が被災地などの公共空間で、他の宗教者と協働するために必要な知識の共有が中心である。研修では座学よりも、現場での「実践」に重きが置かれている。傾聴移動喫茶「カフェ・デ・モンク」などでの実習や、ロールプレイ、その振り返りが中心である。

二〇一二年一〇月に開催された研修前半の初日はオリエンテー

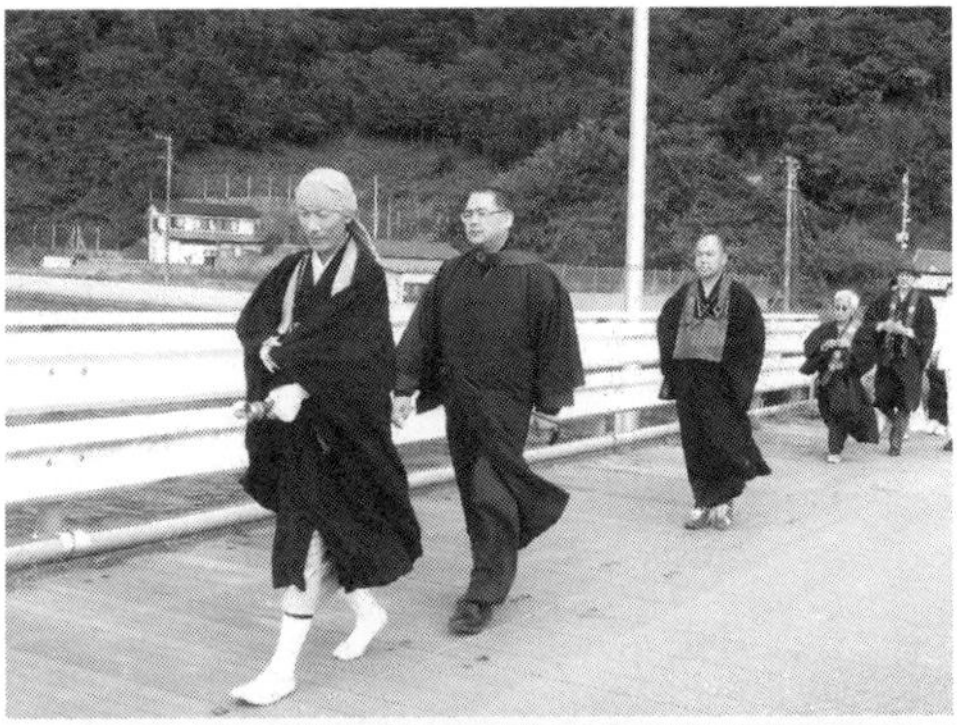

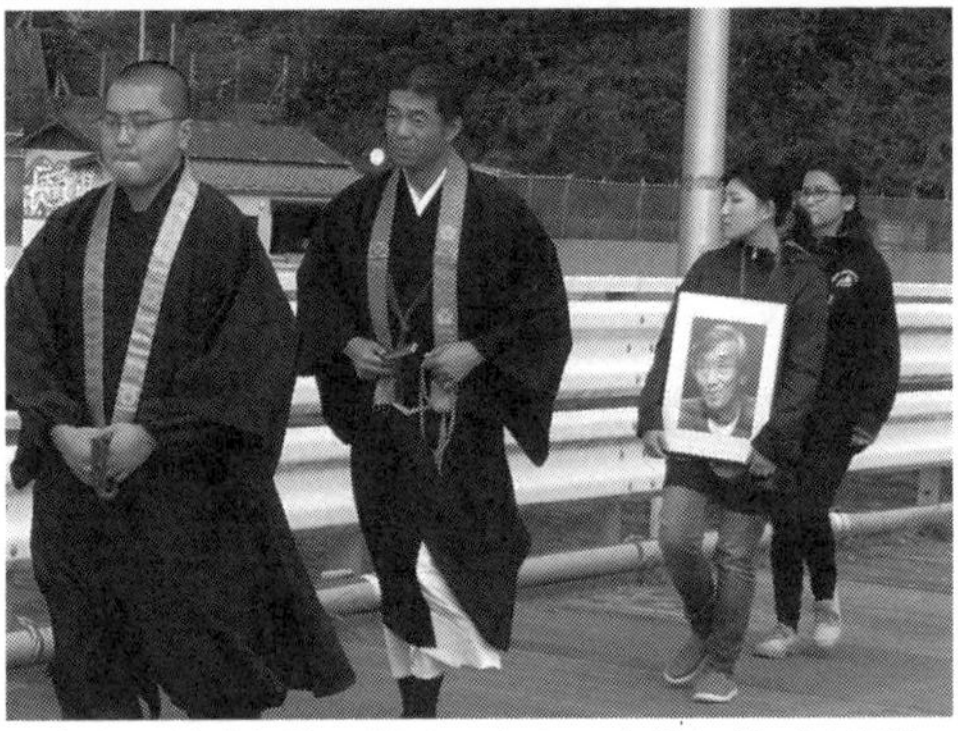

写真上：鎮魂行脚の際は、各自の宗教に基づく服装で歩く

写真下：鎮魂行脚の最後尾で、岡部健の遺影を抱えて歩く講座関係者

ションのあと、石巻市の旧北上川沿いで行脚を行った。嵐のなか、旧北上総合支所跡地から大川小学校まで五キロの道のりを一列になって歩いた。「鎮魂」と大書されたのぼりを手に、網代笠に墨染めの衣という出で立ちの僧侶を先頭に、僧侶たちは経を、牧師は祈りの言葉を唱えながら進んだ。行列の傍らを走行する自動車やトラックが徐行し、運転手が黙礼した。行脚の列の最後尾には、岡部の遺影を抱えた講座関係者が付きしたがっていた。

初日は、髙橋悦堂が唱える曹洞宗の経典『修《しゅ》証《しょう》義《ぎ》』（曹洞宗の開祖・道元の著書『正《しょう》法《ぼう》眼《げん》蔵《ぞう》』をわかりやすく編纂した経典）に受講者一同が唱和して締めくくられた。合宿研修では、朝晩の日常儀礼を受講者が持ち回りで担当する。担当者が自分の宗派で日常行っている儀礼を行い、他の受講者がそれに加わるのである。他宗教の儀礼に参加することによって、受講生が自身の信仰や儀礼を客観的に捉えやすくなる。これは、他宗教の宗教者との「宗教間対話」でもある。

さらに言えば、受講生同士が交流を深めるのに適した合宿形式で行われる臨床宗教師研修そのものが「宗教協力」と「宗教間対話」の能力向上の機会である。宗教者は、日常の活動のなかで他宗教の宗教者と触れ合う機会は少なく、まして他宗教の儀礼を体験することなどまずない。第I部でも見たように、受講生は「研修に参加して良かった」点として、他宗教の宗教者たちとの交流や、他宗教について知ることができた点を挙げている。この充実感から、研修後も、各自の地元で臨床宗教師同士の協働が活発になるようだ。

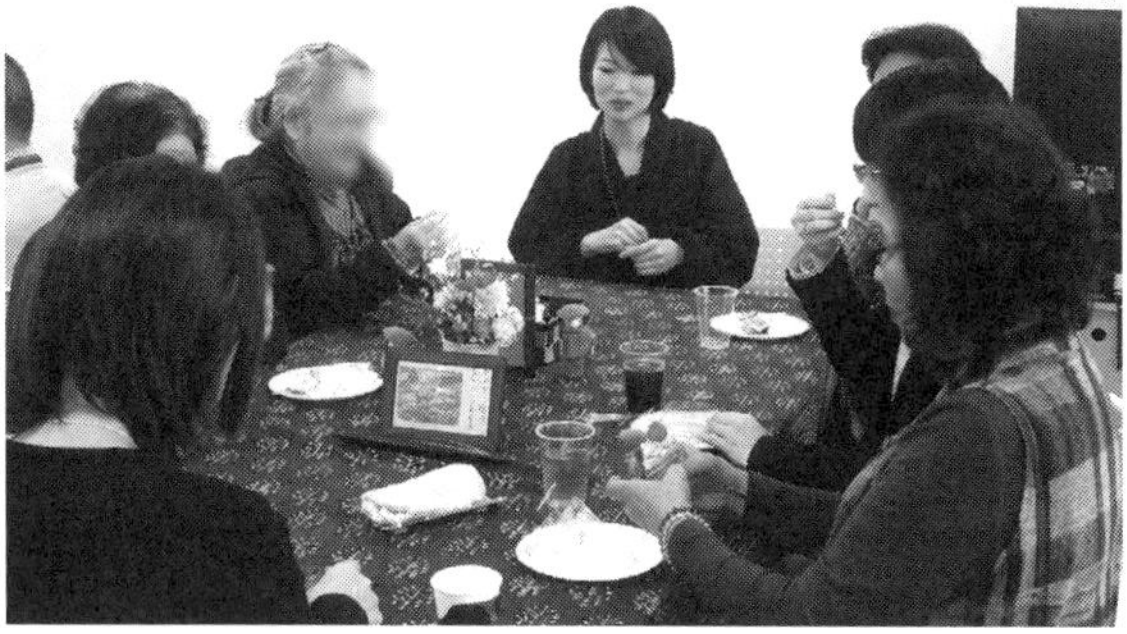

「カフェ・デ・モンク」における研修で被災者と交流する臨床宗教師研修生（中央）

第一回研修の二日目は、臨床宗教師の理念や倫理についての講義のあと、早くも受講生は石巻市内の仮設住宅で開催した「カフェ・デ・モンク」の現場に放り込まれた。「布教しない」など臨床宗教師として守るべき原則を伝えたあとにすぐ現場に出るプログラムに、実践に学ぶという方針がうかがえる。臨床宗教師が活躍する現場では、相手の気持ちに寄り添って耳を傾けるという傾聴が基本である。そのことによって相手の感情や価値観の表出を促し、支えるというスピリチュアルケア（二〇七頁参照）ができる、とされる。だが、受講生が頭で描く通りには話は進まない。地元の宗教者ならばすぐにわかる地名や方言もわからず、円滑なコミュニケーションが妨げられる。相手の言葉で揺れ動く自分の感情に、自分自身の独りよがりの考え方や価値観が露わになる。

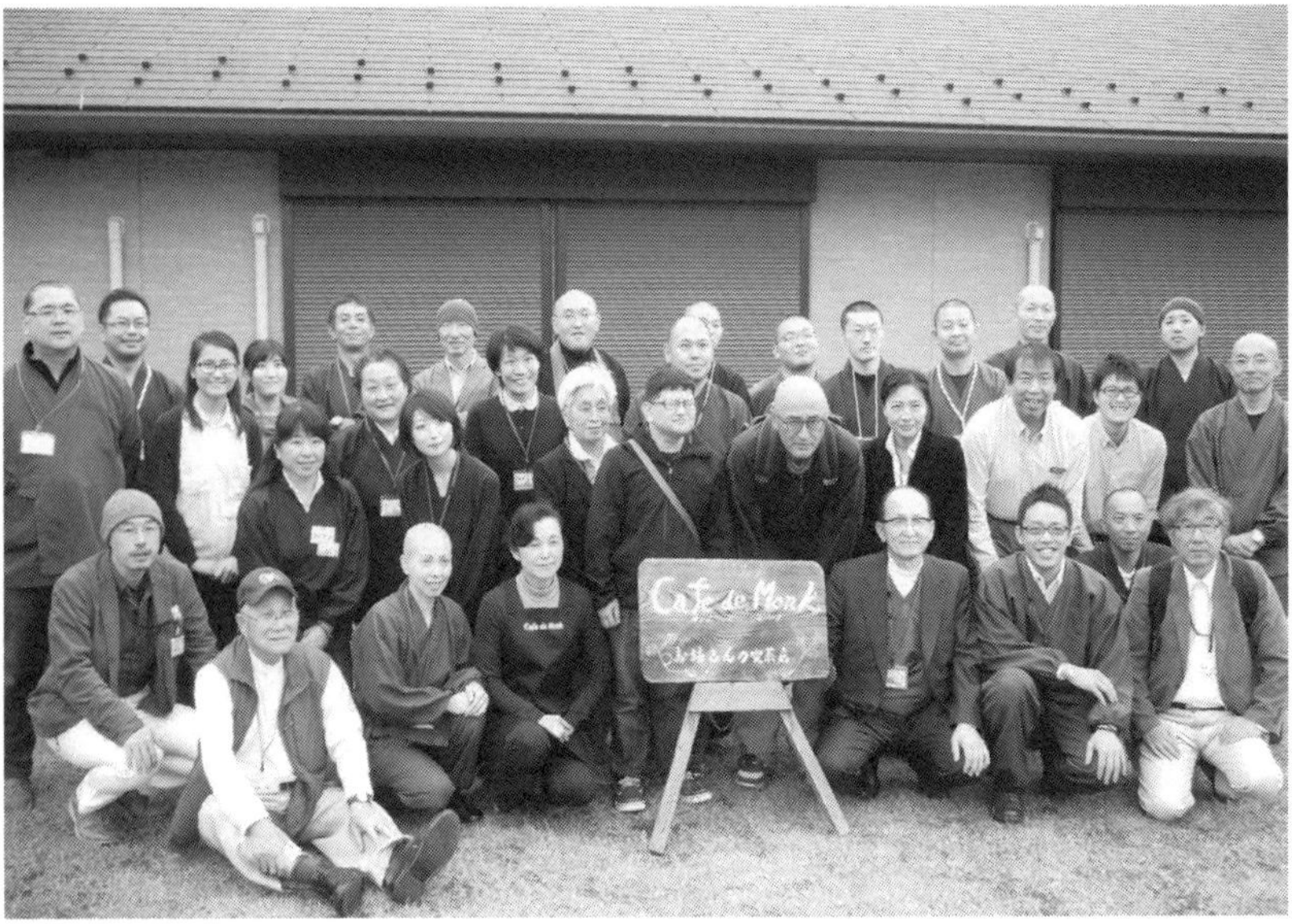

「カフェ・デ・モンク」における臨床宗教師研修を終えて記念撮影

実践面を指導する谷山は、スピリチュアルケアに「決まった形はない」と言い、「基本は教えるが、自分がどういうスタイルでいくのが良いかは自分で考える」と受講生を突き放す。被災者の深い悩みを聞きだすにも至らず、気負っていた受講生は問題意識を抱える。否応なしに、実習の振り返り、会話記録に基づく検討、ロールプレイなどのグループワークに真剣さが増す。

こうして二回の合宿研修を終えて、一一月一六日に東北大学で一二人が「臨床宗教師」の修了証を手にした。修了式には、研修の場にいつも掲げられていた岡部の遺影も立ち合った。

✶東日本大震災による宗教の見直し

自分の宗教を押しつけることなく、被災者の心に寄り添う傾聴の実習をし、求めに応じて祈りや読経などの宗教的ケア（二二九頁参照）を行うことを学ぶ受講生たち。この臨床宗教師研修の様子は、地元のテレビや全国紙、月刊誌などのメディアで宗教者の新しい試みとして大きく取りあげられた。

この背景には、東日本大震災を機に宗教が見直されたことがあるだろう。宗教者による震災支援は、一九九五年の阪神・淡路大震災では、ほとんど目立たなかった。これに対して、「心のケア」の重要性が叫ばれたことから、大勢のカウンセラーや精神科医が支援に入り、注目を浴びた。多数の一般市民も災害支援に参加し、のちに一九九五年は「ボランティア元年」と称された。このため、宗教学者の山折哲雄は「……今度の大震災が起こったとき、新聞とか、テレビを見ていて、被災地に宗教者は立っていないな、ということでした。（中略）そこで主役を演じていたのは、ボランティアたちであり、カウンセラーたちであり、そして精神科医たちだった」〈註10〉と痛烈な批判をした。この反省もあり、各教団は災害支援体制を整備し、「心のケア」の方法を構築していった。

東日本大震災では、宗教界の支援の動きは早かった。伝統仏教の十大宗派（天台宗、高野山真言宗、真言宗智山派、真言宗豊山派、浄土宗、浄土真宗本願寺派、真宗大谷派、臨済宗妙心寺派、曹洞宗、日蓮宗）のほとんどが、震災当日に災害対策本部を設置、あるいは常設の災害対策本部を稼働させた。新宗教では、一九七一年に創設された天理教災害救援ひのきしん隊（災救隊）、一九九五年発足の真如苑救援ボランティア（SeRV）などが支援に向かった。宗教者たちは、瓦礫の撤去や飲料水の供給、食糧支援、足湯、傾聴などを行い、被災者を心身両面から支援した。

一方、被災地の寺社は、避難所として大勢の被災者を受けいれた。度重なる災害を経て存続してきた寺社は、安全な高台にあって津波の影響を免れたところが多かった。また、寺社は元来、大人数が集まる場所で、避難所に適していたこともあった。寺社が、地域コミュニティの拠点として果たしてきた役割があらためて見直された。

東日本大震災に特有の事情も、阪神・淡路大震災のときよりも宗教に光を当てた。被災が極めて甚大だった東北地方では、位牌を取りに戻ろうとして津波に呑まれた犠牲者や、位牌を流されたことを苦にする被災者がいるなど、信仰心が篤い地域だった。首都圏と異なり、まだ宗教者との距離が近かった。そこで「幽霊を見た」などの話を信頼して打ち明けられる相手として、宗教者が選ばれた。医者とは異なり、「あの世」を語れる宗教者の存在価値が全国紙でも報じられた。

震災では津波による犠牲者が多く、遺体が見つからなかったり、遺体の身元判別が難しかったりした。生死がわからない精神的にも落ち着かない状況が続いたあとで、遺族が死を現実のものとして受けとめ、心に区切りを付ける機会となったのが、葬儀だった。読経がもつ宗教的なケアという役割が見直された。各地の斎場で読経ボランティアが活躍した様子は、全国紙などでも写真とともに報道された。雪が降りしきるなか、波打ち際を祈りながら歩く墨染の衣の僧侶の姿も新聞の紙面を飾った。「祈り」の力が見直された。

火葬が滞って一時的に土葬された犠牲者もいた。日本の火葬率は現在でこそ一〇〇%に近い。日本では高度経済成長期に火葬率が急激に高まり、一九八〇年に九割を超えたが、一九四〇年代は五割半ば程度で、土葬も多かった。だが、土葬への心理的な抵抗は予想外に強く、埋葬の形式に対する思い入れの強さも再認識された。

公益財団法人日本ホスピス・緩和ケア研究振興財団が全国の男女一〇〇〇人に行った調査の結果も、東日本大震災の影響で宗教が見直されたと解釈することができる。「死に直面したとき、宗教は心の支えになるか」という質問に、「なると思う」と回答した人が、二〇〇八年二月は三九・八％だったが震災後の二〇一一年九月には五四・八％に増加し、「わからない」と答えた人が四三・四％から二六・二％と大幅に減少した〈註11〉。

震災から年月が経たない時期で、臨床宗教師を被災者に対する「心のケア」と結びつける報道が多かったが、緩和ケア病棟など病院での活動について期待する報道もあった。

✴大きな反響を呼んだNHKテレビ「臨床宗教師」

その後、ほぼ年二回のペースで臨床宗教師研修が開催された。研修内容は微修正を施され、第四回以降は、研修期間は約三カ月で、受講生全員が一同に会する三回の合宿研修の間に全国各地の実習先で計二四時間以上の実習をする形式が定着した。実習先は、岡部が臨床宗教師の活躍を望んでいた看取りの場に広がった。岡部が創設した岡部医院（宮城県名取市）をはじめとする全国各地の在宅ケアや緩和ケアの医療現場や老人ホームなどが研修生の受けいれに協力した。

宗教界を中心に波紋を投げかけていた臨床宗教師という新しい試みは、研修開始から三年目の二〇一四年一一月、認知度が一挙に全国区となった。NHKで約一時間の番組「臨床宗教師―限られた命とともに」が放映されたためである。僧侶・髙橋悦堂の臨床宗教師としての一年間を追ったドキュメンタリーだった。

第一回臨床宗教師研修を修了した髙橋は、二〇一三年七月から岡部医院で臨床宗教師として、在宅ケアを行っている終末期患者のもとを訪問することになった。病院死が約八割の現状で、僧侶といえども死に触れた経験は少ない。苦悩から発する患者の問いに、ときには沈黙し、悩みながらも患者と誠実に向き合う姿が反響を呼んだ。死とともに生を考えさせる内容で、テレビの主な視聴者である高齢層に響いたのであろう。

髙橋が臨床宗教師を志したのは、岡部との出会いがきっかけだった。岡部がなぜ、臨床宗教師を必要と考えたのか、臨床宗教師にはどのような役割を果たす存在なのか、次節で見ていこう。

【註】

〈1〉谷山洋三「スピリチュアルケアの担い手―臨床宗教師とその公共性」東京基督教大学「第二回医療看護とスピリチュアリティ、そして日本的〝思いやり〟倫理研究会」レジュメ、二〇一四年一一月一〇日

〈2〉川上直哉「災害時における諸宗教間連携を通して見えてきた現状と課題」『宗教法』第三二号、二〇一三年

〈3〉一般社団法人仙台仏教会 http://www.sendai-bukkyoukai.jp/、「震災時の取組について」二〇一八年一二月一日閲覧

〈4〉宗教者災害支援連絡会（宗援連）https://sites.google.com/site/syuenrenindex/、中村瑞貴氏「東日本大震災対応から防災に向けて―仙台市中心部寺院の場合」宗教者災害支援連絡会第二四回情報交換会二〇一五年一〇月一七日、二〇一八年一二月一日閲覧

〈5〉川上直哉「斎場における『心の相談室』相談内容の概要」二〇一一年五月一日

〈6〉『産経新聞』二〇一一年三月二二日

〈7〉「特集　東日本大震災被災者支援と宗教者の役割―『臨床宗教師』誕生とその現在　編集長インタビュー〔座談会〕鈴木岩弓×谷山洋三×高橋原×髙橋悦堂」『ＳＯＧＩ』一四八号、二〇一五年七月

〈8〉仙台市復興事業局震災復興室編・発行『東日本大震災　仙台市　震災記録誌―発災から1年間の活動記録』二〇一三年

〈9〉髙橋悦堂「岡部健先生追悼文」『東北大学実践宗教学寄附講座ニュースレター』第二号、二〇一二年
〈10〉山折哲雄「宗教者の役割を考える」国際宗教研究所編『阪神大震災と宗教』東方出版、一九九六年
〈11〉公益財団法人日本ホスピス・緩和ケア研究振興財団 https://www.hospat.org/index.html、「ホスピス・緩和ケアに関する意識調査」二〇〇八年度意識調査、二〇一二年度意識調査

2　臨床宗教師はなぜ必要か

岡部健が臨床宗教師を提唱した理由

✴延命至上主義から患者の死生観を尊重する臨床へ

岡部健は、宗教者ではない。医師である彼がなぜ、臨床宗教師を提唱したのだろうか。欧米の教科書から学んだのでも、机上で発想したのでもない。岡部は、二〇〇〇人以上を看取ってきた臨床経験と、自らの患者としての体験から、自ずと宗教者の必要性にたどり着いたのである。

岡部が一九八七年に静岡県立総合病院で呼吸器外科の勤務医だったときのことである。結核の手術のあと、慢性呼吸不全となっていた六〇代男性が、肺炎を起こした。そのころ静岡県では、こうなると病院で亡くなるのが通例だった。だが、岡部は、当時の最先端技術だった人工呼吸器を患者に付けて、自宅に帰した。岡部は「技術を駆使すれば、延命できる」と得意になった。

二年経ったある日、その患者が肺炎を起こして再入院した。彼は「もういい」と言った。「若くて頑張っているあんたをみて、我慢しながら治療を受けてきた。しかし、もう治療は望まない。自分の結核はシベリア抑留時代からのもので、友人はみなシベリアで死んだ。友人たちとはあの世にいかなければ会えない。この状態では、家族に迷惑をかけるだけで、自分に生きている意味はない。しかし自殺は抵抗がある。だから挿入した管を外して自然に逝かせてくれ[註1]」と訴えた。

岡部がなだめると、彼は「それなら飛び降り自殺する」と言う。そこで、岡部はいったん管を外すことにした。管を外すと苦しくなるので、彼の気持ちも変わるだろうと判断したからだ。しばらくすると予想通り、彼は呼吸困難に陥った。岡部は「もう一度、管を入れましょう」と提案したが、彼は「もういい」と拒み、数日後に亡くなった。

岡部が「自然死」を選んだ患者に会ったのは初めてだった。自然死とは、医療技術の発達に伴って生じた、人工呼吸と人工栄養の管理下で迎える「人工的な死」に対して、それ以前にあった自然な形での死を指す[註2]。岡部はまた、あの世へ思いを馳せながら生きている人がいるという事実にも驚かされた。岡部は、延命至上主義の医療者の価値観とは相反する「死の受容」を望む患者がいること、また、患者の死生観を尊重することの大切さを学んだ。

✴在宅患者に多い「お迎え」体験

一九九〇年に宮城県立がんセンターの立ちあげのため仙台に戻った岡部は、そのまま一九九三年に開設した同センターで勤務した。

幼い子ども二人を抱えた肺がんの二〇代女性の担当医となった。彼女は、二年前の手術で切除しきれなかった肺がんが大きくなり、入院して放射線治療を受けた。念のために受けた検査で、脳への転移が見つかった。がんは不治の病とされ、告知が一般的でなかった時代である。患者の気力の低下を懸念した岡部は、彼女の夫にだけ、肺がんが脳に転移していて余命が短いことを伝えた。だが、夫の態度に不信感を覚えた彼女は、岡部に「本当のことを告げてほしい」と頼んだ。そこで岡部は、完治の見込みがないことを告げ、頭に放射線治療をするか、自宅で経過観察するかの選択肢を示した。告知した瞬間、彼女の表情が明るくなり、即座に「帰ります」と答えた。

宮城県立がんセンターには、在宅緩和ケアのボランティアチームが結成されていた。このチームに参加していた岡部が、彼女の往診も担当することになった。

彼女は、脳腫瘍が進行して失明したが、「在宅でよかった」と言った。「病院ではみな他人だから、血圧を測られても、誰が来たのかわからず、怖くてしょうがない。家にいれば目に見えなくても、住み慣れた家だから、どこでなにが起きているかもわかる」と落ち着いていた。

ある日の往診で、彼女は「おじいさんのお迎えが来たけど、子どもたちが小さいから、まだ行きません、と断わりました」と語った。岡部は、「お迎え」という言葉を初めて耳にして驚いた。精神医学的には「幻覚」や「せん妄」と診断され、薬による治療対象とされる現象である。だが、岡部はそうは受けとらなかった。それから三カ月ほどして、彼女は亡くなった。

岡部が宮城県立がんセンター在職中、在宅緩和ケアをして看取った患者約三〇人のうち、十数人にも同じように「お迎え」が見られた。「お迎え」とは、終末期患者が、故人や通常見ることができない事物を見るなどの現象である。これは病院では見られない現象だった。

✴「お迎え」は患者にとってポジティブな体験

条件さえ整えば自宅で最期を過ごしたい患者が多いと確信した岡部は、宮城県立がんセンターを辞めて、一九九七年、在宅緩和ケアのための診療所（現・医療法人社団爽秋《そうしゅう》会岡部医院）を開いた。開業当初は、一人で年間一〇〇人近くを看取った。[註3] すると、病院では数例しかなかった「お迎え」体験が、自宅では当たり前のように起きていることがわかった。

当時の患者には戦争体験者がたくさんいた。そのなかの一人は、往診に来た岡部に、「戦艦陸奥が爆沈したときに死んだ兄が今来ている。喋ってほしいけれども、何も喋ってくれない」と訴え、天井を指差した。岡部は、幻覚かどうか、質問をして確かめたが、認知は正常だった。意識混濁や「せん妄」とは考えられなかった。

ある患者は、「お迎え」があったと岡部に話したときから、死を迎える態度が穏やかになった。「あの世」とのつながりを感じられる「お迎え」体験をすれば、穏やかに死を迎えられるのではないか——そう考えた岡部は、「お迎え」を重視するようになった。そこで岡部は岡部医院スタッフらと二〇〇一年には「お迎え」に関する初めての調査[註4]を行った。二〇〇三年からは、人文科学系の研究者らとタナトロジー研究会を開催して臨床死生学の研究を始めた。

二〇〇七年には、東北大学大学院の社会学を専門とする研究者らと調査[註5]を行った。これは、「お迎

表１：「お迎え」の有無

そういうことがあった	42.3%
そういうことはなかった	35.0%
よくわからない	15.6%
無回答	7.1%

※サンプル数＝366
出典／諸岡了介、相澤出、田代志門、岡部健「現代の看取りにおける〈お迎え〉体験の語り―在宅ホスピス遺族アンケートから」

表２：故人の体験に気づいた時期

亡くなる直前	3.9%
亡くなる数日前	47.7%
亡くなる数カ月前	35.5%
その他	11.0%
無回答	1.9%

※サンプル数＝155
出典：前掲「現代の看取りにおける〈お迎え〉体験の語り」

え」に関する国内初の学術的な調査だった。調査対象者は、二〇〇三年から二〇〇七年までに岡部医院の緩和ケアを利用し、在宅で看取りを行った全患者六八二人の遺族である。回収は三六六票（回収率五七・五%）だった。回答者は、故人の療養生活をよく知る人で、七割強が女性だった。故人の配偶者が半数で、子どもが三割弱だった。

故人の主な居住地は宮城県内が九割弱である。故人の平均年齢は七四・二歳で、男性が六割だった。故人の家の宗教を尋ねたところ、仏教系が八割、「なし」が一割だった[註6]。回答者から見た故人の宗教は、「なし」つまり無宗教が五割半ばと過半数で最も多く、仏教系が二割強、不明が一割半ばだった[註7]。全国調査の結果と比較しても、対象者の宗教性が高いとはいえない。ちなみに統計数理研究所が二〇〇八年に実施した「日本人の国民性調査」で、宗教を「信じていない」と答えた比率は、七〇歳以上では六割だった[註8]。

「お迎え」体験の有無については、「患者さまが、他人にはみえない人の存在や風景について語った。あるいは、見えている、聞こえている、感じているようだった」という文章で質問した。すると、四割強の人が「あった」と答えた【表1】。ただし、回答者である家族などに患者が語っていない場合も想定できるので、実際には、「お迎え」体験はもっと多

表3－a：故人が見えた、聞えた、感じたらしいもの

すでに亡くなった家族や知り合い	52.9%
そのほかの人物	34.2%
お花畑	7.7%
仏	5.2%
光	5.2%
川	3.9%
神	0.6%
トンネル	0.6%
その他	31.0%

※複数回答／サンプル数＝155
出典：前掲「現代の看取りにおける〈お迎え〉体験の語り」

表3－b：故人に見えたらしい人物の内訳

	死　者	生　者
父	21	0
母	28	1
夫・妻	13	0
兄弟姉妹	19	3
息子・娘	5	3
その他親戚	14	4
友人・知人	16	15
それ以外	2	22
無回答	10	4
合計	128	52

※延べ件数
出典：前掲「現代の看取りにおける〈お迎え〉体験の語り」

い可能性がある。

「お迎え」体験に回答者が気づいた時期は、「亡くなる数日前」が五割弱と半数近くだった。ただし、「亡くなる数カ月前」も三割半ばと多く、幅広い時期に体験していることがわかる【表2】。

「お迎え」があったと答えた一五五人に、「見えた（あるいは、聞こえた、感じた）もの」をすべて挙げてもらったところ、「すでに亡くなった家族や知り合い」が五割強、「そのほかの人物」が三割半ばで、「人物」がほとんどで八割半ばであった。「仏」や「神」は、ともに一割にも満たず、ごくわずかである【表3―a】。故人に見えたらしい人物は、生者よりも死者（約七割）、とくに家族や親戚（死者のうち八割弱）が際立って多かった【表3―b】。

「お迎え」体験をした患者は、そのあと回答者には「普段どおり」に見えたのが四割と多

表4- a：この体験後の故人の様子

普段どおりだった	40.0%
不安そうだった	29.0%
悲しそうだった	15.5%
落ち着いたようだった	14.8%
安心したようだった	10.3%
苦しそうだった	9.0%
よくわからない	8.4%
怒っているようだった	5.2%
その他	14.8%

※複数回答／サンプル数＝155
出典：前掲「現代の看取りにおける〈お迎え〉体験の語り」

表4- b：この体験に対する回答者の感じ方

故人の死が近いと感じた	47.7%
幻覚だと思った	40.0%
悲しかった	30.3%
おどろいた	28.4%
不安になった	28.4%
死後の世界に思いをはせた	14.2%
気にしなかった	8.4%
治療が必要だと思った	5.2%
安心した	3.9%
その他	6.5%

※複数回答／サンプル数＝155
出典：前掲「現代の看取りにおける〈お迎え〉体験の語り」

く、「不安そう」だったのが三割だった【表4―a】。ポジティブな回答（普段どおり、落ち着いた、安心した、その他記述）とネガティブな回答（不安そう、悲しそう、苦しそう、怒っている、その他記述）に分けると、ポジティブな回答が四割半ば、ネガティブな回答が三割半ば、両方への回答があったのが約五％で、ポジティブな回答のほうが多かった。

これに対して、調査回答者である患者の家族らは、「お迎え」をネガティブに受けとめていた。「故人の死が近いと感じた」、「幻覚だと思った」、「悲しかった」、「おどろいた」、「不安になった」などである【表4―b】。

「お迎え」体験を、「せん妄」と解釈する人もいるだろう。聖隷三方原病院で緩和ケアの専門医を務める森田達也らがホスピスで行った調査[註9]によると、終末期患者の三六・三％には亡くなる平均八・二日前に「せん妄」が現れた。だが、岡部らは、高齢入院患者の「せん妄」は、家族の写真など身

表5：「お迎え」体験の有無と最期の様子（%）

	穏やかだった	どちらとも言えない	穏やかではなかった	無回答
あり（n＝226）	90	4	4	2
なし（n =223）	86	6	8	0
不明（n＝92）	85	8	4	3

※n＝サンプル数
出典：河原正典「在宅終末期でみられる〈お迎え〉体験について考える　宮城県・福島県における『在宅ホスピス遺族調査』より」

の回りになじみのものを置くだけでも予防できるとされていることから、日常空間である在宅での「お迎え」体験を「せん妄」と判断することに疑問を投げかけた。また、「お迎え」体験は患者にポジティブに受けとめられていて、精神的苦痛を与えていないという調査結果から、治療対象とすることにも異議を唱えた。そして、このような「お迎え」体験を受けとめることが重要ではないかと問題提起をした。

岡部は「大多数の患者は、『お迎え』体験によって死に対する不安が薄れて安心感を抱く[註10]」とよく語っている。ただし、「お迎えがあれば穏やかに死ぬ」という仮説を二〇一一年に調査して検証したところ、微妙な結果となった[註11]。調査対象は、二〇〇七年から二〇〇九年までに六カ所の在宅療養支援診療所（宮城県五カ所、福島県一カ所）を利用して看取りを行った一一九一家族で、五七五票を回収した（回収率四八・三％）。すると、「お迎え」体験をした人もしなかった人も、最期は「穏やかだった」という回答が八割以上だった【表5】。「お迎え」体験があってもなくても、穏やかな死を迎えるのである。厳密に言えば、主たる介護者には、患者の最期が「穏やかにみえた」ということである。この結果から、「お迎え」体験があったから穏やかな最期を迎えたのではなく、在宅の看取りでは穏やかな死を迎えることが多く、「お迎え」体験が出やすいという結論が導き出された。

岡部の経験では、「お迎え」体験は、精神と肉体がバランスよく衰えていったときに起きる。在宅では、精神と身体がバランスよく衰えていく自然死が多いため、穏やかな死を迎えやすい。一方、病院では、点滴で脳循環の機能低下を妨げるために「お迎え」が現れないのではないか、と岡部は推測する。

近年は厚生労働省が在宅医療を推進しているため、岡部が開業したころよりも在宅医が増えている。在宅医といっても知識や経験の水準は千差万別である。在宅の看取りならば、誰でも穏やかな死を迎えられるというのではないことには注意が必要である。

✴看取りを支えられない家族のために

岡部医院は、医師一人、看護師二人、事務一人でスタートした。だが、患者のニーズに対応していくうちに、チームケア体制ができあがっていった。チームの構成は、生活を支えるヘルパー、日常生活ができるように心身の機能向上を図る作業療法士、服薬では取れない痛みに対応する鍼灸師、トータルコーディネートを担うケアマネージャーやソーシャルワーカーなど多職種であった。こうして、患者の八割以上が希望通り自宅で最期まで過ごすことができるようになった。

自宅で看取りができない残りの半分には介護福祉の問題があり、半分には看取りを支えられない家族の問題があった。そこで、家族が患者を看取る不安をケアしていくことが、最大のテーマとなった。家族には、人が死ぬまでの過程を教えた。食べものが喉を通らなくなる、水が飲めなくなる、意識が虚《うつ》ろになる、尿が出なくなる、喉がごろごろ鳴る、最期まで耳は聞こえているから声をかけてあげて、などと説明すると、家族も少しは安心した。

しかし、患者の最期が一週間以内に迫って「お迎え」現象が出るころになると、家族の不安は頂点に達する。岡部の経験では、患者の「お迎え」体験を受けいれられない家族が、約二〜三割いる。

終末期には苦しそうに顔を歪める患者もいる。だが、岡部によれば、人間の体には苦痛を除去する自然の働きがあるため、呼吸不全でも臓器不全でも最後は意識障害になって夢の世界に入り、実はよい気持ちになっている。死とは医療が必要な異常現象ではなく、出産と同じく正常な自然現象であるというのが、岡部の持論である。枯れたように自然に死ぬとき、人間は穏やかな死を迎えるようにできていると岡部はいう。それでも、家族が「見ているのがつらい、怖い」となると、患者を救急車で病院に搬送し、自宅で看取れなくなる。

岡部は、「お迎え」体験や「あの世」について患者や家族から聞かれたとき、医療者には対応できないと思った。死に逝く人と家族の不安を和らげ、死を受けとめる専門性をもつのは宗教者であると薄々感じはじめていた。

二〇〇六年、臨床心理士の資格をもつ東北大学大学院文学研究科で宗教心理学を専攻する博士課程の院生が、岡部医院に雇用を求めてきた。岡部は、「臨床心理士や精神科医は要らない。人の死は自然現象であるから〝異常〟としてみるのはおかしい」〈註12〉と断ったが、彼が宗教心理学を研究しており、僧籍をもっていると聞くと採用を決めた。こうして、岡部医院のケアチームに臨床心理士兼チャプレンが加わった。このスタッフは、のちに東北大学宗教学研究室の助教となり、臨床宗教師研修にも関わることになる大村哲夫である。

患者のニーズに対応していった結果、欧米と同様の緩和ケアチーム体制となった。

✴看取りの専門性をもつ宗教者

岡部が当初、臨床の場に宗教者の必要性を感じたのは、患者のためというよりも、むしろ、看取りができない家族のためであった。岡部によれば、看取りは地域の死生観と密接に関わる文化の領域である。岡部は、家族が看取りに不安をもち、「お迎え」体験を受けとめきれないのは、この四〇年ほどで看取り文化が崩壊し、「あの世」観を失ったからだと主張する。

厚生労働省の「人口動態統計」をみても、日本では一九五一年には自宅で死亡する人が八割強と大半だった（第Ⅰ部第2節「沼口医院〈在宅ケアと介護ホーム併設カフェ・アミターバ〉」【図1】参照）。ところが一九七七年には病院で死亡する人が自宅死を上回り、二〇〇五年には病院死が約八割を占めた。病院で死亡するということは、看取りの文化が無くなることである。

また、一九五〇年ごろには、どの年代でも死亡する人がいて、そのころを生き抜いてきた人にとって、「死」は身近な存在だったであろう【図1】。だが、現在、亡くなるのは高齢者ばかりである。多くの世代にとって、死が遠い存在となったことも一因かもしれない。

岡部によれば、自宅で看取りをしていたころは、「あの世」や「お迎え」が自然に語られていた。そして、家族の不安を和らげていたのは、宗教や宗派によって異なるが、死に逝く人を「あの世」に送る宗教的な儀式だったという。たとえば、仏教では読経するなどである。

岡部は、「太古の昔から死の問題を扱っていない宗教はない〈註13〉」という。平安時代中期の天台宗の僧

【図１】死亡者数の年代別の推移

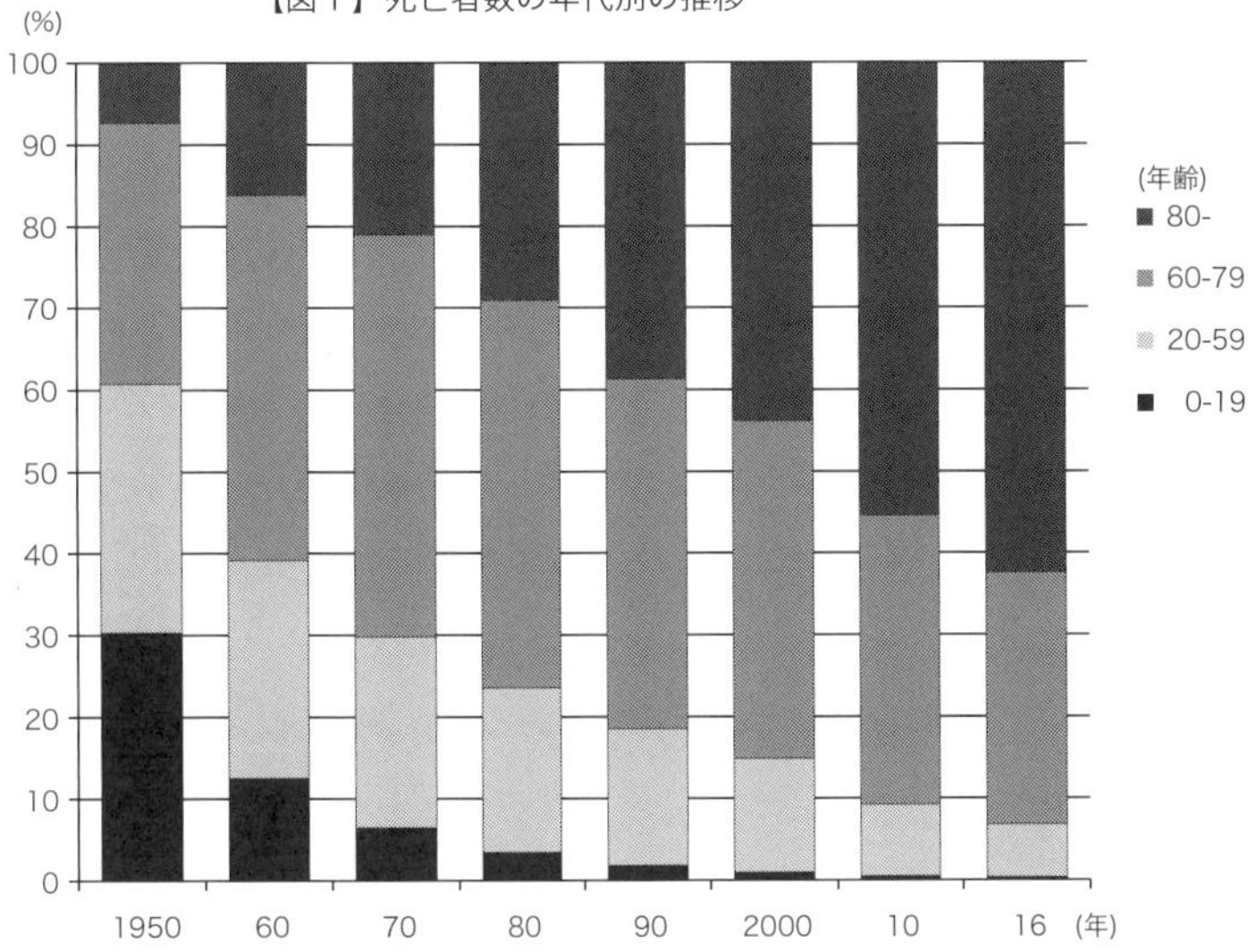

出典：厚生労働省「人口動態統計」より作成

侶・源信の著書である『往生要集』〈註14〉には、中国の浄土教における臨終行儀（人が亡くなる際の儀式）が書かれている。病人は、阿弥陀仏の立像の左手につながれた五色（青・黄・赤・白・黒）の紐を手にとり、極楽浄土への往生を願う、などである。日本では、平安時代中期から浄土教系で臨終行儀が行われ、その後、仏教の他宗派にも広がり、江戸時代に入ってから民衆にも定着した。臨終を迎える病人の枕元に阿弥陀来迎図を飾り、仏画の手に付けられた糸を病人に握らせ、枕経を読むなどの儀式が行われた。このような儀式によって、死に逝く人の心が穏やかになり、看取る者の不安も和らいだのだろう。

そのような歴史から、看取りの専門性をもつのは宗教者であると岡部はいう。先祖崇拝があるから「お迎え」現象がみられるのではなく、「あの世」で先祖が待っているという「お迎え」体験から先祖崇拝が始まったのだろうとも、岡部は語っている。

だが、高度経済成長期を経て、宗教は、論理の枠組みに収まらない非合理的なものとみられることが多くなった。先祖崇拝が希薄になり、「あの世」も「お迎え」も語られなくなったというのが岡部の主張である。近代合理主義の産物である病院死に、合理性のない宗教的な儀式は存在しない。看取り文化がなくなり、看取りの経験がない人が多くなったため、死を眼前にすると「死は怖い、苦しい」と不安になるのだろうと岡部はみる。そのため、「お迎え」調査で、「お迎え」をネガティブに受けとめる回答が家族に多いのだろう。

厚生労働省の「人口動態統計」をみると、二〇一七年の病院での死亡率は二〇〇五年（八割）よりも微減して七割半ばに下がった。二〇三九年と二〇四〇年に年間推計死亡者数が二〇一七年の約一三四万人に比べて約三四万人増の約一六八万人のピークに達する〈註15〉のを前に、厚生労働省が在宅医療を推進している成果である。だが、いったん消えた看取りの文化を取り戻すには、まだ時間がかかるだろう。

岡部は、看取り文化が復活し、「あの世」観が再構築されるまでは、家族の不安感を消すには、その宗教心を受けとめるしかないという。その役割を果たすのは、看取りの専門性をもつ宗教者しかいないというのが、岡部の主張である。「お迎え」を当然のごとく受けとめて、「あの世」について話ができるのは、宗教者だというのである。

在宅医療の経験から、岡部は「あの世」観を貴重なものと考え、「あの世」とつながる「お迎え」体験や宗教性を受けとめられる宗教者の導入を訴えるようになった。だが、同じように在宅医療に長年携わっていても、違うように考える医師もいる。

二〇年以上の在宅医の経験をもち、勤務医時代を含めて二〇〇〇人以上を看取った兵庫県尼崎市の医療法人社団裕和会長尾クリニック院長の長尾和宏医師は、「あの世がある」という話が患者や家族にも希望を与えることを承知している。在宅緩和ケアの場では、看取りのプロとして、相手を喜ばせるために、そのように語ることもあるという。だが、長尾自身は「あの世は無い」と確信している。そもそも仏教の開祖である仏陀は「あの世は無い」と説いたのではないか、と教義の点からも疑問を抱いている。そして、「あの世がないからこの世でしっかり生きよう、ではなぜいけないのか」と問題提起している〈註16〉。

✴「無宗教」と答える日本人の宗教性

話を戻そう。「家族の不安感を消すために、その宗教心を受けとめる」という岡部の考えに、「宗教心」などあるのかと疑問をもつ人もいるだろう。「日本人は無宗教」というのが一般論だからである。

実際、統計数理研究所が五年ごとに実施している「日本人の国民性調査」でも、「宗教を信じていない」人は七割前後で推移している【図2】。高齢層ほど宗教を信じている傾向に変わりはないが、高齢層ほど「信じていない」人の増加が顕著である。六〇歳代では、一九五八年には宗教を「信じていない」人は三割半ばと少数派だったが、二〇一三年には七割弱と大多数である。宗教を「信じていない」人が増えたといわれるのは、国民のなかで層が厚くなった高齢層で宗教を「信じていない」比率が増えた影響も大きいかもしれない。

だが、岡部は「日本人は無宗教」という一般論は誤解で、既存の宗派を信じていないだけだという。お盆に帰省し、墓参りを欠かさないように、祖霊神を信じている日本人が多く、本当に無宗教の人は

【図2】宗教を「信じていない」

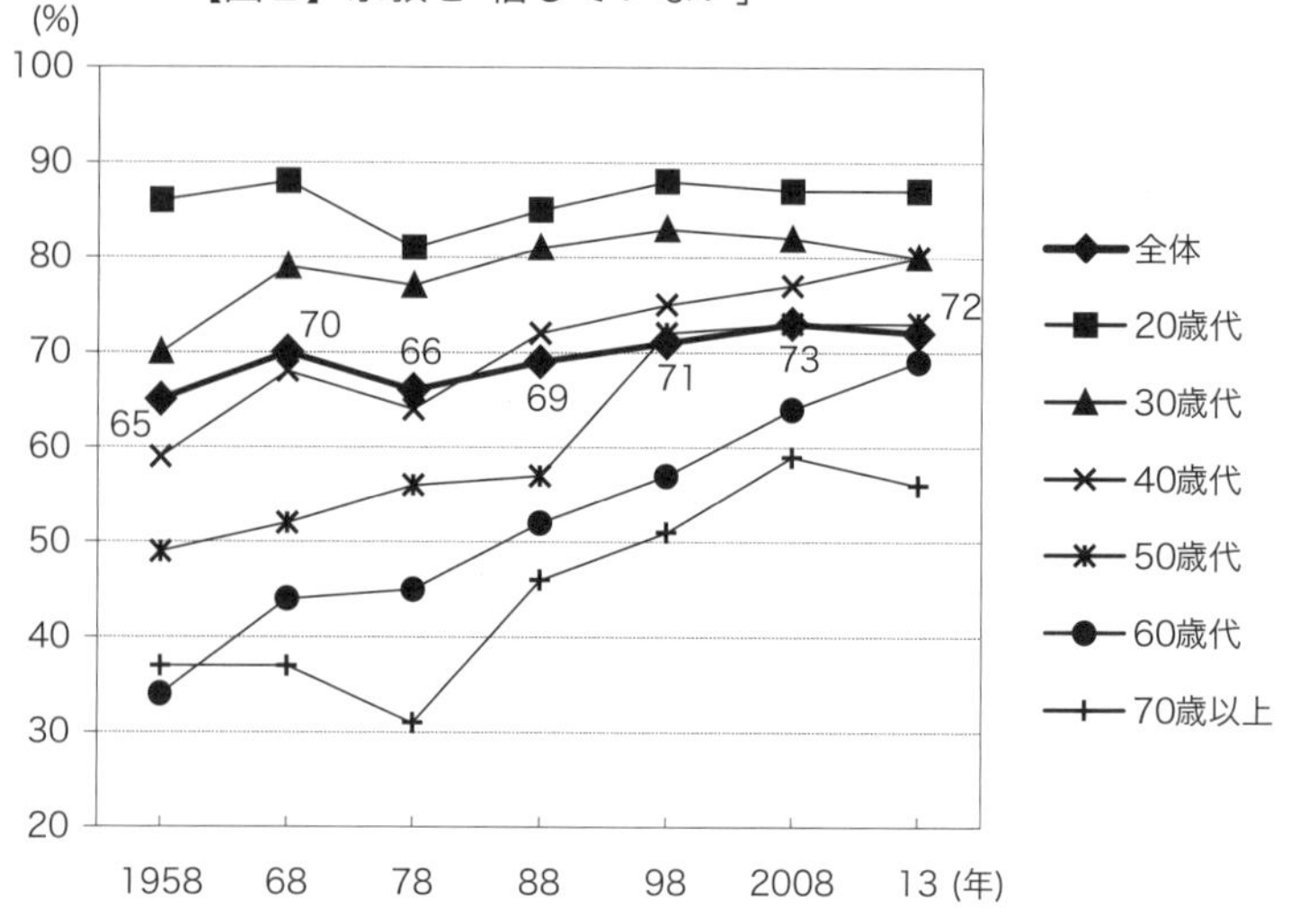

出典：統計数理研究所「日本人の国民性調査」より作成

わずかだという。

この岡部の見解は、宗教学者・阿満利麿《あまとしまろ》が『日本人はなぜ無宗教なのか』（ちくま新書、一九九六年）で展開した論旨とよく似ている。阿満によれば、日本人は「創唱《そうしょう》宗教（キリスト教、イスラム教、仏教など教祖と経典、教団から成りたつ宗教）」ではなく、「自然宗教（教祖や経典、教団をもたない自然発生的な宗教）」を信じる宗教心がある。自然宗教については宗教という認識がないため、「無宗教」と答えているにすぎないというのである。その宗教心は、初詣に出かけ、お盆に帰省し、お彼岸には墓参りをするという行動に見られるという。

実際に、信仰している宗教を聞かれると「無宗教」と答えるが、日本人は宗教的な行動は行っている。二〇〇八年と古い調査ではあるが、読売新聞社の世論調査[註17]では、「宗教を信じている」人は三割にも満たなかった【表6】が、宗教に関して行っていることとして、「盆や彼岸などにお墓参りをする」

が八割弱、「正月に初詣に行く」が七割強、「しばしば家の仏壇や神棚に手をあわせる」も五割半ばと高かった【表7】。お墓参りや初詣、仏壇や神棚に手を合わせる行為は、宗教的行為とは認識されていないのである。

比較的新しい二〇一三年に日本放送協会（ＮＨＫ）が全国の一六歳以上を対象にした第九回「日本人の意識」調査の結果をみても、「年に一、二回程度は墓参りをしている」人は、七二％と多い[註18]。

また、統計数理研究所の「日本人の国民性」調査の二〇一三年の結果をみると、四割の人は「あの世がある」と思っている【図3】。「あの世」を信じる人は、一九五八年の調査では約二割だったが、二〇一三年には四割と多い。「あの世」を信じる率は、時系列比較では、六〇歳以上の高齢層で減少し、

表6：宗教を信じているか

信じている	26.1%
信じていない	71.9%
無回答	2.1%

※サンプル数＝ 1837
※四捨五入の関係で総和が 100.0%にならない
出典：読売新聞社世論調査「日本人」

表7：宗教に関してしていること、したこと

盆や彼岸などにお墓参りをする	78.3%
正月に初詣でに行く	73.1%
しばしば家の仏壇や神棚などに手をあわせる	56.7%
子どものお宮参りや七五三のお参りに行く	50.6%
身の安全、商売繁盛、入試合格などの祈願をしに行く	37.9%
厄払いをしに行く	34.2%
お守りやお札などを身につける	33.2%
神社や寺などの近くを通りかかったときにお参りをする	24.1%
神社や寺、教会などに寄付をする	11.8%
経典や聖書などを折にふれ読む	8.1%
宗教的な行として、お勤め、ミサ、修行、布教などをする	6.5%
写経をする	4.0%
座禅など、瞑想して精神統一をはかる	2.9%
その他	0.2%
どれもしていない、何もしていない	3.9%
無回答	0.5%

※複数回答／サンプル数＝ 1837
出典：読売新聞社世論調査「日本人」

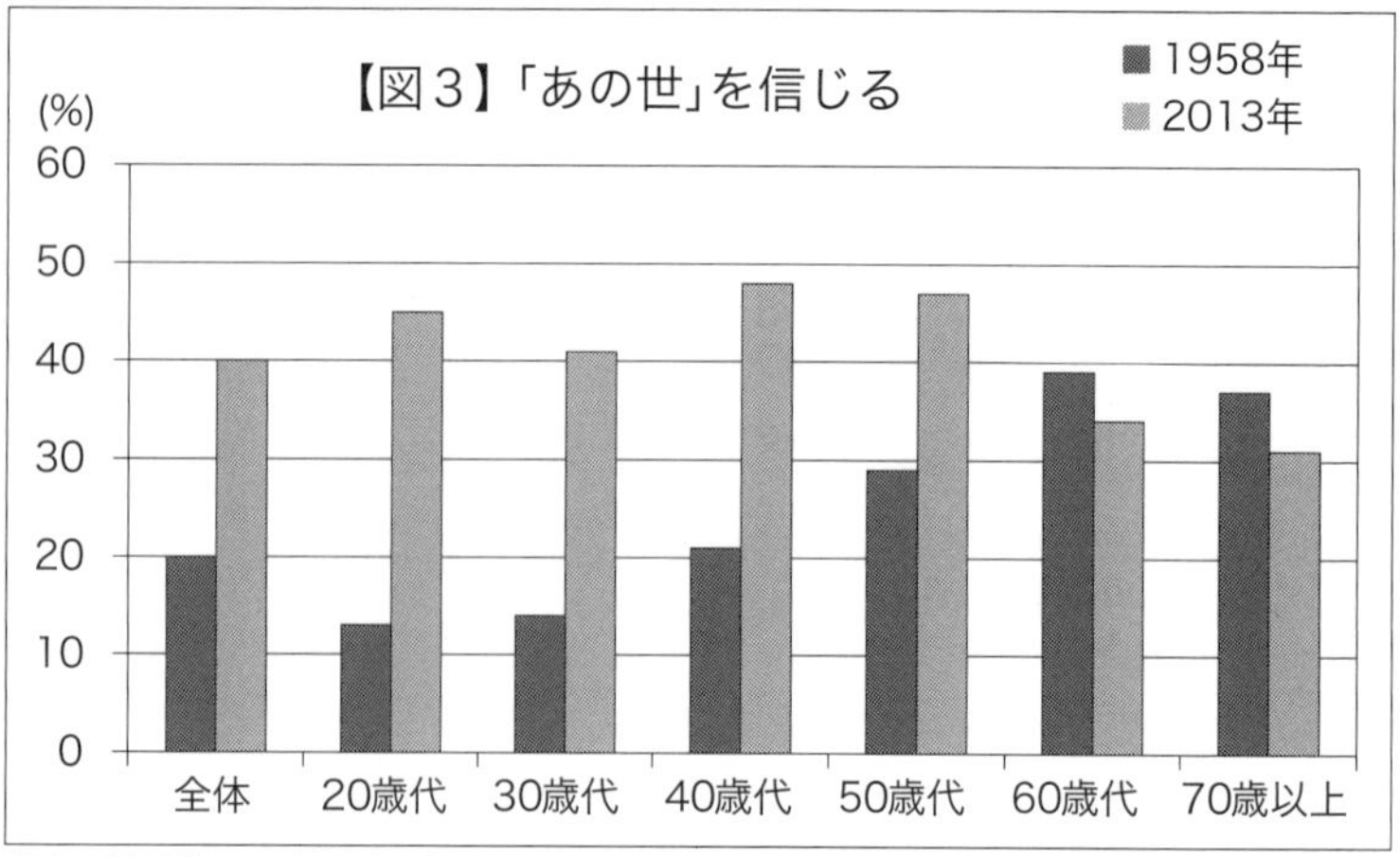

【図3】「あの世」を信じる

出典：統計数理研究所「日本人の国民性調査」より作成

五〇歳以下の層では増えている。現在の看取りで故人の配偶者、つまり主たる介護者となっている可能性が高い高齢層では、相対的に他の年齢層よりも「あの世」観が低い。この年齢層に着目すると、岡部が、かつてと比べると「あの世」観が失われたというのも納得できる。

日本人は無宗教と言いながらも、宗教性をもっているのである。だから、そこに宗教者が入ってケアをすれば、看取りをする家族の気持ちも落ち着くというのが、岡部の主張である。

✴闇へと降りていく「道しるべ」が必要

では、患者に対する宗教者の必要性については、どうだろうか。岡部は、患者が「お迎え」体験をするのは、日本人の深層意識のなかにある宗教性の表れであると考える。だから、終末期患者に対しては、その人の深層意識のなかにある宗教性のケアが不可欠であるとする。

また、岡部は臨床経験から、死が迫ってきたときに多くの日本人が感じる不安は、欧米でよく指摘されるような「生きる意味を問い直す」という苦痛ではなく、あの世とのつながりを構築できないことであると感じていた。岡部医院の臨床心理士兼チャプレンだった大村哲夫が「よく聞かれる患者の不安」【表8】として挙げるなかで該当するのは、「自分が消滅する不安」であろう。そのような不安に対処するには、やはり「あの世」観など患者の宗教性を受けとめるしかないという。

ただし、岡部が患者のためにも医療現場における宗教者の必要性を痛切に感じ、また、主張するようになったのは、二〇一〇年に自らが胃がんになったことが大きい。山登りが好きだった岡部は、余命宣告されたときの感覚を尾根歩きにたとえて語っている。

表8：よく聞かれる患者の不安

◆死ぬとき苦しむのだろうか
◆自分が消滅する不安（納棺、火葬の恐怖も）
◆働けなくなり役立たなくなった絶望 「良くなって働く」
◆介護してもらう立場になり他人に迷惑をかける辛さ 「こんなになってしまって、死にたい」

出典：大村哲夫 「終末期患者の有する宗教性と死の受容」
2010年日本心理学会ワークショップ資料

> また私自身、一昨年に胃と肝臓にがんが見つかり、「予後10ヶ月」と宣告されたときは高い山の痩せ尾根を歩いているような気持でした。そのとき、右側の生につながる方はたくさんの道しるべがあって明々としていましたが、その反対側には一筋の道も一灯の道しるべもなく真っ暗の闇が広がっているばかりでした。〔註19〕

そこで、そのような「道しるべ」について知恵をもっている宗教者とチームを組まないといけないと、岡部は自身の体験からも確認したのである。「道しるべ」は、その人の宗教性のなかにあるという。宗教者がその土地に根差した死生観や宗教性に耳を傾け、語り合えば、患者と家族が「あの世」を共有し、あの世とこの世をつなぐ「お迎え」も受けとめることができて、患者や家族の不安が払拭できるだろうと岡部は考えた。

✴日本ならではの臨床宗教師

キリスト教に基づく欧米の病院や在宅緩和ケアの場では、チャプレンが存在する。だが、「無宗教」と答える人が多い日本では、宗教を背景としない病院で宗教者を臨床現場に導入するのは難しい。また、日本では「葬式仏教」と揶揄されるように、宗教は死後のものと思われるようになってしまったため、病院に僧侶がくることは「縁起でもない」と敬遠される。そこで岡部は、宗教者の臨床現場への導入を訴える講演を震災前の二〇一一年二月に行った。

その直後に東日本大震災が起き、先述したように、被災地での宗教者たちの活動が自然な流れで「臨床宗教師」誕生へとつながっていったのである。震災後には、震災犠牲者とその遺族を宗教者たちが読経や祈りで慰めた。また、医師ならば、幻覚や妄想として治療対象とするであろう「幽霊を見た」という悩みに僧侶が対応するなどした。

最終的に誕生した「臨床宗教師」は、「心の相談室」に携わった多くの人々の思いが結実したものであり、岡部の考え方をそのまま反映したものではない。臨床宗教師の活動の場も、臨床の場にとどまらず、被災地や介護施設など苦悩する人がいる場所に広がっている。だが、臨床宗教師の提唱者とされる岡部の考え方を知ること、また、医療に携わるものが臨床宗教師の必要性を訴えた背景を知ることは重要であろう。

東日本大震災の被災地での心霊現象

✴被災地での「心のケア」

臨床の場における宗教者の必要性を訴えたのが岡部健医師であるとすれば、被災地での宗教者の必要性を明らかにしたのが東日本大震災である。とはいえ、宗教者という特性を活かした支援が被災地ですぐにできたかというと、そうではない。多くの宗教者は、一般の被災地支援活動と同じように食糧支援、瓦礫の撤去などを行っていた。

臨床宗教師の通常の活動とは異なるが、被災者の「心のケア」にもなった僧侶らによる読経支援が東日本大震災の被災地の各斎場で行われたのは、この地域に仏教が浸透していたからであろう。この意味では、宗教者といっても仏教の僧侶への要望が強かったと言わざるをえないだろう。僧侶や宗教者への信頼が低い地域ならば、精神科医や心理カウンセラーなど心の専門家が「心のケア」には良いのではないかと思われるかもしれない。

だが、被災者の「心のケア」といっても、いきなり現れた見知らぬ人物に、本心を打ち明ける人は少ない。ソト（外）から訪れた支援者には、一定の信頼関係ができてから、同じ避難所にいる近隣の人や身近な人には知られたくない悩みを打ち明けることができる。そのように「心のケア」にはタイミングもある。さらに、長期的な信頼関係を築いて、ソト（外）の人間からウチ（内）の人間になってしまうと、今度はまた、自分をさらけだすのに抵抗が出て悩みを相談しにくくなることがある。被災者の「心のケア」には、難しい問題がたくさんある。ただ、東日本大震災ではとくに、宗教者が頼りにされた相談内容があった。

＊被災地で語られる幽霊譚

東日本大震災で津波に襲われた東北の被災地は、約一〇〇年前にも地震による津波の被害に遭っている。民俗学者・柳田國男が岩手県遠野地方の伝承を編纂した『遠野物語』（一九一〇年発刊）の九九話には、一八九六年の明治三陸地震の津波で妻子を亡くした男の幽霊譚がある。およそ、次のような話である。

遠野から田の浜（岩手県山田町）に婿に行き、地震の大津波で妻子を亡くした男が、残された子ども二人と暮らして一年ほど経った霧の夜、亡くなったはずの妻を戸外で見かけた。妻は、自分が婿入りする前に心を通わせた相手で、やはり津波で亡くなった男と夫婦になっていた。〈註20〉

今回の大震災のあとにも、被災地では〝幽霊〟らしきものの話が聞かれた。ただし、東北大学実践宗教学寄附講座の鈴木岩弓教授が被災地で調査したところ、不思議な話を正面から〝幽霊〟という言葉で説明してきた人は一人もいなかった。〈註21〉「怪異現象」や「怪異譚」ともいうべき不思議な話は、「知人の知人の経験」として語られるものが圧倒的に多かった。こうした「知人の知人の経験」から成りたつ「怪異譚」は、ときには「怪異」が娯楽として消費されることもあった。宗教民俗学者である鈴木によれば、不思議な現象に〝幽霊〟という言葉をあてはめて文章化するのは、そのような現象を対象として取りあげる研究者や宗教者、報道関係者が多かった。

〝幽霊〟という言葉は、とかく人々の興味を惹きやすく、マスコミ受けするので、安易に使われがちである。このような指摘を念頭において、〝お化け〟や〝幽霊〟という言葉に留意しつつ、以下を読んでいただきたい。

『産経新聞』(二〇一二年一月一八日)には、「水たまりに目玉がたくさん見えた」「海を人が歩いていた」などの「お化けや幽霊が見える」という被災者の〝目撃談〟や、遺体が見つかっていない家族が「見つけてくれ。埋葬してくれ」と枕元に現れたなどの体験談が紹介された。このような心霊現象について精神科医や心理学者は、震災で生き残った人たちの「サバイバーズ・ギルト」と呼ばれる心理が背景にあると解釈する。サバイバーズ・ギルトとは、大勢の犠牲者が出たなかで生き残った負い目、家族や近くにいた人などを助けられなかった罪悪感、家族を災害に遭わせたなどという自身への処罰感情などである。この負の感情が、生き残った人たちに、正常な人には見えない心象風景を作りあげてしまうという。故人が元気に過ごしている姿を見るのも、自分の心を癒すために作りあげた心象風景と捉えるのである。

先の遠野物語にあてはめて考えてみると、次のようになるだろう。津波で妻を失った男は、自分が生き残って妻が犠牲になったことへの罪悪感から、「妻があの世で、添い遂げたかった相手と幸せになっている」という物語を作りあげ、その心象風景を霧の夜に見たということになる。

東日本大震災後に、被災地のタクシードライバーが遭遇した幽霊現象を東北学院大学の学生が聞き取り調査した論文（工藤優花「死者たちが通う街―タクシードライバーの幽霊現象」）が、『呼び覚まされる霊性の震災学』（東北学院大学　震災の記録プロジェクト金菱清〈ゼミナール〉編、新曜社、二〇一六年）に掲載されている。

この論文には、乗せたはずの乗客が到着時には姿を消したなど四話の体験談がある。なかには、「彼女は元気だろうか？」と話して消えた男性客の座っていたところに、リボンが付いた小箱が残されていたという話もある。このような霊体験をした四人のうち二人は震災で身内を亡くしていないタクシードライバーで、サバイバーズ・ギルトという印象は受けない。四人とも霊体験に恐怖心を引きずっておらず、霊に対する畏敬の念さえ感じさせるほど心象の良い記憶としていた。調査した学生は、遭遇した〝霊〟の見かけの年齢は一様に低く、タクシードライバーに無念の思いを伝えたかったのではないかと考察している。

一方、被災地の幽霊譚をまとめたルポライター奥野修司の『魂でもいいから、そばにいて―3・11後の霊体験を聞く』（新潮社、二〇一七年）を読むと、親しい故人を亡くして霊体験をした人たちからは「助けてあげられなかった」などの悔いも述べられているが、タイトルの通り「再び会いたい」という強い願いが故人の霊を見させたと思える話が多い。亡くなった夫の兄に逢いたいと思って携帯電話を鳴らしたら、なぜか故人が電話に出た、などである。これらは、一種のサバイバーズ・ギルトと解釈することもできる。

被災地における心霊現象について調査した東北大学実践宗教学寄附講座の高橋原准教授は、不安やストレスの現れであるというサバイバーズ・ギルト説を裏づけるような心霊現象の事例を僧侶から聞いている（「誰が話を聴くのか？―被災地における霊の話と宗教者」『死生学年報2014』リトン、二〇一四年）。また、真言宗のある僧侶は、霊の問題を訴える人というのは、概して家族関係に何か問題があるものだと語っていたという〈註22〉。

高橋が「誰が話を聴くのか？」で取りあげた、曹洞宗のある僧侶が対応した心霊現象に、そのような事例がある。かいつまんで紹介しよう。

ある女性が、津波で亡くなった父の葬儀の際に、父の霊に憑依されたという。僧侶が行くと、女性は白目をむいて、故人の声で「悔しい」とうわごとのように繰り返していた。そこで、僧侶が咄嗟に、普段唱えることのない不動真言（不動明王の真言）を唱えて印《いん》（両手を組み合わせて作る、仏の悟りの境地や働きを象徴的に表す形）を結んだところ、女性は正気に戻った。そして、そのまま葬儀に出た。葬儀では、遺族に支払われる災害弔慰金を目当てに、喪主の座を巡ってトラブルがあった。故人の長男が喪主を務めるはずだったが、付き合いが絶えていた親族が強引に喪主を務めたという。

葬儀の背景に、このような親族間の問題があったことがわかると、「悔しい」と女性が故人の声でつぶやいた意味も推測できる。

✴心霊現象の相談相手として選ばれる宗教者

〝幽霊〟を見たという被災者は、自分の言うことを信じてくれなさそうな相手には話をしない。このような相談をするのにふさわしい相手として、宗教者を選ぶことが多いようである。医師の岡部健は、次のように語っている。

実際に被災地に行きますと、被災した人たちは医者である私なんかより、一緒にいる若い頭を丸めたお坊さんの方に行っちゃいますからね。なによりも横で一緒に話を聞いておりますと、医療職やなんかに話する内容とぜんぜん違うんですよ。だから医師とか看護婦とか、臨床心理士とか、そういう領域で呼ばれている人間達にしているよりも、おそらくもっと奥深いところの訴えを宗教者の方に投げかけているんだなと、実感させていただきました。

極端な例だと被災地ではお化けが見えちゃうような人が一杯出てくるわけですよね。お化け見ちゃったという話は医者には言いません。医者に言ったら病気になっちゃって、病気なら薬を使おうという話になっちゃう。そうするとわれわれのほうに出てこない情報がやっぱり宗教者の方にずっと回ってきますし、また、なんだかお経でお化けが出なくなったりするんですよね、何故なんだろうという感じなんだけれども（笑）。

（『東北大学実践宗教学寄附講座ニュースレター』第一号、二〇一二年九月）

また、幽霊が見えると悩む東日本大震災の被災者の記事を掲載した『産経新聞』（二〇一二年一月一八日）では、「仮設住宅に何かがいる」と浄土宗愚鈍院（宮城県仙台市）の中村瑞貴住職に訴えてきた七〇代夫婦に、住職が読経による供養で対応した話が紹介されている。記事は、臨床宗教師の原点といえる「心の相談室」の取り組みを紹介するものでもあった。このため、「（お化けは）行政には対応できないし、親族や近所にも相談しにくい」など日本基督教団仙台市民教会の川上直哉牧師の言葉を取りあげつつ、宗教者への相談を呼びかけている。

ただし、心霊現象は宗教者に相談されるといっても、最初からは僧侶や神主などのいわゆる「宗教者」のもとには行っていないという点に留意が必要であろう。高橋の前掲論文「誰が話を聴くのか？」によると、心霊現象によって体調不良になったという相談事例で、相談者が最初に接触したのは「拝み屋さん」と呼ばれる民間の宗教者が多かったようである。相談者はまず、拝み屋を訪れる。そこで、拝み屋に体調不良の原因は霊的事象であると判断され、寺での供養や神社でのお祓いを指示される。それから、僧侶や神主を訪れるというのである。ただし、相談者は、拝み屋の指示で訪れたとは簡単には言わないことが多いという。

宗教者のすべてが、幽霊譚を受けいれているわけではない。浄土宗僧侶でもあるジャーナリスト・鵜飼秀徳のルポ『「霊魂」を探して』（KADOKAWA、二〇一八年）には、被災地の幽霊譚に疑問をもつ宗教者も多く存在すると記載されている。

宮城県仙台市の浄土宗のある僧侶は、幽霊が出たというような話を自分は聞かないと、幽霊譚を否定する。さらに、被災地に幽霊がたくさんいるようなマスコミの報道に疑問をぶつけ、マスコミに取り込まれた宗教者がそれを煽っていると憤る。その僧侶は、行方不明者が「どこかで彷徨っているのではないか」「どこかで苦しんでいるのではないか」などと、その家族から相談されると、「大丈夫だよ。お念仏したんだから。阿弥陀さんが極楽にちゃんと連れていってくれるから」（鵜飼前掲書）と返しているという。

浄土宗では、南無阿弥陀仏《なむあみだぶつ》と称えること（念仏）をしていれば、「最期のときには阿弥陀仏に迎えられ極楽浄土に向かう」〈註23〉とされる。死者は、速やかに極楽浄土に往生する。その死者が極楽浄土で修行を積み、さとりを開いて仏《ほとけ》となって還相回向《げんそうえこう》する（この世に還ってきて人々を救う働きをする）ことはあっても、どこかで彷徨ったり、苦しんだりはしないのである。

✴霊魂の存在については見解が分かれる宗教界

そもそも原始仏教は、霊魂に否定的である。霊魂とは、死後も存続する実体といえる。原始仏教は「無我」を説くので、このような存在を否定する。無我とは、常に変化しない主体はないということである。また、釈尊は、死後の存在を問われて「無記（答えない）」とした。

だが、日本仏教においては、霊魂のような存在を認めるかのような盆や彼岸、葬儀などの習俗に関わる宗派がほとんどである。このため、仏教界には、原始仏教との整合性から霊魂の存否については公式見解を出しづらい事情がある。

鵜飼が仏教、神道、キリスト教など二〇の教団に対して二〇一六年から二〇一七年にかけて実施した霊魂に関するアンケート結果を、前掲書『「霊魂」を探して』から要点をまとめて紹介する。回答を寄せた教団は一三教団だった【表9】。だが、うち一教団は「見解はない」という回答だった。回

表９：教義上の「霊魂」の存在を認めているか

認めている（7）	神社本庁＊、本山修験宗＊、天台宗、高野山真言宗、日蓮宗、幸福の科学、カトリック中央協議会
認めていない（2）	臨済宗妙心寺派＊、創価学会
教義にはないが、民俗・習俗として許容（2）	浄土宗、曹洞宗（いずれも一見解）
教団の見解なし（2）	真宗大谷派、立正佼成会

※回答 13 教団
出典：鵜飼秀徳『「霊魂」を探して』をもとに著者作成。＊は留意点あり、本文参照のこと。

答率の低さは、霊魂については明確な回答を避けたいという教団側の姿勢の表れでもあるようだ。なお、このアンケートでは、質問文において「霊魂」の定義を明記していない。各教団が回答で用いている「霊魂」という言葉は、必ずしも共通の概念ではないことに留意が必要である。

「教義上の『霊魂』の存在を認めているか」という問いに対して、教団の宗務総長（実務トップ）や総本山住職、担当部署が霊魂の存在を認める見解を示したのは、本山《ほんざん》修験宗、天台宗、高野山真言宗、日蓮宗、幸福の科学、カトリック中央協議会の六教団であった。これに、「教義的に規定はしていないが、『霊魂』にあたる概念として『御霊《みたま》』があり、ひろく認められていると言える」という主旨の回答をした神社本庁を加えると、七教団が霊魂の存在に肯定的であった。そもそも神社本庁が信奉する神社神道には教義や経典がないため、教義の規定がないのは当然である。なお、本山修験宗は、「修験道において山は他界であり、昇華した霊魂はそこに存在する」ので、「答えとしては『存在する』ということになるが、TVなどで取り上げられるような『かたち』で私たちの周りに存在しているわけではない」と補足説明を述べている。

一方、霊魂の存在を認めないとした教団は二教団であった。臨済宗妙心寺派は、いわゆる「霊魂」の存在を積極的には認めていない、と回答した。だが「人は死んだら終わり」とは考えておらず、「霊魂」とは違う禅的な表現をすることはある、とした。創価学会も、生命は永遠であると存続性は説くが「実体的な霊魂はないと考えている」という見解を表明した。

そのほかの教団は、教団としての明解な回答を示さなかった。

宮城県で最大の宗派である曹洞宗は、「曹洞宗は『霊魂』についての公式見解を直接には提示しておらず、本回答もあくまで広報担当部署のひとつの見解」として、「教義には説かれない、民俗との複合の上に、葬送・供養が存在するのであり、『霊魂』もそうした民俗由来のものといえよう」という回答を寄せた。曹洞宗の教義に関わる事項では、積極的、直接的に「霊魂」の存在に言及はしないが、葬送儀礼、供養においては「霊魂」を対象にしているという。

浄土宗も「一見解」と断ったうえで、「教義の上では『霊魂』を取り扱うことはありませんが、葬儀・中陰（初七日から七七日＝四十九日までの七日ごとの法要）といった社会習俗と密接にかかわる事項の面においては、世の中で一般的に理解されているような霊魂観を許容しているということになるでしょう」と回答している。

真宗大谷派は、『霊魂』に関して真宗大谷派として統一見解はない」として、真宗大谷派教学研究所の所員が見解を述べたが、個人の見解であるため割愛する。真宗大谷派と同じく浄土真宗の教団で、文化庁『宗教年鑑』（二〇一七年版）掲載の信者数では約七九二万人と、伝統仏教界では最大の信者数を誇る浄土真宗本願寺派の回答はなかった。ただし、浄土真宗は、伝統仏教の主な宗派としては霊魂を否定する傾向が強い。死者は極楽浄土へ往生し、すぐ成仏するという教えだからである。また、加持祈祷を行わず、位牌も用いず、迷信や占いの類も否定する。

仏教系の新宗教である立正佼成会は、「霊魂」について「現在のところ教団として発表できる見解などはございません」との回答を寄せた。

このように、霊魂の存在を明確に肯定する教団は、そう多くはない。

✴宗教界の「霊魂を鎮める力」についての考え方

鵜飼によるアンケートには、宗教者が心霊現象に対応できるかどうかに関連する質問項目もある。「各教団に所属する宗教者には、『霊魂』を鎮めたりする力があると考えるか」という設問である。この設問は、「霊魂」の存在を認めていることが前提となる。また、同アンケートには、「人間の死後、霊魂が時間の経過とともにどうなっていくと捉えるか」という設問もある。それらの設問への回答で、葬儀において宗教者が死者（霊魂）に働きかける役割を説明した教団もあった。そこで、「霊魂」の存在を認めるとした七教団の回答から、宗教者の「霊魂を鎮める力」について、葬儀における宗教者の役割も含めて前掲書『「霊魂」を探して』から簡略にまとめた【表10】。

これらの回答を見ると、本山修験宗、高野山真言宗と日蓮宗、幸福の科学では宗教者の「鎮魂の力」を肯定する。一方、天台宗は「わからない」とし、神社本庁とカトリック中央協議会（以下、カトリック）は、「鎮める」という質問文から連想された「荒ぶる霊魂」を「鎮める」ことを否定する。だが、神社本庁は「葬儀はある意味で御霊を鎮める祭祀」と答え、カトリックは「宗教者の祈りは清

表 10：宗教者に鎮魂の力があるか

神社本庁	葬儀や慰霊祭は、ある意味で「御霊」を鎮める祭祀だが、御霊が常に荒ぶるわけではない。神職はあくまでも神と人、「御霊」と人との仲執り持ちとして祭祀を執り行うものであり、「御霊」を鎮めるような力はない。
本山修験宗	修験者が請われて鎮魂の行事を行うことはあるが、鎮魂の力があると実証するのは難しい。至心に願う心力と神仏の加持力と受ける人の無垢心が合致したところに成就する。
天台宗	僧侶に鎮魂の力があるかはわからないが、読経のとき、例時作法（著者注：極楽浄土への往生を目的とする法儀）などを行う。このため、故人への読経は、故人が速やかに成仏できるように、ということになる。
高野山真言宗	僧侶は、死者の鎮魂に必要な「葬儀とその後の 50 年」に取り組んでいる。葬儀は、死者に死を自覚させ、悟りの境地を目指して修行することを教える行為。死者は、残された家族と同一空間を生き、家族を見守る。同時に、僧侶の引導により来世で修行を積み、50 年も経てば、すべての執着から離れ、成仏が完成する。
日蓮宗	僧侶は、法華経と唱題（「南無妙法蓮華経」の題目を唱えること）で「霊魂」を供養する。鎮魂供養として、霊山（りょうぜん）浄土（仏の悟りの世界で、釈迦がいる浄土）に到ることができずに彷徨（さまよ）い続けている「餓鬼の魂」に、法華経と唱題の功徳を捧げる「施餓鬼（せがき）」供養がある。
幸福の科学	魂が肉体を離脱しても、死を自覚している人は少ない。そこで、通夜式・葬式を行い、僧侶が死を覚らせることが重要。宗教者は、修行を積み、悟りを高めることで、悪霊を退散させることや、迷える霊を本来行くべき世界に送ることができる。
カトリック 中央協議会	「荒ぶる死者の霊」という考え方はないので、「鎮める」という考え方はない。一方で、日々のミサで、すべての死者のために祈る。人は死後、罪からの最終的な清めが必要。清めを受ける死者を助けるためと、死者が生者のために神の救いを執り成してくれるよう、祈りを捧げる。

出典：鵜飼秀徳『「霊魂」を探して』をもとに作成

めを受けるためと、神のもとにいる死者が生きている者のために神の救いを執り成してくれるよう願うため」と答えており、ともに宗教者の死者（御霊）に働きかける力を認めているとも受けとれる。

また、高野山真言宗は葬儀に、日蓮宗は法華経と唱題に、天台宗では読経に、故人を成仏させる力を認めていると言えるだろう。

なお、曹洞宗は「広報担当部署のひとつの見解」として、宗教者の鎮魂の力については「死者の魂に、正しく『仏戒』を授け、無事にほとけさまの仲間入りを果たさせるという意味において、その力があると考える」と回答している。

これら伝統仏教の考えに対して、「実体的な霊魂はない」と回答した創価学会は、公式サイトにおいて「葬儀で僧侶が引導文を読み上げないと成仏しない」「故人に戒名が必要である」という考え方は釈尊にはないと否定している〈註24〉。同会は日蓮正宗の在家団体として発足し、当初は会員の葬儀は同宗僧侶により行われていた。だが、同宗から一九九一年に破門され、このころから、友人の代表が葬儀の導師を務める「友人葬」を行っている。アンケートでは、「会員は朝晩の勤行において、先祖代々並びに亡くなられた会員・友人の追善供養を行っており、自身の功徳善根を回向することで、故人を成仏に導いていています」と回答している。

なお、日蓮宗が鎮魂供養として回答した「施餓鬼《せがき》供養」と同様の供養は、真言宗、天台宗、浄土宗、臨済宗などでは「施餓鬼」、曹洞宗においては「施食会《せじきえ》」と呼ばれ、浄土真宗を除く仏教の各宗派や修験道でも行われている。施餓鬼とは文字通り、「餓鬼に施す」ことである。仏教では、すべての者

教団名 （宗教、宗派）	概　要
臨済宗妙心寺派 （伝統仏教、禅宗）	臨済宗は、中国の臨済義玄が宗祖である禅の一派。栄西が宋で学んで日本に伝えた。看話禅（かんなぜん）と呼ばれる禅で、古の禅僧の逸話を公案（こうあん、禅問答の問題）として採りあげ、自己に対する疑問によって自心を深め、悟りを求める。臨済宗妙心寺派は臨済宗で最大の宗団。
曹洞宗 （伝統仏教、禅宗）	中国の曹洞宗の禅を、道元が宋で学んで日本に伝えた。釈迦と道元、瑩山（けいざん）を「一仏両祖」と仰ぐ。黙照禅（もくしょうぜん）と呼ばれる禅で、ただひたすら坐る「只管打坐（しかんたざ）」。その教えは、坐禅の実践によって得る身と心のやすらぎが、そのまま「仏の姿」であると自覚すること。坐禅の精神による生活に安住し、互いに穏やかな日々を送ることで、人間として生まれてきたこの世に価値を見いだす。
日蓮宗 （伝統仏教、日蓮宗）	日蓮が開祖。法華経に基づき、本尊である釈迦牟尼仏に帰依し、「南無妙法蓮華経」を唱えることを信心修行の要とし、法華経を受持することが宗旨。法華経の教えを実践して、我が身のなかに仏を見いだして、全世界を仏国土にすることを理想とする。
創価学会 （新宗教、仏教・日蓮系）	1930年創設。日蓮の仏法を信奉する団体。「創価」とは価値創造を意味する。「生命の尊厳」の確立に基づく「万人の幸福」と「世界の平和」の実現が根本の目標。
立正佼成会 （新宗教、仏教・法華系）	1938年創設。法華三部経（無量義経、法華経、観普賢経）を所依の経典とする在家仏教教団。仏教徒として布教伝道に励みながら、国内外でさまざまな平和活動に取り組む。
幸福の科学 （新宗教）	1986年創設。地球の至高神で、イエス・キリストが「天なる父」と呼び、仏教的には「本仏」と呼ばれる「神々の主」である「エル・カンターレ」を信仰する。人間の魂は永遠の生命をもち、無限の成長を目指して、この世とあの世を何度も転生輪廻するという人生観に基づく「本当の幸福」を探求する。
カトリック中央協議会 （キリスト教、カトリック）	カトリック中央協議会は、ローマ教皇を頂点とするローマ・カトリックの日本の宗教法人法に基づく組織。三位一体（父なる神、子イエス・キリスト、聖霊）の神、からだの復活、永遠のいのちなどを信じる。

※公式サイトや『宗教年鑑』などをもとに作成

表 11：アンケート回答教団の概要

教団名 （宗教、宗派）	概　要
神社本庁 （神道、神社神道）	神道は、日本各地で発生した神々への信仰。神々はさまざまで、自然物や自然現象を司る神々、偉人や祖先の御霊など。神道の信仰を形としたものが祭り。神社神道は、神社を中心として構成される神道。神社本庁は、全国の神社の約 97％を包括する、伊勢神宮を本宗と仰ぐ宗教法人。
本山修験宗 （修験道、本山派）	修験道は、日本古来の山岳崇拝に仏教、神道などが融合した信仰で、本山派と当山派が代表格。明治期の神仏分離令により、本山派は天台宗、当山派は真言宗に包摂されたが、のちに独立。本山修験宗は、聖護院を本山とする旧本山派が独立したもの。厳しい山々で修行をし、悟りを開いて仏果を得る。
天台宗 （伝統仏教、天台宗）	天台宗は、最澄が唐で天台大師の『法華経』を中心とする仏教体系を学んで、比叡山に開いた。すべての仏教を包含しており、密教の修法、千日回峰行、阿弥陀仏を念ずる常行三昧など多様な修行がある。各自が仏であることに目覚め、輝いた存在となって「一隅を照らす」運動を推進。
高野山真言宗 （伝統仏教、真言宗）	真言宗は、空海が唐で学んだ真言密教を大成させて高野山に開いた。高野山真言宗は真言宗団のなかでは最大。仏と法界が衆生（しゅじょう）に加えている不可思議な力（加持力〈かじりき〉）を前提とする修法を基本とし、それによって仏の智慧をさとり、自分に功徳を積み、衆生を救済し幸せにすることを考える。
浄土宗 （伝統仏教、浄土宗）	法然が開祖。阿弥陀仏の慈悲を信じ、「南無阿弥陀仏」と称えて、人格を高め、社会に尽くし、明るい毎日を送り、浄土に生まれることを願う。
真宗大谷派 （伝統仏教、浄土真宗）	法然の弟子・親鸞が宗祖。浄土真宗の二大教団は、浄土真宗本願寺派（西）と真宗大谷派（東）。真宗大谷派は、一人ひとりが信心に目覚め、混迷する現代社会に人として本当に生きる道を問いかけていくことを課題とし、「同朋会運動（教えの同朋として人々が集うことで、人間の真の幸福を開こうとする運動）」を軸とする。

は生前の行いによって「地獄・餓鬼・畜生・修羅・人間・天上」という六道《ろくどう》（六つの世界）を輪廻するとされる。餓鬼とは、悪業の報いで餓鬼道に生まれ、飢えと渇きに苦しむものである。施餓鬼は、お盆（盂蘭盆会《うらぼんえ》）と合わせて行われることが多く、餓鬼だけでなく先祖や諸精霊の供養のためにも行われる。

施餓鬼は、『救抜焔口餓鬼陀羅尼経《くばつえんくがきだらにきょう》』という経典に由来するとされる。

——ある夜、釈迦の弟子の阿難《あなん》のもとに「焔口《えんく》」という餓鬼が現れて「お前は三日後に死んで餓鬼になる」と言った。驚いた阿難が釈迦に教えを乞い、陀羅尼《だらに》（呪文）を唱え、無数の餓鬼と婆羅門《ばらもん》（司祭者）に飲食《おんじき》（水と食物）を施したところ、餓鬼が救われ、阿難も寿命を延ばすことができた。〈註25〉

この由来からすると、施餓鬼を行っている伝統仏教の各宗派の僧侶は、鎮魂ができるようにも思われるのだが、アンケートで施餓鬼に言及したのは日蓮宗だけである。

これら鵜飼が行ったアンケートへの回答を併せてみると、各教団とも、葬儀や法要、祭祀、ミサなどの宗教的な儀式で宗教者が死者の助けを行うという共通点があるようだ。伝統仏教においては浄土真宗を除く多くの宗派の僧侶は、読経や唱題、法要の儀式などによって、死者を成仏させる働きをもっていると言える。また、神道の神職は御霊と人、人と神の仲介ができ、カトリックの宗教者も死者のため、また生者のために死者に神との執り成しを祈ることができる。

ただし、このような各教団の公式見解や教義が、一般の人々に浸透しているかというと話は別である。そもそも各教団が今日あるような体制と教義を整えていったのは、明治以降である。明治時代には神仏分離令が出され、神仏習合だった宗教が神道と仏教に分離された。また、各地の民俗信仰と一体であった部分は、教団が教義を統一する過程で教義から抜け落ちた。だが、現代でも、葬儀においては各地の習俗が残存している部分が大きい。

そして今日、人々が宗教者と接する主な場面は、初詣や七五三などの祈願で神社に行くとき、僧侶による葬儀のときぐらいであろう。人々には、祈願の場面では宗教者は神仏など目に見えないものに働きかける力がある、葬儀の場面では、死者に働きかける力があるようにみえるのではないか。

伝統仏教の各宗派が教義として霊魂を認めようと認めまいと、人々が幽霊＝死者の相談を宗教者に持ちかけるのは、宗教者には目に見えないものへ働きかける力がある、あるいは死者と関わり、死者に働きかける力があると考えているからであろう。

✴心霊現象への宗教者の対応に関する学術調査

霊や鎮魂についての教義はともあれ、被災地の宗教者がどのように「心霊現象」に対応したのか、東北大学実践宗教学寄附講座の高橋原准教授は二〇一三年度から二〇一五年度にかけて調査を行った。宮城県内の寺院・教会約一四〇〇カ所に所属する宗教者を対象に質問紙調査を実施し、そのうえでインタビュー調査を行った。

二〇一三年度に実施した質問紙調査では、「いわゆる『霊的な現象・体験』についての相談を受けることがありますか」という問いに、「はい」が一一一人、「いいえ（無回答を含む）」が一六二人だった。回答者数二七三人のうち約四割の宗教者が、肯定的な回答をした〈註26〉。

相談を受けたことがあるという回答者に、その対応方法を複数回答で聞いた回答は、次の通り。

【「霊的な現象・体験」についての相談への対応方法】

①ひたすら話に耳を傾ける……………………八四人（七六％）
②供養や除霊、お祓いなどをする……………七二人（六五％）
③共に祈る……………………………………三二人（二九％）
③個人でできる具体的な対応方法を伝える……三二人（二九％）
⑤病院やカウンセラーを紹介する……………一〇人（九％）
⑥その他………………………………………三八人（三四％）

この結果、「ひたすら話に耳を傾ける」という傾聴が基本であることがわかった。なお、この調査では、いわゆる「霊的な現象・体験」の相談を受けたことがない宗教者にも、どのような対応をするかの質問をしている。相談を受けたことのない宗教者が、対応を想定した回答であるため、参考にしかならないが、両者を比較したところ、二つの項目で比率に大きな差があった。相談を受けることがある宗教者の対応方法として、「供養や除霊、お祓いなどをする」と「個人でできる具体的な対応方法を伝える」の二項目の回答率が、相談を受けたことのない宗教者よりも高かったのである。

ここから高橋は、二つの可能性を推測している。まず、実際に相談に応じている宗教者のほうが、「供養や除霊、お祓い」など何らかの宗教的儀礼を行うことの有効性を知っていて、それを提供しているということ。もう一つは、相談に訪れる側が、そのような対応を期待できる宗教者を選んでいるのではないか、ということである。

つまり、「霊的な現象・体験」をした被災者は、「供養や除霊、お祓い」などが期待できない宗教者や、霊魂に否定的な宗教者のところには、相談にも行かないということになる。であれば、霊的な現象に否定的な宗教者は幽霊譚に接する機会がないので、「被災地に幽霊譚はない」と考えるのも当然であろう。

✴僧侶たちの心霊現象への対処

では、霊的な現象・体験についての相談内容と対処方法について、高橋がインタビューした事例から、いくつかを端的に紹介する。宗教者は、すべて僧侶であった。なお、【事例3】は、この体験をした僧侶自身が執筆した資料も参考にしている。

【事例1】真言宗のある僧侶は、被災地で「飼い犬が鳴きやまない、階段付近で変な音がする」などと相談された。相談者の両隣では、津波の犠牲者が出ていた。そこで、僧侶は、仏壇に向かって相談者とともに読経した。さらに、御幣《ごへい》（細長く切った二本の紙を木の串に挟んだもの）を作り、酒と水を供えた。後日、家の中は落ち着いたという〈註27〉。

【事例2】曹洞宗のある僧侶に、仮設住宅に住む男性から、「霊に取り憑かれているようだ」と相談があった。一カ月前に、多くの人が亡くなった川沿いを車で走っていたときに黒いものが見えて、それから、風邪を引いてもいないのに寒気がするという。そこで、墓参りができていない親族、津波で亡くなった人のなかで供養ができていない人の心当たりを挙げてもらい、名前を書き出して、線香を供え、読経して供養を行った。〈註28〉

【事例3】曹洞宗のある僧侶のもとに、いろいろな人の霊が取り憑いたという女性から電話があった。そこで、彼女を寺に呼んで、曹洞宗の施食会《せじきえ》（施餓鬼会《せがきえ》）を基本とする宗教儀式を行った。施食会では、先祖と自然災害、戦争の犠牲者、その他いわゆる「浮かばれない諸霊」を供養する。

僧侶は彼女に憑依していた死者と対話をした。対話では、「暗闇から光を目指して進みなさい」ということを強調した。死者に死を受けいれさせたのち、彼女を本堂に連れていって供養を行った。供養の最後には、「諸仏光明真言灌頂《しょぶつこうみょうしんごんかんじょう》陀羅尼《だらに》」の呪文を唱えながら掌を広げ、五本の指端から五色の光明を出し、苦に生きる衆生を救うという所作を行った。供養が終わると憑依が解けた。

こうして約三カ月間かけて、彼女に憑依していた約二〇人を一人ずつ解いていった。米軍の爆撃を受けて戦死した旧日本海軍の水兵、飲食店のホステスだった少女、交通事故で亡くなった高校生、津波から逃れられなかった妊娠中の女性などである。

彼女は初めて寺に来たとき、精神疾患ではないかと悩んでいたが、僧侶は否定した。このことで僧侶は、彼女の信頼を得た。そして、徹底した傾聴と宗教儀式によって、彼女の症状は消えた。〈註29〉

＊宗教儀礼が功を奏する心霊現象への対処

高橋は、こうしたインタビュー調査の結果も交えて、宗教者のなかでも多数派を占める仏教の僧侶たちの「霊」の問題についての対応を次の四つにまとめた。〈註30〉

【「霊」の問題についての対応】

①受容と傾聴――「霊」の存在を教義としては認めない僧侶であっても、相手の主張を否定しないで受けいれることが多い。

②儀礼的対応――「供養や除霊、お祓い」のために定められている儀礼ではなく、本尊に向かって般若心経を唱える、施餓鬼供養の形式を用いるなど、さまざまであった。

③倫理的教育――「霊による祟り」という見方を否定し、先祖供養の意味と大切さを説く。霊による祟りや障《さわ》りを強調する悪質な宗教者への批判が背景にあると考えられる。

④自己解決（自然治癒）の了解――多くの僧侶たちは、祟る「霊」の存在を認めておらず、依頼者の心身不調が解決した場合も、自らの働きかけや神仏の力によってもたらされたと考えるのではなく、自然に治ったのだと了解しているように思われる。

この四つの対応方法をみると、「①受容と傾聴」は心理カウンセラーにもできる対応であり、宗教者としての特徴は、やはり「②儀礼的対応」にあるだろう。儀礼的対応が心霊現象の解決につながったのかどうかについては、高橋が「④自己解決の了解」と挙げているように、僧侶の側はそうは思っていないようである。だが、もし相談者の側に、「儀礼的対応によって心霊現象が解決する」という心的態度があり、心霊現象が相談者の心が作りあげた現象であるならば、儀礼的対応を受けたあとに心霊現象が解決することはあり得る。そして、心霊現象の相談相手として宗教者が選ばれるということは、相談者に、そのような心的態度があるということである。

心霊現象のような相談については、宗教者の存在価値があると言えるだろう。傾聴するだけでなく、このような宗教的儀礼を持っていることは、宗教者の大きな強みである。このような悩みには、心理カウンセラーではなく、臨床宗教師が必要かつ有効であると言えるだろう。

【註】

〈1〉岡部健、相澤出、竹之内裕文「在宅ホスピスの現場から」岡部健、竹之内裕史編、清水哲郎監修『どう生き　どう死ぬか　現場から考える死生学』弓箭書院、二〇〇九年

〈2〉岡部健「COLUM―9　自然死」、前掲書所収

〈3〉『毎日新聞』二〇一一年五月三一日

〈4〉清藤大輔、板橋政子、岡部健「仙台近郊圏における『お迎え』現象の示唆するもの―在宅ホスピス実践の現場から」『緩和医療学』Vol.4　No.1、二〇〇二年

〈5〉相澤出、岡部健、田代志門、諸岡了介「二〇〇六年度　財団法人在宅医療助成　勇美記念財団　一般公募研究　最終報告書　在宅ホスピスケアにおける終末期の精神的苦悩の緩和に関する調査研究―地域の伝統文化・死生観との関わりから」二〇〇七年。諸岡了介、相澤出、田代志門、岡部健「現代の看取りにおける〈お迎え〉体験の語り―在宅ホスピス遺族アンケートから」、「死生学研究」編集委員会『死生学研究』第九号、二〇〇八年。※両報告書に数値の違いがある場合は、後者を出典としている。

〈6〉前掲論文「二〇〇六年度　財団法人在宅医療助成　勇美記念財団　一般公募研究　最終報告書　在宅ホスピスケアにおける終末期の精神的苦悩の緩和に関する調査研究―地域の伝統文化・死生観との関

わりから」。大村哲夫「終末期患者の有する宗教性と死の受容」日本心理学会ワークショップ発表資料、二〇一〇年九月二一日
〈7〉前掲書
〈8〉統計数理研究所「日本人の国民性調査」https://www.ism.ac.jp/kokuminsei/index.html、二〇一八年一二月一一日閲覧
〈9〉森田達也、井上聡、千原明「終末期せん妄の緩和ケア」『精神医学』Vol.38 No.4、一九九六年
〈10〉読売新聞の医療・健康・介護サイト yomiDr. https://yomidr.yomiuri.co.jp/「緩和ケア医・岡部健さんインタビュー全文（4）」二〇一二年七月一日、二〇一八年四月九日閲覧
〈11〉河原正典「在宅終末期でみられる〈お迎え〉体験について考える 宮城県・福島県における『在宅ホスピス遺族調査』より」『訪問看護と介護』Vol.20 No.10、二〇一五年
〈12〉大村哲夫「死にゆく人と出会う 在宅緩和ケアにおける心理臨床」滝口俊子監修、大村哲夫・佐藤雅明編著『心理臨床とセラピストの人生 関わり合いのなかの事例研究』創元社、二〇一五年
〈13〉岡部健「医療と宗教の壁を越える」『みやぎ宗連報』No.38、二〇一二年
〈14〉源信、石田瑞麿訳注『往生要集』（上・下）岩波文庫、一九九二年
〈15〉国立社会保障・人口問題研究所「日本の将来推計人口（二〇一七年推計）」（出生中位・死亡中位推計）
〈16〉長尾和宏「無常の中にある終活」『看取るあなたへ―終末期医療の最前線で見えたこと』河出書房新社、二〇一七年
〈17〉読売新聞社世論調査「日本人」、『読売新聞』二〇〇八年五月三〇日
〈18〉高橋幸市、荒牧央「日本人の意識・四〇年の軌跡（二）―第九回『日本人の意識』調査から」『放送研究と調査』第六四巻第八号、二〇一四年
〈19〉岡部健「『実践宗教学寄附講座』への支援のお願い」二〇一二年、櫻井恭仁編『故岡部健先生 追悼緊急シンポジウム報告集』心の相談室、二〇一四年
〈20〉柳田国男『遠野物語・山の人生』岩波文庫、一九七六年

〈21〉鈴木岩弓「震災被災地における怪異の場」『口承文芸研究』第三八号、二〇一五年
〈22〉高橋原「基調報告一―一　震災後の幽霊の語りと民俗」「シンポジウム『震災と語り』」『モノ学・感覚価値研究』第八号、二〇一四年
〈23〉武田道生、熊井康雄、今岡達雄著、浄土宗出版編『お葬儀はなんのため？　だれのため？』浄土宗、二〇一一年
〈24〉創価学会「友人葬とは」https://www.sokanet.jp/pr/recommend/yujinsou/、二〇一八年六月二四日閲覧
〈25〉臨済宗妙心寺派教化センター教学研究委員会編「施餓鬼の経典―訳注『仏説救抜焔口餓鬼陀羅尼経』『仏説救面然餓鬼陀羅尼神呪経』」『臨済宗妙心寺派教学研究紀要』第二号、二〇〇四年。天台宗「法話集　施餓鬼会」http://www.tendai.or.jp/houwashuu/kiji.php?nid=66、二〇一八年六月二四日閲覧。浄土宗「主な行事・法要―施餓鬼会」https://jodo.or.jp/everyday/event/segakie/、二〇一八年六月二四日閲覧。真言宗智山派総本山智積院「行事・イベント―大施餓鬼会」http://www.chisan.or.jp/event/events_detail/id=68、二〇一八年六月二四日閲覧。尾崎正善『私たちの行持―宗門儀礼を考える』曹洞宗宗務庁、二〇一〇年。
〈26〉高橋原「亡き人の霊的な現象に思い悩む者に僧侶ができる儀礼の力」『月刊住職』二〇一六年四月号
〈27〉高橋原「臨床宗教師の可能性―被災地における心霊現象の問題をめぐって」『現代宗教２０１３』、二〇一三年。高橋前掲論文「基調報告一―一　震災後の幽霊の語りと民俗」
〈28〉高橋前掲論文「臨床宗教師の可能性」
〈29〉高橋前掲論文「臨床宗教師の可能性」。金田諦應「被災地における心のケアと憑依現象」『ＭＩＮＤ―ＢＯＤＹ　ＳＣＩＥＮＣＥ』No.25、二〇一五年
〈30〉高橋前掲論文「亡き人の霊的な現象に思い悩む者に僧侶ができる儀礼の力」

3 臨床宗教師が行うこと

スピリチュアルケア

✴死の受容までの心理的な過程

ここであらためて臨床宗教師が行うことを見ていく。その前に、臨床宗教師がどのような人々と接しているのかも、あらためて見ておこう。臨床宗教師が最も多く携わっているのは、終末期ケアの現場である。死を前にした人は、どのような気持ちで臨床宗教師を迎えるのだろうか。

米国で活躍した精神科医のエリザベス・キューブラー＝ロスは、二〇〇人以上の終末期患者へのインタビューから人が死に至るまでの心理の変化を明らかにした。その著書『死ぬ瞬間』（読売新聞社、一九七一年）は、世界的にもベストセラーとなった。キューブラー＝ロスは、死の受容に至る過程を五段階に分けて説明する。

〈死の受容までの五段階〉
第一段階　否認と隔離
第二段階　怒　り
第三段階　取り引き
第四段階　抑　鬱
第五段階　受　容

まず、末期疾患と告げられた患者は、たいていはショックを受けて、その事実を否認する。そして、周囲から孤立していく（第一段階）。だが、否認をしきれなくなると、「なぜ、私が？」などと人々や神に対して怒り、憤り、羨望、恨みなどの感情をぶつける（第二段階）。それから患者は、人々や神に対して取り引きをしようとする。良い振る舞いによって延命の願望をかなえてもらおうなどとする（第三段階）。しかし、病気を否認できなくなり、体力も衰えて、長引く入院治療によって経済的負担も増えてくると、喪失感や抑鬱症状を呈してくる（第四段階）。周囲の適切な助けなどによって患者が十分に悲しみを表現することができると、最終的に怒りや抑鬱もなく死を見つめることができるようになる（第五段階）。

ただし、これは、「神との取り引き」という言葉からもわかるようにキリスト教を背景とする文化圏で日本人にはなじみにくいところもある。

窪寺俊之・関西学院大学教授（当時）は、その著書『スピリチュアルケア入門』（三輪書店、二〇〇〇年）において、淀川キリスト教病院でチャプレンとして患者と接した臨床経験から、死を受容するまでのプロセスを次のようにまとめている。

〈患者における死の受容のプロセス〉

1　自己表現―あるがままの（飾らない、偽わらない、肩をはらない）自己を表現できる。不安、恐怖、怒り、懐疑、疑問、弱さ、脆さ、罪責感などを表現できる。

2　自己意識化―患者は不安のある自分を正しく意識できる。

3　自己受容―問題を抱え悩んでいる自分を正しく意識できる。

4　自己客観化―自己を客観視できる。自分を突き放して見直したり、自己を距離を置いて見られる。他者の視点から自分を見ることができる。

5　他者の関心の受容―他者の関心（好意や善意）などを素直に受け止めることができる。心に柔軟性がある。同時に自分を大きな存在との関係で見直しはじめ、かつ自分の過去の生き方を見直しはじめる。

6　他者の関心への応答―他者の親切、善意、好意に対して応答できる。信頼関係を持てる。自己の存在をかけて人間関係を形成できる。真実、愛、誠実、永遠などに深い関心をもつ。

7　他者の信頼と自己発見―自己以外のものに存在を任せることができる。深い信頼を持てる。自分の力のみに頼らず、他者の力、好意、善意に任せることができる。自分の人生に納得できる。

以上は、いずれも臨床経験からまとめられた死の受容のプロセスである。ただし、これを読んで死を前にした人の心理状態が理解できたとしても、なかなか実感は湧かないだろう。

＊死を前にした人の心理

ホスピス医の経験が長い山崎章郎・ケアタウン小平クリニック院長が行ったワークショップは、死を前にした人の心理を実感しやすい。山崎は、ある大学で授業を行うに当たって、大学生たちに「人が死ぬ前にどのようなことを考えるのか」を知ってもらいたいと思った。そこで、「死の体験旅行」という、死を疑似体験するワークショップを行った。

このワークショップは、アメリカのあるホスピスでボランティアの研修に使われているものがもとになっているという。『死の体験授業』（サンマーク出版、二〇一五年）に掲載されているのは、ケアタウン小平訪問看護ステーション所長・蛭田みどりの助言を受けたものを、山崎が学生の反応を見ながら変化させたものである。同様のワークショップは東北大学実践宗教学寄附講座の臨床宗教師研修を含めて国内でも数多く実施されている。ここでは山崎が行ったものを端折って紹介する。読者の方々も、一度、試してみてほしい。

用意するものは、紙とペンだけである。自分にとって大切だと思うものを二〇個、次の四つの分野に分けて、五つずつ紙に書きだす。「大切な人」を五人、「大切な物」を五つ、「大切な自然環境」を五つ、「大切な活動」を五つ、計二〇個の大切なものが書かれたら、準備完了である。

ここから、「死の体験旅行」が始まる。

これは、あなた自身の物語です。（略）ある日、意を決して、家族に体調の変化を打ち明け、病院へ行きます。そして、胃のレントゲン検査を受けることになりました。この日、あなたはあなたのなかで、何かが失われはじめたことに気がつきます。

先に書いてもらった二〇個の大切なもののなかから、なくしてもいいと思えるものを一つ選んで、「今までありがとう」と心からお礼を言って「二本の線」を引き消去してください。

という具合に、ワークショップでは、自分の身に起きる出来事についての物語が進行役によって読みあげられる。参加者は、死への一里塚となる出来事が起きるたびに、大切なものに線を引いて消していかねばならない。山崎の例では、学生を想定した物語が展開するが、ワークショップでは、それぞれの参加者に応じた話が展開する。この話の続きを簡略化すると、次のようになる。

胃の再検査をすることになり、二つ消す。不安で眠れなくなり、さらに二つ消す。家族が呼ばれて、また二つ消す。がんを告知されて、二つ消す。学校を休学することになり（社会人の場合は「休職する」などの翻案ができるだろう）、続けて二つ消す。治療が中止されて、今度は三つ消す。痛みが増してきて、二つ消す。意識が朦朧として、今度は三つ消す。ついに、あなたは亡くなる。

最後にもっとも大切なものが残りましたね。それは何だったでしょうか。（略）どうでしたか。死ぬということは、あなたにとって、大切な人を、物を、自然を、あなたのまわりにあって、あなたの存在を支えていたものを、少しずつ失っていくことなのです。あなたにとって、何が一番大切であるか、よくわかったと思います。

山崎は、死を追体験することによって、人生において自分が大切にしているものに気づき、また今を生きていることの大切さや喜びを実感し、いのちの尊さを見直すことにつながるという。

山崎はまた、学生たちに「別れの手紙」を課題レポートとして書いてもらう。「あなたは余命三カ月と宣告されました。あなたがもっとも大切だと思う人に宛てて、八百字以内で別れの手紙を書きなさい」という課題である。こちらは、曹洞宗僧侶で龍宝寺（京都市）住職だった中野東禅《とうぜん》が大学の授業に取りいれているものを参考にしたという。

学生たちは、まず、誰に対して手紙を書くか悩む。最終的には、嫌いだった父に対して書いた人もいた。山崎は、「それは、亡くなるということは、それまで自分が生きてきた間に生まれた葛藤や憎しみにも終止符を打つことを迫るから」（山崎前掲書）だという。

＊死を前にした人がすること

では、死を前にした人が、どのようなことをするのか、という角度から見てみよう。仏教の僧侶で仏教瞑想やスピリチュアルケアを専門とする井上ウィマラ・高野山大学准教授（当時）は、スピリチュアルケアの現場での経験から、人は最期を迎えるときに、次のような五つのテーマに取り組み、ある意味での人生の仕事をやり遂げようとしているのではないかと思えると『スピリチュアルケアへのガイド』（窪寺俊之・聖学院大学大学院教授との共著、青海社、二〇〇九年）に記している。

〈人生最期を迎えるときに取り組むテーマ〉

1 人生の意味を見つける
2 自分を許し、他人を許す
3 「ありがとう」を言う
4 「大好きだよ、愛しているよ」を言う
5 「さよなら」を伝える

井上は、「人生の意味を見つける」というテーマは、「死への不安とセットになってやってくることが多い」と述べる（井上前掲書）。「死んだらどうなるのだろう？」という問いには、「人生の意味をはっきりつかみたい」という気持ちが隠されているという。このため、本当にやりたいことを十分にやりきった人には、人生の意味や死後の世界をそれほど心配することがないという。だから、患者から「死んだらどうなるのか」「死後の世界はあるのか？」と聞かれた場合には、自らの人生を振り返りやすいように、「死後の世界があるとしたら、どこに生まれ変わって、どんなことをしたいと思いますか？」と問うことを勧める。その答えには、今回の人生でやりたかった欲求が反映されているという。

また、淀川キリスト教病院など各地の病院でチャプレンやカウンセラーとして長年勤務してきた沼野尚美は、終末期の患者と家族の間で、愛を感じさせる言葉かけはとても重要であると『癒されて旅立ちたい―ホスピスチャプレン物語』（佼成出版社、二〇〇二年）で語っている。だが、恥ずかしさから表現することを躊躇する人や、口にするタイミングを逃す人もいる。そこで、沼野は、患者やその家族と話をするとき、次のような「五つの言葉」を家族の間で交わすことを勧めてきたという。

〈終末期患者と家族の間で交わしたい五つの言葉〉

1 ありがとう
2 私はあなたを許します
3 ごめんなさい
4 愛しています
5 さようなら

これらの言葉は、死を迎える側にとって大切であるだけでなく、遺された家族の側のその後の歩みに大きな影響があるという。その言葉に支えられたり、重荷から解放されたりするなどである。これらの言葉は、井上が挙げた最後を迎える人の五つのテーマと重複するものが多い。

山崎が先に述べたように、死を前にした人にとって、死は生きてきた間の葛藤や憎しみに終止符を打つことを迫るものであるからこそ、感謝や許し、愛情の表現は重要なのであろう。

✴悩みに寄り添う

死を前にした人の心情を、少しでも理解していただけただろうか。さて、死を前にした人の苦悩や葛藤といっても、その人の生活背景や信念、価値観などによって各人各様である。同じ人でも、死に至るまでの段階によって変わってくる。臨床宗教師が関わるのは終末期患者だけではないが、死を前にした人と同じような解決不能な悩みをもつ人に、臨床宗教師はどう対応するのだろうか。

臨床宗教師はまず、人のそばに寄り添う。そして、その悩みにいっしょに付き合う。これは、宗教者でない一般的な心理カウンセラーの対応でも行われることで、専門用語では「傾聴」と呼ばれる。人はつらいとき、誰かが傍らにいるだけでも、気持ちが楽になる。その人が自分の気持ちを受けとめてくれるならば、いっそうである。

宗教者は普段は、どちらかといえば聞き役というよりも教えや法を説く側である。しかし、臨床宗教師としての活動では、必要なときにはアドバイスもするが、相手を慈愛で包みながら、基本は聞き役にまわる。相手の言葉にうなずき、反復し、相手の内側から言葉が出てくるのを待つ。相手が、自分のなかに持っている答えを待つのである。アドバイスを求めて臨床宗教師に声をかけたならば、拍子抜けするかもしれない。

臨床宗教師を養成する東北大学実践宗教学寄附講座の谷山洋三准教授は、「臨床宗教師の対応に正解はない」と語る。臨床宗教師の研修では、傾聴の基本である「相手の話に耳を傾ける」ことや、「相手の悩みが表出している言葉に注目する」ことなどは教える。だが、傾聴のスキルやテクニックを磨くことよりも、心のこもった関わり方を大切にする。マニュアル化された対応パターンはなく、臨床宗教師の数だけ関わり方もいろいろある。

谷山はまた、その著書『医療者と宗教者のためのスピリチュアルケア』（中外医学社、二〇一六年）において、「やはり大切なのは、同じ視点に立って一緒に悩む、ということではないでしょうか。表面上は傾聴なのかもしれませんが、それよりも大切なのは、一緒に悩みにつきあうという慈愛なのだと思います。そして覚悟も必要でしょう」と述べている。

✴スピリチュアルペイン

人々の苦悩は、さまざまである。ＷＨＯ（世界保健機関）による緩和ケアの定義（二〇〇二年）では、次のように記されている。

〈ＷＨＯによる緩和ケアの定義〉

生命を脅かす疾患による問題に直面している患者とその家族に対して、疾患の早期より痛み、身体的問題、心理社会的問題、スピリチュアルな問題に関して、きちんとした評価を行い、それが障害とならないように予防したり、対処することで、クオリティ・オブ・ライフ（ＱＯＬ）を改善するためのアプローチである。

この定義にならって、人々の苦しみや悩みは、次のように四つに分類されることが多い。

①病気などの「身体的な苦痛」

②不安や孤独感などの「精神的（心理的）な苦痛」

③仕事上や家族間、経済的な問題などの「社会的な苦痛」

④死への不安、自分自身の価値の喪失感、過去の人生への後悔などの「スピリチュアルペイン」

「スピリチュアルペイン」は、「魂の痛み」と訳されることもある。「スピリチュアル」という語は「霊的」とも訳されるが、ケアに関連して用いられる際には適切な日本語がないため、カタカナのままで使われることが多い。具体的には、死への恐怖、人生の目的や意味に対する喪失感、無力感などである。先ほどの「死の体験旅行」のワークショップで感じるような苦痛である。

それぞれの苦痛の対処には、ふさわしい専門家がいる。体の痛みならば医療者、医療費の支払いの問題ならばソーシャルワーカー、生活苦ならば地域の民生委員などである。臨床宗教師が得意とする領域は、「スピリチュアルペイン」である。

谷山は、終末期ケアに限定されがちな「スピリチュアルペイン」という用語を用いることを好まない。宗教者は、ペインがなくてもスピリチュアルケアに相当することを行ってきたからと考えるからである。臨床宗教師が活躍する現場も、終末期ケアだけでなく、被災地や都会の日常の場所など幅広い。臨床宗教師がケアするのは、必ずしも「スピリチュアルペイン」と医療関係者が定義するものだけではない。

スピリチュアルペインは、谷山によれば「スピリチュアルな探求」の一つの側面である。人は解決困難な問題に遭遇したとき、怒りや悲しみを表出したり、思考停止したり、逃避したり、内省したり、長時間かかって受容したり、などさまざまな対応をする。このような対応すべてが「探求」だという。そして、他人から見て「苦悩」と捉えられる側面が、スピリチュアルペインと言われるものであろうという。

「スピリチュアルな探求」は、解決不能な難題が多い。そこで臨床宗教師は、解決を図るというよりは、傾聴などで関わりをもつことによって、ケアを図ろうとする。

✴スピリチュアルケアの定義

このようなスピリチュアリティに関わるケアは、「スピリチュアルケア」と呼ばれる。日本におけるスピリチュアルケアの第一人者である窪寺俊之・聖学院大学大学院教授によれば、スピリチュアルケアが注目されるようになったのは、一九六七年にイギリスのシシリー・ソンダースが創設したセント・クリストファー・ホスピスで、身体的苦痛、精神的苦痛、社会的苦痛、スピリチュアルペインの緩和が強調されたからで、歴史はそう古くはない（窪寺・井上前掲書）。

元来、中世のヨーロッパの修道院で、神父やシスターが巡礼者を泊めたり、病気のときにはケアをしたりしたことがホスピスの原点である。そのような宗教施設が、病院の始まりでもあった。このため、ホスピスでの医療やケアは、当初は宗教的な要素が強かった。しかし、近代になると病院は宗教から離れて科学主義のもとに医療技術に過度に頼るようになり、人を癒すケアが失われていった。そこで、シシリー・ソンダースがスピリチュアルケアを提唱したのである。

ただし、このスピリチュアルケアという語の定義は難しい。その名を冠した日本スピリチュアルケア学会でさえ、定義ができていない。

小西達也・武蔵野大学教授によれば、海外でもスピリチュアルケアの定義は不明確なままである。小西によれば、米国のプロチャプレン協会（APC＝Association of Professional Chaplains）、臨床牧会教育協会（ACPE＝Association for Clinical Pastoral Education）など北米のチャプレン関連の主要団体がまとめた「A White Paper. Professional chaplaincy: its role and importance in healthcare」には明確な定義はなく、次のように書かれている。


危機に直面した時、人はしばしば自身のスピリチュアリティに戻る……病に襲われた時、誰もが自分の生を意義深いものにしよう、そして希望を保持しようと苦闘し、その中で超越、驚き、喜び、自然や自己、他者とのつながり等の深い経験をしている……そうした努力をサポートする行為がスピリチュアルケアである。

（小西達也「スピリチュアルケア定義の要件とその方法論の検討」『武蔵野大学教養教育リサーチセンター紀要』Vol.7、二〇一七年）


窪寺はスピリチュアルケアを、その対象を終末期患者に焦点を合わせて、次のように定義している。

スピリチュアルケアとは、肉体的苦痛、精神的苦痛、社会的苦痛の緩和と並んで、患者のＱＯＬを高めるためには不可欠なケアで、特に死の危機に直面して人生の意味、苦難の意味、死後の問題などが問われ始めたとき、その解決を人間を超えた超越者や、内面の究極的自己に出会う中に見つけ出せるようにするケアである。日常生活では、知性・理性など合理性が重視される傾向があるが、スピリチュアルケアは、日常生活では忘れられて過ごしていた目に見えない世界や情緒的・信仰的領域の中に、人間を超えた新たな意味を見つけて、新しい「存在の枠組み」「自己同一性」に気付くことである。（窪寺俊之『スピリチュアルケア学概説』三輪書店、二〇〇八年）

キリスト教のチャプレンだった窪寺の定義には、「神」を「超越者」とするキリスト教神学が投影されているようである。「人間を超えた超越者」という言葉からは、キリスト教の「神」が連想されるが、仏教の「仏、菩薩」や自然なども該当するだろう。

窪寺は、スピリチュアリティの最大の特徴を、自分を超えたもの（人間を超えた超越者、超越的存在）と、自己の内にある本当の自分（究極的自己）に出会うことだとする。この特徴が満たされると、超越者と「自己」との関係が「枠組み」を生みだし、生きる目的や価値観を生みだすとともに、自分とは何かという「自己同一性」を与えてくれるという。このことによって、スピリチュアルケアは、危機のなかにある人に、安らぎ、自己受容、希望をもたらす。スピリチュアルケアの目的は、危機で見失った「人間らしさ」「自分らしさ」を患者や家族が再び獲得することである、と窪寺はいう。

これに対して谷山は、スピリチュアルケアの対象を広げて、次のように定義する。まず、「スピリチュアリティ」を「自身の超感覚的な体験を意味づけるはたらき」とする。この超感覚的な体験というのは、通常の五感の感覚を超越した「ひらめき」や「直感」と言われる、合理的には説明しにくい感覚である。ここから谷山は、「スピリチュアルケア」を「自身の超感覚的な体験を意味づけるはたらきによって、自分の支えとなるものを（再）確認・（再）発見し、さらに生きる力を獲得・確認する援助もしくはセルフケア」（谷山前掲書）と定義する。

スピリチュアルケアは、必ずしも他者によって行われるものではない。自分自身がスピリチュアルな探求をした結果、自分でスピリチュアルケアをしたことになる場合もあるので、「援助もしくはセルフケア」と定義されている。

✴「支え」を確認するスピリチュアルケア

具体的に、第Ⅰ部第2節「松阪市民病院緩和ケア病棟」で紹介した松阪市民病院に入院していた八〇代女性の事例（【事例1】沙羅双樹が与えた生きる意欲）で見てみよう。

彼女は曹洞宗の檀家で、浄土宗の僧侶でもある臨床宗教師との対話を楽しみにしていた。臨床宗教師が彼女に寄り添って仏教の話をするなどして交流を深めた。年明けには、「沙羅の樹があった」と彼女が記憶していた場所にいっしょに出かけた。だが、彼女の記憶違いでそこに沙羅の樹はなかった。この残念な出来事によって逆に、彼女のなかに「夏まで生きて沙羅の花をもう一度見たい」という生きる意欲が湧いてきた。

臨床宗教師がスピリチュアルケアをする際には、傾聴する相手の「支え」となるものをいっしょに探し、それを確認する。性急な会話ではなく、信頼関係を結びつつ、相手の話を聞きながら、ときには質問をしながら、相手の「支え」や大切なことを、ともに探していく。臨床宗教師は、相手の話を受けとめて聴くなかで、相手の「支え」を見つけると反復する。「支え」が強化されることで、相手は「支え」に力を与えられ、生きる力を得る。

この事例では、八〇代女性にとっては、まずは「信仰」、次いで「沙羅の花」が「支え」となった。臨床宗教師は、対話を重ねるなかで、彼女が仏教に関する質問をしてくるのは、教義を知りたいというよりも自分の信仰に確信を得たいのではないかと気づき、彼女の「信仰」を支援した。そして、年が明けてからは、彼女には「沙羅の花」が生きる「支え」となった。臨床宗教師は、この「沙羅の花」を見たいという彼女の気持ちを支えた。そして、無事に花が咲く夏を迎え、いっしょに沙羅の花を見に行った。

その人の「支え」となるものは、いろいろである。また、同じ人であっても、課題によっては、「支え」となるものが違う。【図1】は、谷山が、「支え」となるものをまとめた「スピリチュアルケアの構造」である。「信仰」は、⑥「理」(真理、宇宙、思想——宇宙の真理、自然の摂理、お天道様、法〈ダルマ〉、理念、道徳、倫理、座右の銘など)にあてはまる。そして、「沙羅の花」は、⑤「事」(環境、芸術、大切な物事——自然や造形物を含む周囲の環境、音楽・絵画などの芸術、大切にしている物や生きがいにしている活動など)に相当する。

谷山によると、【図1】の①から⑧のなかで、大半の人は①「人」(家族、友達、恋人など)が「支え」になっている。②から④では、②「去」(過去の自分、人生の結果——過去の想い出、後悔など)、

【図1】スピリチュアルケアの構造

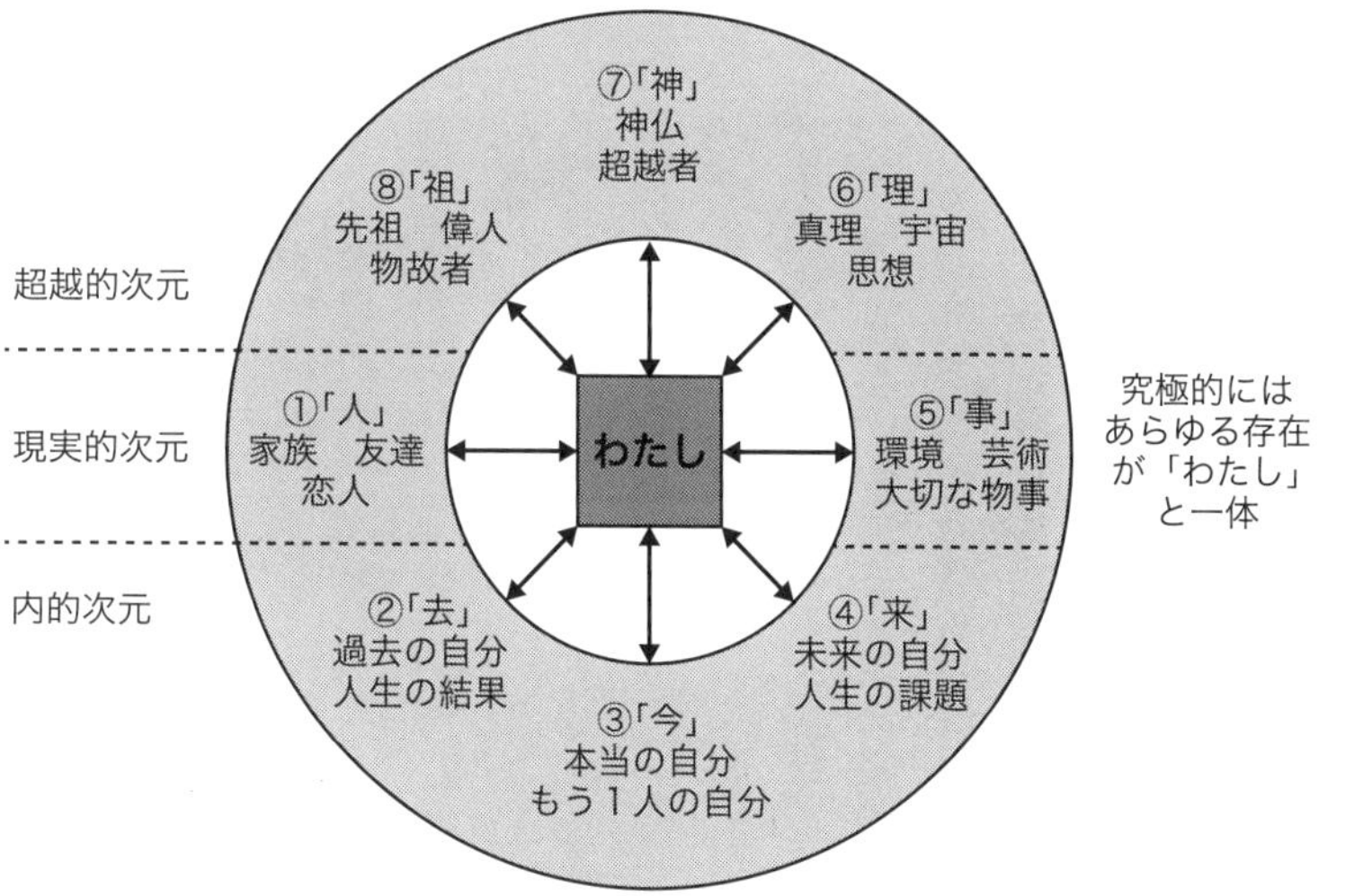

出典：谷山洋三『仏教とスピリチュアル』（東方出版、2008年）掲載の図をもとに作成

③「今」（本当の自分、もう一人の自分など）、④「来」（未来の自分、人生の課題――将来への希望や絶望、死後の世界への希望や不安など）の順に少なくなる。⑤「事」は、これらに比べると比較的多い。⑥「理」、⑦「神」、⑧「祖」は、若い人の「支え」ではないが、高齢層の「支え」になっている。

死への恐怖に対して、人によっては、⑦「神」（神仏、超越者――神、仏、菩薩、天使、聖霊、超越者との約束、来世、天国、極楽、地獄、冥界など）や、⑧「祖」（先祖、偉人、物故者――先祖や亡くなった家族・友人、神格化された偉人、著名人など）を支えに、前向きに生きようとするかもしれない。あるいは、「お迎え」が来るのを楽しみに待っている人もいるかもしれない。「お迎え現象」については、非科学的だと否定する人もいる。だが、臨床宗教師は、その人にとって「支え」となるものであれば、どんなに非合理に思えたとしても、自分の価値観を押しつけず、相手の「支え」を支援する。

【図2】スピリチュアルケアにおけるケア提供者とケア対象者の関係

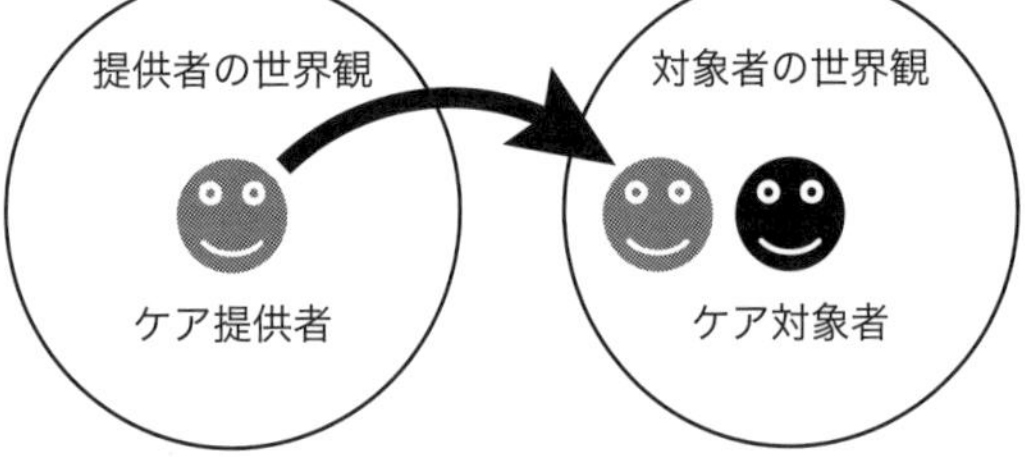

出典：谷山洋三（鎌田東二企画・編『講座スピリチュアル学　第1巻　スピリチュアルケア』〈ビイング・ネット・プレス、2014年〉所収）掲載の図をもとに作成

＊いろいろなスピリチュアルケア

先述の松阪市民病院の事例のようなスピリチュアルケアは、臨床宗教師（ケア提供者）がケアされる側（ケア対象者）の世界観に入っていき、ケア対象者の「支え」を確認することでケアする構図である【図2】。スピリチュアルケアは、基本的にケア対象者の世界観を尊重して行われる。

人は、自分自身のなかに生きる力を取り戻す力を持っている。ケア対象者が生きる力の「支え」に気づけるよう援助するのが、臨床宗教師の役割ともいえる。ときには、臨床宗教師のほうが、本人よりも早く「支え」に気づくことがある。その場合は、本人が「支え」の存在に気づくように、問いかけなどをすることもある。

だが、ケア対象者の世界観のなかに「支え」を見つけようとしても、うまくいかない難しいケースもある。ケア対象者が、自分の世界観や価値観にとらわれているために、「生きる力」を取り戻せない場合もある。こだわりから抜けだすことで、ラクになる場合もある。このようなときは、ケア対象者が、自分の世界観から抜け出して新しい世界観に入り込むのを臨床宗教師（ケア提供者）がサポートする。ケア

【図3】スピリチュアルケアにおける「ビリーフからの自由」

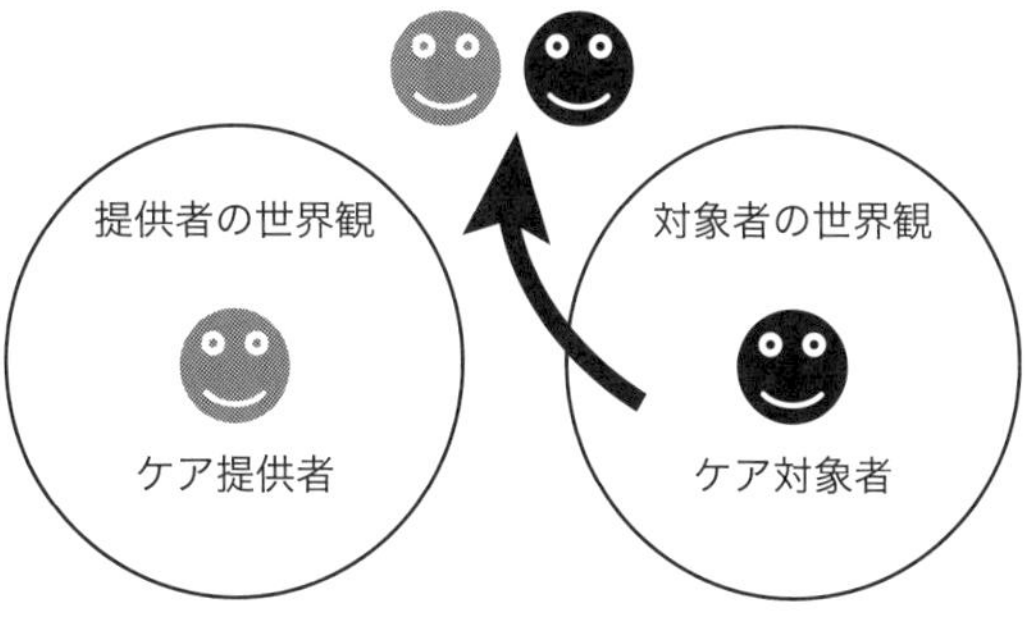

出典：山本佳世子「日本におけるスピリチュアルケア提供者に求められる資質」（『グリーフケア』〈上智大学グリーフケア研究所、2014年2月〉）掲載の図をもとに作成

対象者も臨床宗教師もともに、新しい世界観に移るのである。これを図示したのが、山本佳世子・グリーフケア研究所主任研究員（当時）による「スピリチュアルケアにおける『ビリーフからの自由』」【図3】である。ビリーフとは、信念や人と世界観や価値観をつなぐものである。

ケア対象者のなかには、臨床宗教師に積極的なアドバイスを求める人もいる。しかし、ケア対象者からの質問に、臨床宗教師が答えられない場合もある。第Ⅰ部第2節「光ヶ丘スペルマン病院」の事例で言えば、「シスターは、死ぬってどう捉えるの？」という質問を投げかけた六〇代男性の事例（【事例2】不安を共有した男性）である。

臨床宗教師研修を修了し、パストラルケアワーカーとして働いていたシスターは、男性の重ねての質問に答えられなかった。だが、男性が「わからないということだな」と返したあと、不思議と二人の距離は縮まった。

臨床宗教師とケア対象者の対話は、深まれば深まるほど良いとも限らない。臨床宗教師にも知らないことがあり、無力であるとわかれば、ケア対象者が優位に立つような感覚をもつことができ

【図4】宗教的ケアにおけるケア提供者とケア対象者の関係

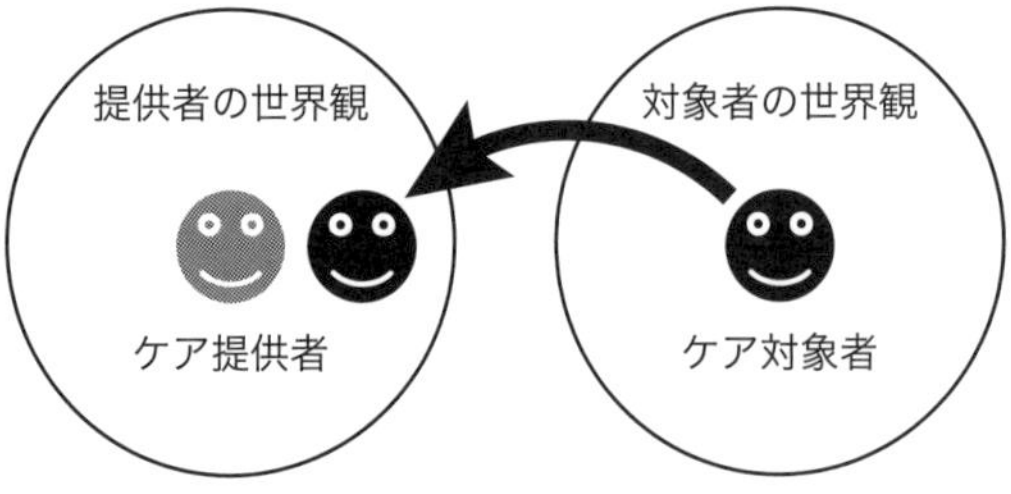

出典：谷山洋三（鎌田東二企画・編『講座スピリチュアル学　第１巻　スピリチュアルケア』〈ビイング・ネット・プレス、2014年〉所収）掲載の図をもとに作成

る。臨床宗教師は、無力な自分自身を提供することで、ケア対象者に物語の主人公になってもらうことができる。そのようなこともスピリチュアルケアの一種である。

＊宗教的ケアとスピリチュアルケアの違い

臨床宗教師は、基本的にはケア対象者に積極的なアドバイスは行わない。なぜなら、臨床宗教師は、初対面の相手をケアすることが多い。相手の背景や性格などを知らないうちに、また、強固な信頼関係が結ばれていないときには、適切なアドバイスは行いにくい。また、意に沿わないアドバイスは、相手から反発される可能性も高い。そこで、臨床宗教師は、安易な助言は行わないのである。傾聴によって相手の「支え」をいっしょに探し、相手の生きる力を支援する道を選ぶ。しかし、何回か訪問して会話を重ね、信頼関係が十分に構築されれば、アドバイスを行うこともある。

この場合、ケア対象者は、自分を支えてきた世界観では問題解決ができず、新たな世界観に「支え」を探したといえる。臨床宗教師に教えを求め、臨床宗教師（ケア提供者）の世界観を自分の「支え」とする【図4】。宗教者の世界観をケア提供者が受けいれるということである。

これは、スピリチュアルケアの一種ともいえる。スピリチュアルケアと宗教的ケアを分けるならば、谷山はむしろスピリチュアルケアから宗教的ケアへの移行であると言う。

先述したように、スピリチュアルケアを谷山は「自身の超感覚的な体験を意味づけるはたらきによって、自分の支えとなるものを（再）確認・（再）発見し、さらに生きる力を獲得・確認する援助もしくはセルフケア」と定義する。自身の超感覚的な体験を宗教性があるものと意味づける場合には、宗教的ケアとなる。スピリチュアルケアと宗教的ケアは、どちらも日常の感覚を超えたものとの関わりがあるが、そこに宗教性が介在する場合には宗教的ケアとなる。

これに相当するのが、第Ⅰ部第1節「都心の団地で開催される東京カフェ・デ・モンク」に参加した若い女性の事例（【事例4】せめぎ合う心に和解をもたらす）であろう。

母親との関係で悩んでいた彼女は、心理学や宗教をひと通り学んだ。彼女には、母親への愛憎の念という葛藤があったが、善悪を超えた密教の世界観や、「すべての存在を密教では認めている」という臨床宗教師の話が心に響いた。しかも、その臨床宗教師の誕生日が、偶然、母親が戻って来る日と一致していた。彼女の目には、それらすべてが「つながり」のあるものに映り、母親への憎しみに区切りを打つことができた。

これをスピリチュアルケアの観点から解釈すると、次のようになる。彼女（ケア対象者）はスピリチュアルな探求をするなかで、真言宗の僧侶である臨床宗教師（ケア提供者）に教えを問うた。そして、「すべての存在を認めている」という臨床宗教師がもつ密教の世界観が、彼女のなかに展開した。これだけならば、彼女の心に変化はなかったかもしれない。

だが偶然、その世界観を説いた臨床宗教師の誕生日と母親が戻って来る日が一致していた。この「つながり」が、決めかねていた母親への態度に対する答えへの「意味」をもった。その密教の世界観が、母親をゆるす「支え」として強化されたのである。ケア対象者は、真言宗に入信したのではないが、宗教者の教えが支えになったということで、スピリチュアルケアでもあるが、宗教的ケアとも言える。この事例では、臨床宗教師が解決の糸口を与えたが、解決をしたのは二つのことに「つながり」を見いだした彼女自身であり、彼女自身のセルフケアと言えるだろう。

宗教的ケア

✴二つの宗教的ケア

スピリチュアルケアは心理カウンセラーなど一般的な心理職従事者も行うが、宗教的ケアは、臨床宗教師ならではのケアである。

東北大学実践宗教学寄附講座の谷山洋三准教授によると、宗教的ケアには大別して二種類ある。入信するほどの深い信仰を前提とした「狭義の宗教的ケア」と、深い信仰を前提としない「宗教的資源の活用」である。

第Ⅰ部第1節「都心の団地で開催される東京カフェ・デ・モンク」に参加した若い女性の事例（【事例4】せめぎ合う心に和解をもたらす）では、彼女の求めに応じて臨床宗教師が真言宗の教えについて説明した。彼女は信仰を求めたというよりは、心の問題を解決するためのヒントを探そうとしたと言えるだろう。また、臨床宗教師は布教が戒められており、布教ではなく彼女に密教の知識を伝えたと捉えられる。母親との関係に悩んで心理学や宗教を学んだという彼女は、確たる信仰をもつ人とは思えない。また、少なくともこの関わりにおいて、彼女が真言宗に導かれたとは言いがたい。教えを説いて仏道に導く「狭義の宗教的ケア」というよりも、むしろ「宗教的資源の活用」に該当するであろう。

宗教的資源とは、さまざまな宗教的なシンボルのことである。たとえば、お墓、仏壇、位牌、仏像、十字架、数珠、ロザリオなど宗教と密接な関わりをもつ物だけでなく、僧侶をイメージさせる坊主頭、禅宗の僧侶の作業着である作務衣、神父や牧師が着るローマンカラーのシャツ、寺社教会の建物や風景、教えに関する言葉などである。臨床宗教師が僧侶と名乗らずとも、坊主頭で作務衣を着ているだけで、ケア対象者は死生観や亡くなった人への想いなどを語るようになる。

第Ⅰ部第1節「臨床宗教師の活動モデルとなった被災地のカフェ・デ・モンク」の例で言えば、被災地の「カフェ・デ・モンク」に来た利用者がつくる「腕輪念珠」や「手のひら地蔵」などである。臨床宗教師と話をしながら、「腕輪念珠」や「手のひら地蔵」をつくることで、会話のきっかけができる。「腕輪念珠」をつくる際には、作成した人の願いや祈りが叶うように最後に臨床宗教師が念を入れて完成する。その際に、その人の願いや思い、祈りといったものを理解することができる。「地蔵」は、供養の象徴のように受けとられ、亡き人への想いを引き出しやすくなる。「地蔵」や「念珠」は宗教を利用する形のケアであって、ケア対象者に信仰を求めるものではないが、臨床宗教師は宗教的なものであることをケア対象者に説明してから利用する。

「宗教的資源の活用」は、「狭義の宗教的ケア」に対して「広義の宗教的ケア」であり、「広義のスピリチュアルケア」といえる。

日本人は、信仰している宗教を問われると「無宗教」と答えるが、初詣に神社に行ったり、盆や彼岸には墓参りをしたり、先祖の墓前で願いごとをしたり、クリスマスを祝ったりするなど宗教的な行為をする人は多い。もはや宗教ではなく、年中行事として行っている。

明確な信仰をもつ人には、「自分の信仰と異なる」宗教的資源を用いられることには抵抗があるかもしれない。だが、「無宗教」と答えるような一般的な日本人は、逆に、どのような宗教的資源にもなじみやすいのかもしれない。

なお、臨床宗教師は宗教者であるが、無宗教者にも対応する。「無宗教」は一つの信念であり、一つの宗教ともいえる。臨床宗教者は、無宗教者の場合には、その無宗教という信念を支える。米国の病院のチャプレンには、無宗教者のためのチャプレンもいるぐらいである。

✴狭義の宗教的ケア

「狭義の宗教的ケア」を、谷山は次のような三つに分ける。

- 信者のための儀礼
- 既信者教化
- 未信者教化

「信者のための儀礼」とは、すでに何らかの宗教を信仰している人に対して、その宗教儀礼を行うことである。たとえば、朝夕の読経、食事の前後のお祈り、礼拝などの儀礼である。儀礼ではなく、教義を説く場合には、「既信者教化」となる。

これに対して、まだ信者ではないが、信仰を求めて話を聞こうとする人に教えを説くのが、「未信者教化」である。

日本人には、熱心に信仰をしている人は少ない。だが、つらい出来事をきっかけに、信心深くなったり、信仰を求めたりする人もいる。臨床宗教師は、自分の所属する宗教や宗派と違っても、ケア対象者の求めに応じて、その信仰に合わせた読経や祈りをともにする場合がある。その宗教儀礼を知っている場合などである。しかし、簡単な儀礼や表面的な教えの内容はともかく、深い教化を求められる場合には、その宗教の宗教者が関わることが望ましい。そこで、ケア対象者の要望があれば、臨床宗教師は、臨床宗教師のネットワークを活用して、ケア対象者と同じ宗教・宗派の宗教者につなげることができる。

しかし第I部第2節「沼口医院」の「【事例3】患者と地域をつなぐ臨床宗教師」で見たように、ケア対象者から納骨や葬儀などについての相談や依頼があっても、臨床宗教師は納骨や葬儀を自分自身で引き受けることはしない。ケア対象者の菩提寺を臨床宗教師が所属する寺に変更するようなことも行わない。臨床宗教師倫理規約（ガイドライン）には、「臨床宗教師は、布教ととられる行為を行わず、地元の宗教者と友好関係を保たなければならない〈註1〉」と定められているからである。臨床宗教師のネットワークを通じてケア対象者の近隣の宗教者に当たり、ケア対象者にふさわしい宗教者を紹介するにとどめる。寺院の例でいえば「檀家を取った、取らない」などの争いは避けなければならない。同業である宗教者から、臨床宗教師全体を守るためでもある。

だが、ケア対象者が、その臨床宗教師との信頼関係から、その臨床宗教師が所属する宗派の教えを求めるようになることもあるだろう。それでも倫理綱領や倫理規約のために、その臨床宗教師との宗教上の関係を結ぶことができないというのは、ケア対象者には不満が残るのではないか。地域の宗教者との摩擦を避けるための、過剰防衛にも受けとれる。

一方で、地域の宗教者が日常の教化活動を普段から行っていれば、「臨床宗教師」という存在も不要であろう。また、「臨床宗教師」として活動する宗教者も、自分の領域内で「宗教者」として活動していればよいのではないか、という話にもなる。このような臨床宗教師への批判と課題は、追って次節の「臨床宗教師の課題」で取りあげる。

✴宗教的ケアの効果

宗教的ケアは、臨床宗教師が登場する以前は、第Ⅰ部第2節で取りあげた光ヶ丘スペルマン病院のような宗教的背景のあるホスピスや緩和ケア病棟で、パストラルケアワーカーやチャプレンなどによって終末期患者を対象に行われることが多かった。

NPO法人日本ホスピス緩和ケア協会の調査では、二〇一一年の時点で、協会の正会員で情報公開を許諾した二〇一施設のうち三七施設で常勤・非常勤を含めて約六〇人の宗教者が働いていた。〈註2〉日本ホスピス緩和ケア協会に加盟していない施設を含めた二六二の緩和ケア病棟を対象に行われた調査(二〇一二年度調査研究報告)では、ボランティアを含めた人数が確認され、六八施設で一七六人の宗教者が活動していることがわかった。〈註3〉臨床宗教師が養成されるようになってからは、緩和ケア施設などでボランティアとして活動するだけでなく、雇用される臨床宗教師が増えたため、緩和ケア施設で活動する宗教者は、さらに増加していると推測される。

緩和ケア施設で働く宗教者は、まだ多くはない。だが、宗教者に対する評価やニーズは高いといえる。公益財団法人日本ホスピス・緩和ケア研究振興財団は、緩和ケアの質の向上に役立つ各種研究のために、二〇〇六年度から約四年ごとに大規模な全国調査を実施している。緩和ケアを受けた患者が亡くなったあと、患者の様子を見ていた遺族に対して行われた各種調査では、宗教的背景のある施設や宗教的ケアが患者に有用だったと評価されている。

二〇〇七年に岡本拓也・洞爺温泉病院ホスピス・緩和ケア病棟ホスピス長（当時）らが実施した調査では、遺族からみた終末期がん患者に対する宗教的ケアの有用性が確認された。遺族の約八割以上が「患者の精神的な穏やかさをもたらすのに役立った」と評価した宗教的ケアは、評価が高かった順に「牧師・僧侶・チャプレンなどの宗教家と会う」「礼拝や仏事に参加する」「宗教的な音楽を聴く」「病院に宗教的な雰囲気がある」であった。また、約半数の遺族が、「患者自身が宗教的ケアは有用だったと言っていた」と回答した〈註4〉。

青山真帆・東北大学大学院医学系研究科助教らによる二〇一四年の調査は、「宗教的背景をもつ施設は遺族からの評価が高い」という先行研究を受けて、その要因を明らかにするために行われた〈註5〉。この調査でも、やはり宗教的背景のある施設では「患者が望ましい死を達成した」と遺族が評価した度合いが高かった。そして、その要因とみられる特徴として、病院に「チャペル・礼拝室などの宗教的設備がある」こと、病院が「ガーデニング・園芸などを患者が行う」「遺族ケア」などのケアに力を入れていること、宗教的ケアとして「礼拝や説法が定期的にある」「宗教者の定期的な訪室がある」ことなどが明らかになった。

この調査では、患者の宗教的背景が明らかではないため、信仰の有無によって評価に影響が生じた可能性がある。とはいえ、終末期患者に対する宗教的ケアの効果は高いと言えるのではないだろうか。終末期ケアの現場では、さらなる臨床宗教師の活躍が期待される。

✴読経の効果

第Ⅱ部第2節「東日本大震災の被災地での心霊現象」では、東日本大震災後の心霊現象への対処に宗教儀礼が奏功した事例を紹介した。だが、「宗教的ケア」のなかでも宗教儀礼の効果は、宗教になじみのない人には、わかりにくいのではないだろうか。そこで、まずは仏教における読経の効果から見ていこう。

臨済宗妙心寺派宗務本所が発行している『よくわかる妙心寺』（一九九八年）には、臨済宗中興の祖とされる江戸中期の白隠《はくいん》の高弟である東嶺《とうれい》が述べた「読経の功徳」が記されている。このうち、一〜四が、読経をした本人自らがいただく功徳で、五〜八は、その功徳が他に向けられるもので、自利利他の行にかなっているという。

〈読経の功徳〉

一　心を浄める（心が自由自在になる）
二　身のさわりを除く（身体と呼吸が調う）
三　心のわだかまりを除く（ストレスがとれる）
四　心願が成就する（志や誓いを明らかにする）
五　諸天を歓ばす（心が神仏にかなう）
六　故人の霊を慰める（供養が届く）
七　見聞を深くする（悪心を浄め、信心をおこさせる）

八　仏縁を広める（迷える衆生に仏縁を広める）

他に向けられる読経の功徳として、「故人の霊を慰める」というものがある。これは、僧侶による読経が心霊現象に効くということにもつながりそうである。また、読経した本人が得る「身のさわりを除く」、「心のわだかまりを除く」などの功徳は、病人にとって望ましい効用のようである。だが、事例や専門家の著述を挙げても、科学主義が主流の現代では、なかなか納得してもらえない。そこで、宗教儀礼の効用を客観的な数値として示そうという科学的研究が行われている。

谷山らは、読経を聞くことで悲嘆によるストレスが軽減するという実証的研究結果を『仏教看護・ビハーラ』第一一号（二〇一六年）に発表した。（註6）これは、臨床宗教師による読経が、悲嘆のケア（「悲嘆ケア」は「グリーフケア」ともいう。二四七頁参照）に有効であることを示すためである。

実験の手順は次の通りである。まず、二〇～三〇代の学生三七人に、金魚を自宅で五一日間、飼育させせた。金魚には名前を付けて呼びかけを行い、毎日金魚の様子をメモし、週一回程度、写真撮影した金魚の写真とメモを学生たちにメール送付するよう促した。こうして金魚への愛着を覚えさせたあと、「金魚がウイルス感染したため殺傷しなければならない」と虚偽の告知をした。これによって悲嘆ストレスを与えられた被験者は、ストレス指標を測定されたあと、二つのグループに分けられた。グループAは臨床宗教師による読経（経文は、一般にはあまり知られていない『舎利礼文《しゃりらいもん》』）を一〇分間、聞かされた。対照群のグループBは、各自自由に静かに一〇分間、過ごすように指示された。この〝悲嘆ケア〟を行った一〇分後に、再びストレス指標を測定した。

ストレス指標としては、心理学指標（心理尺度）と、生化学指標（唾液中のアミラーゼ活性α-AMYと唾液s-IgA）を用いた。ストレスが軽減すると、α-AMY値が低下し、s-IgA値が上昇する。

この結果、心理尺度では悲嘆ケアの前後で有意な差はなかったが、生化学指標の一つである唾液アミラーゼ活性（α-AMY）の数値を見ると、読経による悲嘆ケアを受けたグループAでは有意に低下、つまりストレスが軽減した。一方、対照群のグループBは、有意に上昇し、ストレスが増加した。つまり、読経による悲嘆ケアによって、悲嘆ストレスが軽減したと言える。

さらに、読経による悲嘆ケアを受けたグループのなかで、事前質問で「喪失経験あり」と答えた男女を比べると、男性のほうが女性よりもストレスが軽減した。

経文のどのような部分（リズム、音調、文言、種類）が悲嘆ケアに有効だったのかという点については、今後の課題である。だが、読経を聴くことが悲嘆ストレスを軽減するということを客観的に示したことは、臨床宗教師の活動の有効性を証明するものである。

この結果はまた、悲嘆に暮れる男性には、言葉によるケアや悩み相談よりも、ただ黙って経文を聴かせるというアプローチが有効であることを示したものでもある。男性は、傾聴移動喫茶「カフェ・デ・モンク」のような場所には集まろうとせず、相談に来ることもない。そこで、谷山らは悲嘆に暮れる男性への対応方法としての読経に期待を寄せている。

✴祈られることの効果

では、「祈り」の効果はどうだろうか。「祈り」がもたらす治療効果についての研究は、世界各国で行われている。臨床宗教師らの「祈り」は、ケア対象者に効果があるのだろうか。

米国で一九八八年に発表された、カリフォルニア大学のランドルフ・バード博士が一九八二〜八三年にかけて行った実験がある。[註7] サンフランシスコ総合病院のCCU（冠動脈疾患集中治療室）に入院中の患者三九三人を無作為に、「祈り」を行われるグループ一九二人と、「祈り」を行われないグループ二〇一人に分けた。このグループ区分は、患者本人、看護婦、医師にも知らされなかった。「祈り」を行う人たちは、毎日、敬虔な祈りを捧げ、地元の教会で積極的に活動するカトリック信者やプロテスタント信者だった。祈る人には、患者の名前、病状を伝え、毎日、病院の外で患者が早く回復するように祈ってもらった。患者一人につき、「祈り」をする人は三〜七人だった。

一〇カ月後、「祈り」を行われたグループ（以下、「祈り」群）は、「祈り」を行われなかった（以下、対照群）グループよりも経過は良好だった。

- 鬱血性心不全になった人は、「祈り」群が八人に対して、対照群が二〇人
- 心肺停止が起きた人は、「祈り」群が三人に対して、対照群が一四人
- 肺炎になった人は、「祈り」群が三人に対して、対照群が一三人
- 利尿薬を必要とした人は、「祈り」群が五人に対して、対照群が一五人
- 抗生物質を必要とした人は、「祈り」群が三人に対して、対照群が一七人
- 気管内挿管や人工呼吸器を必要とした人は、「祈り」群が〇人、対照群が一二人

このような明白な違いは、「祈り」の影響があったと考えてもよいだろう。

また、二〇〇一年に発表されたデューク大学医学部心臓外科による臨床試験においても同様に、他人に祈られた人は、そうでない人よりも治癒が順調だった。

実験対象は、心臓疾患で手術のために入院した一五〇人の患者で、医者にも患者にも「祈り」を行われたか否かは知らされなかった。患者は通常の医学療法に付随して、五つのグループに分けられて、異なった療法が行われた。第一グループは付随療法なし、第二グループは、治療者が患者の胸に手を当てるタッチ療法、第三グループはストレス軽減療法、第四グループはイメージ療法、第五グループは他人による治癒の「祈り」が行われた。第五グループの患者への治癒の「祈り」は、米国、フランス、イスラエル、ネパールの四カ国から、キリスト教、ユダヤ教、仏教の信者の祈りの会が各居住地で行った。祈る人には患者の名前を伝え、祈る方法は教会のミサでの祈り、一日一時間の念仏など、各宗教の方法で行われた。

その結果、付随療法を受けた患者が合併症を起こした率は、受けていない患者よりも三〇パーセント低かった。とくに、「祈り」を行われた患者の合併症併発率は、その他の患者の五〇パーセントだった。〈註8〉

これらの結果からは、宗教的ケアである「祈り」が治癒に良い効果を与えることが明白なようである。だが、正反対の研究結果もある。『朝日新聞』「『祈り』の効果なし？」（二〇〇六年四月一日）には、祈りが治癒に効果が与えないどころか、マイナス効果を示した研究結果が掲載されている。

米国で心臓手術を受けた約一八〇〇人を対象に行われた研究では、患者と無関係のボランティアが、「手術が成功して早く回復し、合併症が起きない」ように祈った。手術の成功については、「祈り」の効果がみられなかった。逆に、「祈り」が行われていることを知っていた患者の五九パーセントが三〇日以内に合併症を起こしたのに対し、知らなかった患者は五二パーセントと、「祈り」が負の効果をもたらした。この研究に資金提供したジョン・テンプルトン財団は、「今回の厳格な研究では、効果が確認されなかった」という声明を発表した。

この研究については、『合併症が起きないように』というネガティブなイメージの祈り方に問題があった」、「祈られていることを知った患者が、祈りの内容である合併症のイメージを描いて、ネガティブになった」「祈りの対象になったことを患者がネガティブに受けとめた」など確認したい点も多々ある。だが、結果は結果として、厳粛に受けとめるべきであろう。

時代は前後するが、米国立衛生研究所（ＮＩＨ）は、信仰が健康に与える影響についての研究の評価を専門家に依頼した。この依頼を受けた疫学者のリンダ・パウエルは、宗教の医学的な効用に関する約一五〇本の論文を詳細に検討し、その結果を二〇〇三年に発表した。そこでは、信仰と治療に関して「誰かに祈ってもらうと急性疾患の回復が早い」という仮説についての信ぴょう性は、「ややある」だった。(註9)

この分野については、国内における研究の結果を待ちたいところであるが、「祈り」の効用を肯定的に受けとめてもよさそうである。

✴「祈り」の効果

これまで紹介してきたのは、他者による「祈り」の効果だが、自分自身による「祈り」の効果の研究もある。次の研究結果は、臨床宗教師とともにケア対象者が「祈り」をすることについての効用を考える参考になるだろう。

『産経新聞』「【アメリカ東西南北】祈りと健康　宗教に精神的救い求める」(二〇〇〇年七月二七日)に掲載された米紙『USA Today』(二〇〇〇年七月一八日付米国版)の記事によると、デューク大学(米国ノースカロライナ州ダーラム)医学センターのハロルド・コーニグ研究員らは、ダーラム周辺に住む高齢者四〇〇〇人を対象に六年間にわたって研究した。医学専門誌『老年医学』(二〇〇〇年七月号)に発表された報告書によると、この六年間に死亡した高齢者のうち、「祈り」や「瞑想」を全くしなかった人の死亡率は、行った人よりも五〇パーセントも高かった。「祈り」や「瞑想」だけが差異なのか、詳細は不明であるが、「宗教的な祈りは、ストレス解消に効果があるのではないか」というコーニグ研究員のコメントが紹介されている。

また、日常的に「祈り」を行う僧侶についての研究も行われている。

村上和雄・筑波大学名誉教授は、祈りや瞑想が心身に及ぼす影響を明らかにするために「祈りと遺伝子」の研究を行っている。村上らが二〇一七年に発表した研究では、日常的に祈りや瞑想を実践している高野山真言宗僧侶一〇人(僧侶群)を一般人一〇人(対照群)と比較した。遺伝子検査のほか、共感度や生活習慣を知るための質問紙調査も実施した。(註10)

共感度は、米国のマーク・H・デイヴィス・エッカード大学教授が作成した対人反応性指標に基づいて、葉山大地・筑波大学大学院人間総合科学研究科特別研究員(当時)らが開発した共感性プロセス尺度によって、測定された。

共感性には認知的側面と感情的側面の二つがあるとされる。認知的側面としては、「他者の感情への敏感性」「視点取得（相手の立場に立って、相手の感情を理解する傾向）」の二つの次元、感情的側面としては、「ポジティブな感情の共有」「ネガティブな感情の共有」「ポジティブな感情への好感」「ネガティブな感情への同情」の四つの次元が測定された。

具体的に言えば、被験者は、「人のちょっとした気分の変化に敏感である」「他者をよく理解するために、相手の立場になって考えようとする」「相手が喜んでいると、自分もうれしくなる」「相手が不安を感じていると、自分も同じ気持ちになる」「他の人が幸せそうにしている光景を見ると、温かい気持ちになる」「人が問題を抱えていると、かわいそうだと思う」など三〇項目の文章について、「まったくあてはまらない」から「とてもあてはまる」までの五段階で答える。〈註11〉

その結果、僧侶群はI型インターフェロン関連遺伝子の発現が活性化していることがわかった。I型インターフェロン関連遺伝子は、ウイルスから身体を守るたんぱく質で、僧侶では自然免疫系が全体に活性化しているといえる。一方で、僧侶は他人の感情や行動に対する共感度が高かった。

村上は、「本研究で最も興味深い結果とは、共感性と僧侶型遺伝子に一定の関連が見いだされたことである。（中略）真言宗の開祖、空海の言葉に『菩薩の用心は、みな慈悲をもって本《もとい》とし利他をもって先とす』（『秘蔵寶鑰《ほうやく》』巻中）とある。これは『菩薩は慈悲の心で他の者の幸せを優先する』という意味であろう。人の悲しみや喜びをわがことのように感じ、利他の心を持つことは、高い共感性に通ずる。空海の言葉を日々胸に刻む僧侶たちが、行（瞑想や祈り）によって共感性や慈悲の心を育むことで、免疫機能の強化に繋《つな》がったのではないかと考えている。日々の生活の中で行じられた祈りや瞑想が、ある心理状態を作り、その状態が積み重なることで、遺伝子を介して体に影響を及ぼしたのではないかと推察される。」と述べている〈註12〉。

この研究は、祈りが身心にもたらす良い効果を明らかにしただけでなく、僧侶の共感度の高さや身体の健康度から臨床宗教師としての適性をも示したようである。

✴死後を問われる宗教者

最後に、「死という暗闇に降りていくための道しるべを示してほしい」という岡部健医師の臨床宗教師への期待は、宗教的ケアに関するものである。死への不安や死後への疑問に対して、臨床宗教師は、どう応えるのだろうか。

科学的合理主義に基づく学校教育では、「死ねば終わり」という死後観である。しかし、人々の死後観は、さまざまである。読売新聞が二〇〇八年に実施した世論調査（読売新聞社世論調査「日本人」、『読売新聞』二〇〇八年五月三〇日）では、「死んだ人の魂は、どうなると思うか」と選択肢を提示して質問したところ、【表1】のような回答となった。

表1：死んだ人の魂は、どうなると思うか

生まれ変わる	29.8%
別の世界に行く	23.8%
消滅する	17.6%
墓にいる	9.9%
その他	0.9%
魂は存在しない	9.0%
無回答	9.1%

※サンプル数：1837人
出典：読売新聞社世論調査「日本人」

「生まれ変わる」と「別の世界に行く」「墓にいる」を合わせると六割強である。過半数の人が死後も何かが存続すると考えている。これは、宗教の世界で多くみられる死後観と共通する。逆に、人々の死後観は、何らかの宗教性を帯びている場合が多いといったほうがよいのかもしれない。このため、死後観について話をすると宗教の話につながりやすいのだろう。

宗教界の死後観は各宗教・宗派によって異なるが、人は死後も何らかの形で存続するということを念頭に、この世での生き方を示す宗教団体が多いようである。

各宗教団体の死後観を、第Ⅱ部第2節で取りあげた鵜飼秀徳の『「霊魂」を探して』（KADOKAWA、二〇一八年）に掲載されている宗教団体へのアンケートに基づき、簡潔にまとめた【表2】。信者から「人が死んだらどうなりますか」と問われた場合の回答である。霊魂に関する回答と重複するものもある。霊魂に関するアンケートだったため、霊魂について明確な見解を出せない教団は、死後についても回答を示さなかったところが多い。あの世に「何が」行くのか、と追及されたときに、答えられないからであろう。端的な回答がなかった教団、一見解や個人見解を寄せた教団は省いている。宗教者には、死後を語ることが期待されているといっても、死後を明確に語れない教団も存在するようである。

一方、谷山は、日本人の死後観を次の七つに分類する。[註13]教団の回答と一致するものや、民間信仰と一致するものなど、さまざまである。

①特定のイメージを伴った別の世界に行く（例―天国、浄土、極楽、地獄、黄泉、三途の川など）

②超越的存在と合一する（例―神仏・宇宙と一体化する、永遠のいのちに溶け込む、祖霊になる）

③魂が肉体から分離する（さらに他の肉体に入る。例―輪廻転生、生まれ変わる、中有《ちゅうう》など）
④（普段の様態はさておき）特定の時期・機会にこの世に現れる（例―お盆、お迎えなど）
⑤この世になんらかの形で留まる（例―草葉の陰で見守る、星になる）
⑥生きている人の記憶の中に留まる（例―作品を残す、歴史に名を残す）
⑦無になる（例―自己の消滅、遺体だけが残る）

ただし、第Ⅰ部でもたびたび言及したように、臨床宗教師は、「死んだらどうなるの？」と聞かれ

表２：人が死んだらどうなるか

神社本庁	御霊は近くにとどまり家族の守り神になる、どこか遠くに存在する幽世に赴く、など地域によってさまざま。
本山修験宗	肉体も意識も「無」。しかし、修験者の修行のあかしとして霊は山に行く。
天台宗	仏弟子として、この世を離れ、仏の国（浄土）へ向かう。
高野山真言宗	僧侶の引導により仏弟子となって、来世で修行を積み、成仏する。
日蓮宗	法華経と唱題による功徳が捧げられることで、霊山浄土に送られる。
創価学会	生も死も、永遠の生命の一側面。死とは、次なる生への充電期間のようなもの。
幸福の科学	人は死んでも魂として生き続けている。人間の本当の住処はあの世の世界。
カトリック中央協議会	死によって永遠のいのちに入り、死者は神のすぐそばにいる。

出典：鵜飼秀徳『「霊魂」を探して』をもとに作成

て、直ちに自分が所属する宗教・宗派の死後観や自分が信じる死後観を答えることは、まずない。教義や意見の押しつけは行わない。所属する宗教・宗派によっては、死後を語りにくい場合もある。

谷山は、「対応の基本は、傾聴し、信頼関係を築くこと」という。ケア対象者が、「死んだらどうなるの？」という質問を投げかけた背後に、臨床宗教師は、どのような思いを持っているのかを受け取っていく。ケア対象者が、なぜ、そのような疑問をもつのか。ケア対象者が、死後の世界について、どのようなイメージを持っているのかを確認する場合もあるだろうし、「いっしょに考えていきましょう」という場合もあるだろう。

ここまでならば、通常のカウンセラーが行うスピリチュアルケアでも同じである。しかし、それではケア対象者の求めに応えられないとなると、臨床宗教師が「踏み込む」場合もある。ケア対象者に「自分の考えを話してもよいですか？」と確認をして許可が取れたならば、臨床宗教師が自分の死後観を披瀝することもある。ケア対象者が臨床宗教師に死後を問うときは、宗教的な答えを期待することが多いように見受けられる。このため、死後についての答えは宗教性を帯び、スピリチュアルケアの範疇を通り越して、宗教的ケアとなることが多いようである。

谷山は、その著書『医療者と宗教者のためのスピリチュアルケア』（中外医学社、二〇一六年）において、臨床宗教師の対応方法をいくつか提案しつつも「マニュアル化してしまってはいけない」「柔軟に、臨機応変に対応すべき」という。また、「ケア対象者の個別性を尊重し、丁寧な対応をするためには、何よりも信頼関係が不可欠だ」と念を押す。臨床宗教師の現場は、バラエティに富んだ対応が展開するスリリングな現場なのである。

グリーフケア

✴さまざまな喪失による悲嘆

臨床宗教師はスピリチュアルペイン（魂の痛み、第Ⅱ部第3節「スピリチュアルケア」参照）を癒すため、傾聴を主体にしたスピリチュアルケアと、読経や祈りなど宗教性をもつ宗教的ケアを基本に行う。そのようなケアのなかに、「グリーフケア」とも呼ばれるケアがある。

グリーフケアのグリーフとは、悲嘆のことである。グリーフケアの対象は、身近な人を亡くした人が多い。だが、遺族に限らず、さまざまな悲嘆を抱えた人すべてが対象となり得る。坂口幸弘・関西学院大学准教授（当時）は『悲嘆学入門』（昭和堂、二〇一〇年）において、社会心理学者のウォルフガング・シュトレーベとマーガレット・S・シュトレーベ、精神分析医のエリック・リンデマンの定義を合わせて、悲嘆とは「『喪失に対するさまざまな心理的・身体的症状を含む、情動的（感情的）反応』であり、心身症状を伴う『症候群』ともいわれる」と述べている。

悲嘆は、人だけでなく、物や財産、ペット、仕事や地位、役割や生活様式、慣れ親しんだ住まいや環境、身体の一部や身体機能、理想や目標など、愛着のある何かを失うという喪失体験によって生じる。東日本大震災では、家族や親しい人のみならず、住み慣れた家や街並み、仕事まで震災によって奪われた人が多かった。被災者の悲嘆は、さまざまな喪失によるものであった。また、高齢者や入院患者が、自分の体が思う通りに動かなくなってきたと嘆くことは、身体機能の喪失による悲嘆である。

東日本大震災では、家族や親しい人が津波に流されて行方不明となった人も多かった。このように生死不明になると、残された人は中途半端な状態になり、死を認めて嘆くことも難しくなる。このような「あいまいな喪失」と呼ばれる喪失も、人々に抑うつ、不安などを生じさせる。

また、終末期ケアの現場では、患者の死を予期した家族が、生前から患者の死後に生じるような悲しみや苦悩を示すことがある。このような「予期悲嘆」と呼ばれる悲嘆もある。

＊喪失による悲嘆を支えるグリーフケア

喪失はスピリチュアルペインであり、悲嘆となって表れる。グリーフケアとは、このような喪失による悲嘆を抱える人の「グリーフワーク」を支えることである。

グリーフワークとは、米国の精神分析医リンデマンの造語である。この言葉は、精神分析の創始者である精神科医ジークムント・フロイトが用いたドイツ語"trauerarbeit"（trauer は「喪」、arbeit は「仕事」を意味する）に由来し、「喪の作業」「喪の仕事」とも呼ばれる。リンデマンは、一九四二年に四九二人の犠牲者を出した火災事故の遺族を分析し、グリーフワークの必要性を主張した。リンデマンは、グリーフワークを「故人へのとらわれから解放され、故人のいない環境に再適応し、新しい関係を形成すること」（坂口前掲書）であるとする。そのためには、悲嘆に直面し、感情を表出することが必要であるという。

坂口によると、このグリーフワークという概念については、心理学的な仕組みが説明されていないなど、一九八〇年代後半以降、批判が加えられている（坂口前掲書）。ただし、日本で一般に「グリーフワーク」という言葉が用いられるときは、悲嘆を抱える人が立ち直るまでのさまざまな心的過程を漠然と指すようである。

日本で「グリーフケア」という言葉が広まったのは、この一〇年程度のことである。一〇七人の犠牲を出したJR西日本の福知山線脱線事故（二〇〇五年）の遺族のケアを行うため、二〇〇九年に聖トマス大学（二〇一〇年閉学）に日本初のグリーフケア教育研究機関である「日本グリーフケア研究所」が設立された二〇〇九年以降である。この研究所は、翌二〇一〇年に「上智大学グリーフケア研究所」として上智大学に移管された。

上智大学グリーフケア研究所の公式サイトには、「グリーフケアとは、スピリチュアルの領域において、さまざまな『喪失』を体験し、グリーフを抱えた方々に、心を寄せて、寄り添い、ありのままに受けいれて、その方々が立ち直り、自立し、成長し、そして希望を持つことができるように支援することです[註14]」と記されている。

臨床宗教師が行う具体的なことにあてはめてみよう。臨床宗教師は、被災地の傾聴移動喫茶「カフェ・デ・モンク」で災害犠牲者の遺族や、親しい人が生死不明となっている者の悲痛をケアする。また、緩和ケア病棟で、終末期患者の家族や親しい人をケアする。近年、緩和ケア病棟に入院する患者は、すでに会話ができないような状態で、入院後約二週間で亡くなる事例が増えている。患者の死を予期した家族や親しい人は、患者の生前から悲しみに暮れることが多い。緩和ケア病棟で働く臨床宗教師は、このような人々を支える。

そして、臨床宗教師が働く緩和ケア病棟や在宅ケアの場では、患者が亡くなったあとに、追悼会（遺族会、偲ぶ会など）を開催するなどして遺族のケアを行うことが多い。

グリーフケアは、これまで見てきたスピリチュアルケアと、どう違うのだろうか。同研究所の髙木《たかき》慶子《よしこ》特任所長・特任教授は、スピリチュアルなペインのなかでも「喪失というものがはっきりわかっているときにはグリーフケアということになる」が、「グリーフケアと言わなくても、すべてがスピリチュアルケアになる」という考えである。〈註15〉このため、「スピリチュアルケアとグリーフケアを別に分けるとか、どこに接点があるのでしょうかと言われるものに対して、非常に違和感を持ちます〈註16〉」と語っている。

✴配偶者との死別

グリーフケアは、必ずしも死別を体験した人だけのケアではない。とはいえ、いろいろな喪失があるなかでも、死別は強い精神的負荷を与える出来事である。

夏目誠・大阪樟蔭女子大学教授（当時）が一六三〇人の勤労者を対象に、ストレスを与える出来事（ストレッサー）のストレス点数を評価させたところ、【表3】のようになった。第一位は「配偶者の死」で、「親族の死」も第三位である。

配偶者との死別が身体に大きな影響を及ぼすことは、英国の精神科医コリン・M・パークスが一九六九年に発表した研究報告によって広く知られるようになった。妻と死別した五五歳以上の男性四四八六人の追跡調査を行ったところ、妻の死後半年以内に二一三人が亡くなった。死別後半年以内

で死亡する率は、妻が存命の同年齢の既婚男性に比べて約四〇％も高く、死因は心疾患が多かった。[註17]

配偶者と死別した男性は、配偶者がいる男性に比べて死亡率や自殺率がとくに高くなるという研究報告が多い。日本でも、国立社会保障・人口問題研究所が算出した一九九五年の配偶関係別の平均余命分析で、同様の結果が出ている。[註18]四〇歳時の平均余命は、配偶者と死別した男性では配偶者が存命の男性よりも四・一一歳短い。女性では、この差は一・九六歳しかないのに比べると、配偶者との死別が男性に大きな影響を与えることがわかる。この要因について坂口は、定年後の無職の男性では社会的ネットワークが乏しいこと、周囲の人や専門家に援助を求める傾向が弱いこと、配偶者への依存度が高いことなどを指摘する。[註19]

表3：勤労者のストレス点数のランキング

（上位10位）

順　位	ストレッサー（ストレスを与える出来事）	全平均
1	配偶者の死	83
2	会社の倒産	74
3	親族の死	73
4	離婚	72
5	夫婦の別居	67
6	会社を変わる	64
7	自分の病気や怪我	62
8	多忙による心身の過労	62
9	300万円以上の借金	61
10	仕事上のミス	61

出典：夏目誠「出来事のストレス評価」（『精神経誌』110巻3号、2008年）掲載の表をもとに作成

実際、国立社会保障・人口問題研究所が二〇一七年に実施した調査[註20]でも、「日ごろのちょっとした手助けで頼れる人がいるかどうか」という質問に、「いる」と答えた六五歳以上で一人暮らしの男性は五四・二％で「いない」が三〇・三％、「人に頼らない」が一五・五％だった。これに対して、女性は、「いる」が八〇・一％、「いない」九・一％、「人に頼らない」が一〇・八％だった。男性のほうが孤独で、

しかも他人に頼ろうとしない傾向が強い。

坂口が提案する配偶者との死別に備える六つのポイント〈註21〉は、男性にとってとくに有用であろう。

一　相手の価値を見つめなおし、関係を大切にする
二　元気なうちにお互いの最期の迎えかたについて話し合っておく
三　死別したときに経験することについて知っておく
四　家事や金銭管理などの生活技術を身につけておく
五　自分なりの生きがいや人生の楽しみを見つけておく
六　まわりの人とのつながりを大切にする

✴悲嘆のプロセス

坂口によると、死別に対する悲嘆では、絶望や罪責感、怒りや敵意などの感情的反応だけでなく、故人を想うことへの没頭、自尊心の低下といった認知的反応、動揺や緊張といった行動的反応、食欲不振や睡眠障害などの生理的・身体的反応が起きる。

近親者が死別したときには、一定期間は喪に服す「忌引き」という特別休暇がある。これは、死別を体験した者への社会的な支援ともいえる。国家公務員の忌引き休暇は、父母と配偶者で七日間取得できる。この期間内に葬儀等を済ませることはできても、悲嘆を癒すには足りないであろう。

カトリック司祭でもあるアルフォンス・デーケン上智大学名誉教授は、欧米や日本で遺族のカウン

セリングに長年、携わってきた経験から、悲嘆のプロセスを一二段階のモデルに分ける〈註22〉。

〈悲嘆のプロセス〉

一 精神的打撃と麻痺《まひ》状態
二 否認
三 パニック
四 怒りと不当感
五 敵意とルサンチマン（恨み）
六 罪意識
七 空想形成、幻想
八 孤独感と抑うつ
九 精神的混乱とアパシー（無関心）
一〇 あきらめ―受容
一一 新しい希望―ユーモアと笑いの再発見
一二 立ち直りの段階―新しいアイデンティティーの誕生

だが、デーケンは、すべての人が一二段階を通るわけではなく、また、必ずしも、このプロセスの通りに進むとは限らないと述べている。立ち直りまでには最低一年くらいはかかるようである。しかし、さまざまな悲嘆のプロセスを経て、立ち直りの段階にまで達した人は、より深みのある人間性に目覚めることが多いという。

悲嘆は自然な反応で、たいていの場合は治療が必要な病気ではなく、このように時間が経つにつれて軽減する。米国のイェール大学のポール・K・マチエイェフスキ博士が、悲嘆反応のうち不信・思慕・怒り・抑うつ・受容を指標として、時間に伴う変化を調べたところ、負の反応である不信・思慕・怒り・抑うつは、いずれも死別後六カ月以内にピークに達し、以降は軽減した。[註23]

しかし、悲嘆が軽減するまでの時間は人によってさまざまである。必ずしも悲嘆が漸減していくわけではない。故人の命日や結婚記念日などが近づくと、故人を思い出して悲しみが強くなる「記念日反応」と呼ばれる現象もある。また、「日にち薬」という言葉があるように、悲しみは時が癒してくれるというが、時間が経てば、必ず癒えるものでもない。

✴通常でない悲嘆

日常生活に支障を来たすような状態が通常よりも半年以上も継続するような〝通常でない悲嘆〟は、〝複雑性悲嘆〟と呼ばれる。[註24]家族を病気で亡くした日本人を主な対象にした調査では、この〝複雑性悲嘆〟にかかる率は、死別から一年弱の時点で二・五%であるという数値が出ている。[註25]ただし、この比率には幅があり、事故被害者の遺族などでは高くなる。坂口によると、〝複雑性悲嘆〟の症状は、「思慕」「故人の死を信じられないという思い」「故人なしでは人生は空虚であり満たされないという感覚」[註26]などである。

〝複雑性悲嘆〟は、現在のところ治療法については研究途上で精神性疾患とされていないが、精神疾患として位置づける動きが活発になっているという。また、抑うつ状態からうつ病に発展したり、災害による死別などでは心的外傷後ストレス障害（ＰＴＳＤ）が伴っていたりする可能性もある。このような精神疾患には、専門家による心理療法や薬物療法が早期に必要である。精神疾患が疑われる場合は臨床宗教師の範疇ではなく、ケア対象者に精神科などの受診を促すことになる。

埼玉医科大学国際医療センターには、死別した遺族を支援するために精神医学的な見地から診察する「精神腫瘍科」（別名、遺族外来）が二〇〇七年に設置された。同科の大西秀樹教授によると、うつ病は、通常は人口の三〜七％にみられるが、遺族では死別後七カ月目で二三％、一三カ月目でも一五％に認められる。また、死別経験は、高齢者におけるうつ病発症の最大要因であるという。(註27)

大西は、「詳しく話を聴くと死別の悲しみと違って、うつ病による悲しみは抑うつ気分、意欲低下、睡眠障害、食欲低下、自殺願望など様々な精神・身体症状を伴っているので区別が可能」(註28)だという。周囲の人は、遺族がうつ病ではないかと感じたら精神科や心療内科の受診を勧めるようにと訴えている。

臨床宗教師も、精神科医の受診を促したほうがよい悲嘆もあるということを心得たうえで、ケアにあたっている。

✴追悼会というグリーフケア

話を臨床宗教師が行うグリーフケアに戻そう。終末期ケアの現場で働く臨床宗教師が行う死別体験者へのグリーフケアの例としては、先述したように追悼会（遺族会、偲ぶ会など）の実施などがある。

緩和ケア病棟では、遺族のグリーフケアのために、家族会（遺族会）の開催や遺族を気遣う手紙の送付をするところが多い。ＮＰＯ法人日本ホスピス緩和ケア協会が発行している『緩和ケア病棟運営の手引き　二〇一八年追補版』には、遺族ケアの一環としての「家族会（遺族会）」の開催や「遺族への手紙」の作成など具体的な方法についても詳説している。

たとえば、遺族へのお見舞いの手紙を書くことを緩和ケア病棟として定例化して行う場合のポイントとして、「伝えるべきことは、遺族の悲嘆に対する気遣い、自分たちで良ければいつでも悲嘆に対するケアを提供する（家族を喪った悲しみにまつわるお話を聴く）つもりがあることの二点である」「（宛名は）キーパーソンの遺族に宛てていることがほとんどである」「差出人名は施設名としている場合もあるようだが、気遣いを示す顔が見えないと、記した文面も形式的に受け止められることもあろう」、タイミングは「死別後三カ月、六カ月、一年などで、一遺族に計一〜二回手紙を書く施設が多いようである。タイミングは各施設で検討すればよいと思う」などと記されている。

坂口らが二〇一二年に全国のホスピス・緩和ケア病棟を対象にした実態調査では、九四％の施設が何らかの遺族へのケアを行っていた（註29）。このような遺族ケアを実施しているところは、終末期患者を看取る緩和ケア病棟以外では少ない。ただし、終末期患者を看取る緩和ケア病棟では、一般的な活動となっている。緩和ケア病棟で実施している遺族ケアの内容をみると、「追悼会（遺族会・家族会）」の実施率は七三％で、病院スタッフから遺族への「手紙送付」（七八％）に次ぐ高さだった。ちなみに、手紙送付の担当スタッフは九七％の施設で看護師だった。臨床宗教師がまだ誕生していない時期の調

【図５】ホスピス・緩和ケア病棟での遺族ケアサービスの評価

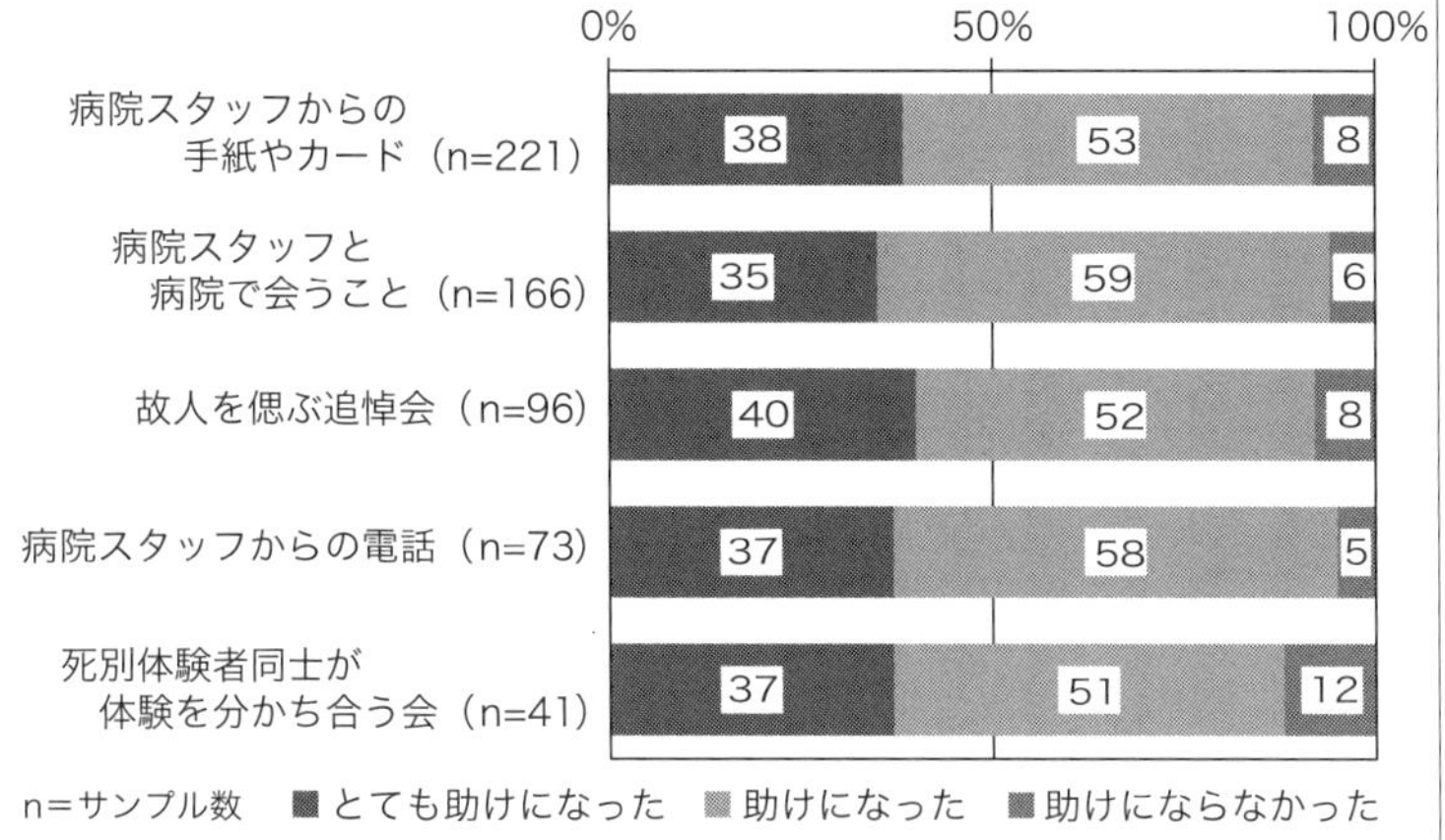

出典：坂口幸弘「ホスピス・緩和ケア病棟で近親者を亡くした遺族におけるケアニーズの評価」（(財) 日本ホスピス・緩和ケア研究振興財団「遺族によるホスピス・緩和ケアの質の評価に関する研究」運営委員会編『遺族によるホスピス・緩和ケアの質の評価に関する研究報告書』〈(財) 日本ホスピス・緩和ケア研究振興財団、2010 年〉所収）

査であるので、今後、緩和ケア施設において臨床宗教師の雇用が増えれば、手紙送付の担当スタッフも臨床宗教師が担うようになるかもしれない。

ホスピス・緩和ケア病棟には、宗教的背景をもつ施設が多い。先の第Ⅱ部第３節「宗教的ケア」でも紹介したように、二〇一四年の調査では、緩和ケアを受けた患者の遺族からは「宗教的背景をもつ施設」の評価が高く、その要因とみられる宗教的背景のある施設の特徴の一つに、病院が「遺族ケア」などに力を入れていることが挙げられていた〈註30〉。

坂口らが二〇〇七年に全国のホスピス・緩和ケア病棟で近親者を亡くした遺族を対象に、各施設で受けた遺族ケアサービスの評価を聞いたところ、「病院スタッフからの手紙やカード」「病院スタッフと病院で会うこと」「故人を偲ぶ追悼会」「病院スタッフからの電話」「死別体験者同士が体験を分かち合う会」など、ほぼすべての評価が「助けになった」と評価された（【図５】は、受けた人が四〇人以上のサービスのみ抜粋、四捨五入の関係で総和が一〇〇%にならないものもある)。

ひと口に追悼会(遺族会、偲ぶ会)といっても、各施設によって会の内容は異なる。講演やコンサート、追悼儀式、参加者同士が臨床宗教師などスタッフを含む少人数のグループに分かれて話し合いを行うところもあり、趣向が凝らされている。(坂口の調査では、遺族同士の話し合いは、「死別体験者同士が体験を分かち合う会」として、「故人を偲ぶ追悼会」とは独立したケアサービスとして扱われている。)

追悼会での死別体験者同士の話し合いは、「セルフヘルプ・グループ(自助グループ)」と呼ばれるグループの活動と同じような効果を期待したものと考えられる。セルフヘルプ・グループとは、同じ病気や問題をもつ人たちが集まり、自分が抱えている問題を仲間に話して分かち合いをすることで、互いに助け合うグループである。セルフヘルプ・グループは、米国で一九三五年に誕生した「AA(アルコホーリクス・アノニマス)」が元祖といわれる。AAでは、断酒したいと共通の願いをもつアルコール依存症者たちが集まって、匿名で本音の語り合いをする。飲酒しての失敗談や断酒の成功体験などを語ることで、仲間に助けられ、自分も仲間を助けることができる。このような仲間との分かち合いによって、断酒を継続することができる。

死別体験者も、死別という共通体験をしたもの同士の分かち合いで、孤独感や自責の念、悲嘆のつらさなどを語ることで、自分が異常ではないかという気持ちから解放される。そして、お互いの存在が励ましになる。

死別を体験した人は、周囲からの良かれと思った励ましで、意外と傷ついていることがある。アルフォンス・デーケンは、死別した人に傷を与えるような言葉の実例を挙げている。[註31] 言葉のあとの説明は、著者がまとめたものである。

〈死別した人に傷を与えるような言葉の実例〉

①「がんばろう！」
→口先の励ましでしかなく、言われたほうは、もっと落ち込む。

②「泣いてはだめ！」
→男性がよく言われる。だが、感情を表すことを無理に我慢させるのは、心身に悪影響を及ぼす。

③「早く元気になってね！」
→早く立ち直りたくてもどうにもならないときに、さらにプレッシャーをかけるべきではない。

④「私にはあなたの苦しみがよく理解できる」
→わかるはずはないと、反発されるだけ。

⑤「あなただけじゃない」「あなたのほうがまだまし」
→その人の体験は唯一のものであって、他人とは比較できない。

⑥「もう立ち直れた？」とか、

⑦「時がすべてを癒すから大丈夫！」
→喪失の悲嘆は、そう単純に癒えるものではない。必ずしも、時間がすべてを癒すとは限らない。言われた側は答えようがなくて、なお傷つく。

⑧「悪業の報いだ」「先祖のたたりだろう」
↓本当の原因などわからないのに、当事者の苦悩を無責任に助長するだけ。
⑨「長い間苦しまなくてよかったね」
↓突然死のときによく言われるが、相手を傷つける表現。

デーケンは、安易な慰めや他者との比較、一方的な意見の押しつけなどは慎むべきとする。

なお、坂口らが二〇〇七年に全国のホスピス・緩和ケア病棟で近親者を亡くした遺族を対象に行った調査では、抑うつ状態と評価された遺族が、ホスピス・緩和ケア病棟で「あればよかったと思う」未経験の遺族ケアサービスの筆頭は、「病院スタッフからの手紙やカード」（五二％）であった【図6】。以下、「悲しみからの回復に役立つ本やパンフレット」（四四％）、「病院スタッフと病院で会うこと」「病院スタッフからの電話」（各三六％）、「カウンセラーや精神科医などの紹介」（三五％）などが上位だった。「死別体験者同士が体験を分かち合う会」は三四％、「故人を偲ぶ追悼会」は三〇％だった。

一方、地域で行われる遺族ケアサービスとしては、「カウンセラーによる支援」（三二％）を望む遺族が多かった。だが、「宗教家や宗教組織による支援」は三％と提示された項目のなかでは最も低かった。この「宗教家や宗教組織による支援」への期待度の低さの要因は、調査結果からは明らかではない。もし、勧誘や布教への警戒が要因であるならば、「カウンセラーによる支援」を希望する遺族が三割もいることを考えると、布教を行わない臨床宗教師の活躍する余地がありそうである。

【図6】抑うつ水準の高い遺族が望む未経験の遺族ケアサービス
（無印はホスピス・緩和ケア病棟のサービス、▲は地域のサービス）

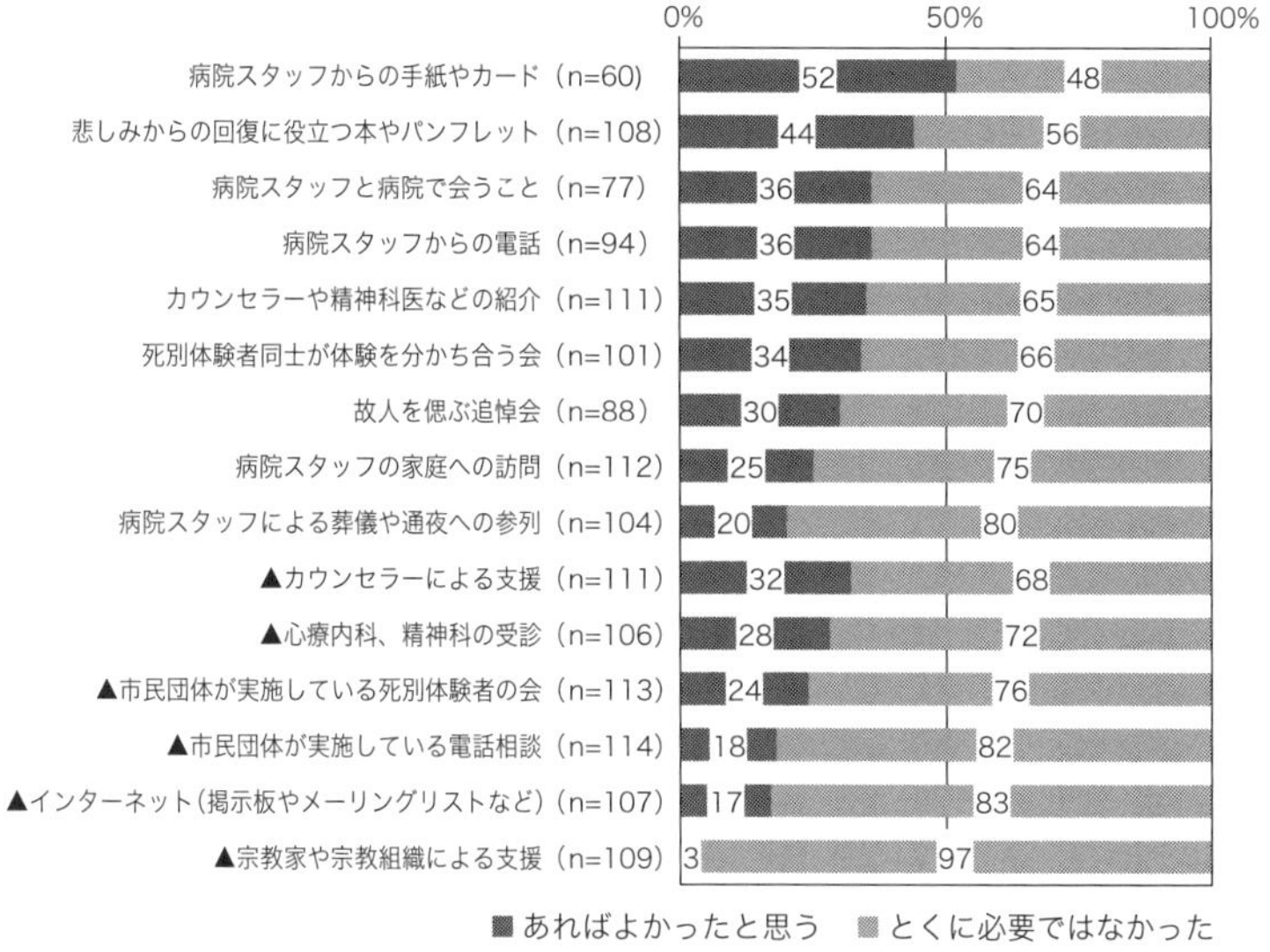

出典：坂口前掲論文「ホスピス・緩和ケア病棟で近親者を亡くした遺族におけるケアニーズの評価」

＊死別の悲嘆に関する宗教的ケア

臨床宗教師が宗教的ケアを行うときには、ケア対象者の了解をとってから行う。臨床宗教師が関わる追悼会（遺族会、偲ぶ会）では、了解した遺族とともに読経などの宗教的儀式を行う場合もある。読経がもつ悲嘆を軽減する効用については、先の第II部第3節「宗教的ケア」で説明した通りである。読経のグリーフケアとしての効用は、臨床宗教師の原点となった東日本大震災の被災地での読経ボランティアによって心が落ち着いた遺族が多かったことからも、明らかであろう。

なお、臨床宗教師の平常時の活動では、ケア対象者の葬儀や法要などは原則として行わない。ケア対象者の菩提寺の住職など、ケア対象者が所属する宗教団体の宗教者やケア対象者が居住する地域の宗教者に任される。

緩和ケア病棟や在宅ケアの場で行われる追悼会は、読経などの宗教的なケアを行わない限りは、宗教性はない。だが、宗教的資源の「借用」のような側面もある。第Ⅰ部第2節でみたように、松阪市民病院緩和ケア病棟と沼口医院では、遺族会や偲ぶ会は三月と九月に行われる。この月に実施されるのは、日本で伝統的に墓参りや先祖供養が行われてきた「彼岸《ひがん》」の時期だからである。彼岸は、日本古来の先祖崇拝に仏教が結びついたとされる日本独特の宗教行事である。

彼岸とは、サンスクリット語（古代インドの言葉、梵語）でパーラミター（波羅蜜多）のことで、「此《し》岸《がん》＝迷いの世界である此の世」から「彼岸＝さとりの世界である彼《か》の世」に至ることを意味する。彼岸に至るには、六波羅蜜《ろくはらみつ》（布施《ふせ》＝施しをすること、持戒《じかい》＝戒律を守ること、忍辱《にんにく》＝苦難を耐え忍ぶこと、精進《しょうじん》＝継続して努力すること、禅定《ぜんじょう》＝心を安定させること、智慧《ちえ》＝真理を見極める認識力を得ること、の六つ）という修行をしなくてはならない。春分の日と秋分の日を中日として前後三日間の一週間は、このような修行を行い、善い功徳を積む期間とされ、先祖供養などの仏事やお墓参りを行う習慣になったといわれている。

春分と秋分の日になった理由としては、「太陽が真東から上って真西に沈むので、日没の方向を拝むと西方にあるという極楽浄土を拝むのにふさわしいから」「昼と夜の長さが同じになるので、仏教が説く中道（偏らないこと）と合致するから」「此岸と彼岸が一番近づく日だから」など諸説ある。

彼岸の時期に行われる偲ぶ会や遺族会は、故人や先祖を偲ぶ「彼岸」の風習に重ね合わせたものである。

✴仏教僧侶が担ってきたグリーフケア

臨床宗教師の活動とは少し離れるが、ここで宗教とグリーフケアについて触れておきたい。彼岸を含めて葬儀や法要は、日本の伝統的なグリーフケアといえる。

東日本大震災では、葬儀によって気持ちの整理がついたという遺族も多かった。グリーフという面からみた葬儀の意味について、米国で葬祭業やエンバーミング（遺体を生前に近い姿で保存する処置）を学び、日本にグリーフサポート（遺族支援）やエンバーミングを普及させた橋爪謙一郎は、次の六つに集約して述べている。〈註32〉

〈グリーフサポートからみた葬儀〉

一　大切で深い人間関係をもつ人が亡くなり、死別が現実であることを受け入れる助け
二　「さよなら」を言い、お別れをする機会
三　「生」と「死」について熟考する機会
四　グリーフに伴うさまざまな感情や思いに遠慮なく浸れる時間
五　感謝の念を抱き、素直に表す機会
六　故人との間に築いた人間関係の意味や価値について向き合う機会

日本では、葬儀のほとんどが仏教形式で行われる。仏教の葬儀は、宗派によって細かな違いはある

ものの、故人を仏の世界に送るための大切な儀式とされる。だが、遺された人のグリーフケアという意味からも必要な儀式であるといえるだろう。

仏教では、葬儀のあと七日目ごとに法要を行い、四十九日の法要をもって忌明けとする。これは、死者が次に生まれ変わるまでの中有《ちゅうう》（中陰《ちゅういん》ともいう）の期間が四十九日とされるからである。その後は、百カ日、一周忌（＝二回忌。亡くなった日を一回目の忌日として数えるので、死後一周年は二回目の忌日法要に当たる）、三回忌、七回忌、一三回忌、一七回忌、二三回忌、二七回忌、三三回忌、三七回忌（四三回忌、四七回忌）と法要を営み、五〇回忌で弔いあげとなる（二三回忌と二七回忌の代わりに二五回忌を行う場合もある）。

だが、三三回忌で弔いあげとすることも多い。この間、故人の月命日《つきめいにち》や、その前日（逮夜《たいや》）に、僧侶が個人宅へ訪問して月忌《がっき》参り（逮夜参り）を行うところもある。これらの忌日《きにち》法要や年忌《ねんき》法要は、僧侶が檀信徒と宗教儀式を行う場であり、法事は故人の家族や親族、故人と縁のある地域の人々が集まって故人を偲ぶ機会でもあった。

最近では法要・法事が簡略化し、グリーフケアとしての機能は薄れている。とはいえ、坂口は、死別後の法事や法要の次のような点を、有効なグリーフケアとなりうる要素だという。〈註33〉

①家族や親族と故人の思い出や気持ちを共有する機会を与える

②記念日反応（二五四頁参照）が懸念される節目の時期に行われる

③死別直後だけでなく長期に及ぶ

だが、日本の葬儀や法事、法要のなかにグリーフケアの要素を見いだせるのは、当然なのかもしれない。仏教の僧侶が果たしてきたグリーフケアについて、宗教学者で京都大学のカール・ベッカー教授(当時)は、次のように述べている。

「実は、この遺族カウンセリングという技術は、アメリカが日本から輸入した技術なのである。昔の日本の医師のほとんどが僧侶で、患者が生きている間は医師として、漢方の処方をしたり、入浴の手伝いをしたり、鍼灸を施したりして患者の世話をし、そして死んだ後は、僧侶として家族を呼び寄せて、周忌や回忌ごとにみんなの話を聞き、慰めの言葉をかけ、故人の成仏を祈った。〈註34〉」

✴変わる仏教僧侶

日本では仏教の僧侶がグリーフケアを担ってきたとはいえ、故人と関わる行事は、仏教というよりも民俗信仰の要素が強い。葬儀やお盆のしきたりは地方によって異なるのが、その証である。

米国の宗教心理学者デニス・クラスは、日本人の故人とのつながりについて、次のような特徴に着目した。〈註35〉

- 仏壇や位牌を大切にし、あたかもそこに故人が存在するかのように振る舞う行動がみられる
- 墓参でも同様の行動がみられる
- お盆には、故人の「魂」を家に招き、数日逗留してもらってから見送る

このような行動によって日本人は、故人のことを忘れることで立ち直るというのではなく、故人との絆を維持しながら、故人との関係を再構築していくと捉えた。

坂口が仏壇購入者を対象にした調査でも、日本人が仏壇に参る理由としては、「故人と対話するため」が六五・八％と最も高かった。続く答えはいずれも五割弱で、「故人の平安を祈るため」（四八・七％）、「自分の気持ちが落ち着くため」（四五・四％）であった[註36]。また、調査回答者の八八％が仏前での故人との対話経験があり、そのうち約七割が毎日対話をしていた。平均の対話時間は五分間だった。対話の内容は、「日常生活の報告」（七八％）が最も多く、「故人への想い」（四六％）、「故人との思い出」（三九％）などだった。坂口は、「身体はなくとも、『聞き役』『相談役』としての故人の存在や役割が維持され、仏壇は遺族が故人と向き合う『窓口』のような働きを有していると考えられる[註37]」と述べている。人々にとって仏壇の主体は、信仰対象である本尊仏ではなく、位牌や写真に象徴される故人になっているのである。

上智大学グリーフケア研究所人材養成講座講師（当時）の大河内《おおこうち》大博《だいはく》は、仏壇に故人の好きな食べ物を供えることや、故人が帰って来るというお盆の風習などを鑑みて、「日本人のグリーフワークとして捉えられている仏事を通した行為は、一見して仏教的な行為ではあるものの、亡き人への素朴な心情の吐露が紡ぎ出した行為であるという方が正確であろう[註38]」と述べている。また、近年は葬送儀礼においても同様に、「死者への供養」ではなく、グリーフケアの視点が中心になってきているという指摘があるという。

伝統仏教の各宗派は、「葬式仏教」や「葬式無用論」という仏教界への逆風が吹くなかで、一九八〇年代後半から教義のなかでの葬儀の位置づけを明確にしようとした。教義の点からすれば、「死者への供養」の要素が強調され、グリーフケアという要素は薄れてしまう。だが一方で、大河内によると、仏教僧侶にはグリーフケアの担い手としての意識が芽生えてきたという。二〇〇五年に長岡西病院ビハーラ僧（当時）の森田敬史が行った大阪市内の仏教僧侶への意識調査では、葬儀や法事、法話などの宗教行動以外に、遺族への関わりを実際にもっている仏教僧侶は六割強であった〈註39〉。だが、遺族へのサポートに対する積極的な意識があると回答した仏教僧侶は約八割であった。このような意識をもつ仏教僧侶が多いということは、宗教・宗派の壁を越えてグリーフケアなどを行う臨床宗教師の将来にも希望がもてそうである。

そのほかのケア

＊スタッフケア

終末期ケアの現場で働く臨床宗教師は、患者とその家族のケアだけでなく、ともに働く医療スタッフのケアを期待される場合がある。

臨床宗教師がまだ誕生していない二〇〇二年、そのころ六甲病院緩和ケア病棟のチャプレンだった沼野尚美が行った調査では、医師・看護師は「話をよく聴いてくれる人」「宗教を押しつけずに心のケア全般に関わってくれる人」「スタッフのよき相談相手となり、スタッフの心のケアのできる人」であることなどをチャプレンに望んでいた〈註40〉。チャプレンと同じように、臨床宗教師にもスタッフのケアを望んでいる緩和ケア病棟のスタッフは少なくない。

医療現場のスタッフは、不規則な勤務体制、長時間労働、生死に関わる業務内容からくる精神的重圧、患者との死別で経験する悲嘆など、心身の負荷が大きい。坂口幸弘・関西学院大学教授が、公立総合病院の看護師を対象とした調査では、患者の看取りのあとに看護師の八割以上が「悲しみ」を経験し、六割以上が「自責の念」や「無力感」を経験していた。医師を対象とした調査でも、同じような結果だったという〈註41〉。

近年、仕事による強いストレスなどが原因で精神障害を発症し、労災と認定される件数が増加している。厚生労働省の二〇一七年度「過労死等の労災補償状況」から、精神障害に関する労災補償の請求件数が多い業種を大分類でみると、「医療、福祉」（三一三件）が一位で、以下、「製造業」（三〇八件）、「卸売業、小売業」（二三二件）の順となる。ただし、支給決定件数では「医療、福祉」（八二件）は二位、一位は「製造業」（八七件）で三位が「卸売業、小売業」（六五件）となる。だが、「医療、福祉」が上位であることに変わりはない。この統計を見ても、医療の現場で、臨床宗教師にスタッフのケアが望まれるのが理解できる。

厚生労働省は、「労働者の心の健康の保持増進のための指針（メンタルヘルス指針）」を二〇〇六年に策定（二〇一五年改正）し、職場における労働者のメンタルヘルス対策を推進してきた。二〇一四年には改正労働安全衛生法が公布され、二〇一五年にストレスチェック制度が施行された。

これは、労働者のメンタルヘルス不調を予防するため、常時使用する労働者に対して、医師などによる心理的負担の程度を把握するための検査（ストレスチェック）の実施を事業者に義務づけるものである（労働者五〇人未満の事業場は当面、努力義務）。ストレスチェック実施者は、医師、保健師などのほか、二〇一八年の改正で、必要な研修を修了した歯科医師と公認心理師が追加された。ストレスチェック実施者は、労働者に検査を実施し、医師による面接指導の必要性を判断する。この結果、面接指導が必要と判断された労働者が申しでた場合、面接指導を実施することが事業者の義務となる。

しかし、このような義務を除けば、医療業界においては、「ストレスマネジメント等は自己管理の範囲」という考え方が一般的で、メンタルヘルス対策が遅れているという。〈註42〉

現時点では、臨床宗教師研修においてスタッフケアは研修項目に入っていないが、今後が期待される分野であることは間違いないだろう。

✴セルフケア

臨床宗教師は、ケア対象者だけでなく、自分自身のケアを行う。これは、自分自身の心身のバランスを保つためでもあり、ケア対象者により良いケアを行うためでもある。

臨床宗教師は、看護師、介護士、保育士、教員などと同じく対人援助職である。このように人を支援する職業に従事する人たちには、一年余りで心身が消耗していく例が多くみられる。このような職業上の危険性は、一九七四年に米国の心理学者フロイデンバーガーによって報告され、バーンアウト（燃え尽き症候群）と名づけられた。以来、バーンアウトについての研究が進み、米国の社会心理学者マスラックとジャクソンにより、「人を相手とする仕事を行う人々に生じる情緒的消耗感、脱人格化、達成感の減退の症候群〈註43〉」と定義された。具体的には、次のような症状を示す。バーンアウトした人は、ストレスによって消耗感や疲労感を覚えて、感情がなくなってしまう。このため、ケア対象者に対して感情をもって接することができず、優しくなれないなど非人間的な対応をするようになる。そして、職務に対する達成感を味わえなくなり、離職につながったりする。

バーンアウトに陥りやすい人の特性としては、これまでの研究から「ひたむきさ」や「他人と深く関わろうとする姿勢」、神経症傾向の高さ、年齢の低さなどが挙げられている。だが、年齢とバーンアウトが単純に関係するのではない。年齢を重ねて経験を積むことで、現実に即した職務達成の理想の設定やストレスへの対処法を学ぶことができるようになるため、結果としてバーンアウトへの耐性が高まるという研究報告がある〈註44〉。

「ひたむきさ」や「他人と深く関わろうとする姿勢」は、臨床宗教師ならずとも対人援助職では必要な資質であろう。だが、販売や制作といった仕事と異なり、人を相手とする仕事では成果が見えにくく、達成感を得ようと頑張るほどバーンアウトしやすくなる。このため、対人援助職の従事者の資質として、ケア対象者に対して暖かく、共感性をもって接することができるだけでなく、冷静で客観的な態度を堅持できる能力が必要だという議論がある〈註45〉。しかし、このような態度を取ることも、難しい。

そこで、臨床宗教師には、セルフケアが欠かせない。「セルフケアとは、さまざまな活動をすることによって、職業的、個人的ストレスに直面しても、専門家としての良い機能を維持することである〈註46〉」と、岩壁茂・お茶の水女子大学准教授は、海外の研究者の定義などをもとにまとめている。

臨床宗教師のセルフケアのためのストレス予防法として、大村哲夫・東北大学助教は、次の三つの点を挙げる〈註47〉。

一 枠を守る

- 「時間の枠」を守る。↓臨床宗教師は、ケアの質を低下させないためにも、一回三〇分程度の時間の枠を守る。いつまでもいっしょにいるのではなく、次回まで待ってもらえる信頼性を育てる。一回の面接で完結する。「安息日」を守る。オン・オフを分ける。
- 「場所の枠」を守る。↓「いつでもどこでも」は避ける。

二　多様性をたもつ

●いろいろな世界に生きる↓行き詰っても大丈夫。別な世界がある。

●いろいろ（職業や年齢など）な友達を大切にする。

●自然に帰る↓海・山に行く。庭を見る。動物と遊ぶ。

●具体的なストレス解消法を定期的に実施する↓坐禅、ヨガ、音楽、スポーツなど。

三　無力と向き合う

●人の魂を救うことは難しい。

●死にゆく人の悲しみを理解することは難しい。

●死にたい人を止めることは難しい。

●マニュアル的な言葉や技法は有効ではない。……など。（一部省略）

これらは臨床心理士など臨床家のストレス予防法と共通するが、臨床宗教師の強みは、「三　無力と向き合う」点にある。大村は、『無力感』を知っているのは、宗教を知るもの」とし、「神仏という大きな存在に無力な自分を向き合わせることで、私の弱さが強さに変わる」と述べている。

実は、「セルフケア」は、当初は臨床宗教師研修の研修項目にはなかったが、臨床宗教師研修の修了生たちから要望が出たため、追加された項目である。これは、臨床宗教師の研修生が、宗教者として現場での経験を積んだ人たちではなく、これから宗教者として現場に出ていこうという人や、経験の浅い若い人が多かったことも関係しているであろう。言い換えれば、習熟した宗教者ならば身についているはずのセルフコントロールが、まだできていない研修生が多かったということである。このあたりについては、次節で取りあげる。

【註】

〈1〉日本臨床宗教師会「臨床宗教師倫理規約（ガイドライン）および解説」二〇一六年二月二八日制定、http://sicj.or.jp/uploads/2017/11/guideline.pdf

〈2〉「NPO法人日本ホスピス緩和ケア協会」(https://www.hpcj.org/、二〇一二年五月一一日閲覧）掲載の「緩和ケア病棟入院料届出受理施設の概要（二〇一一年四月一日現在）」をもとに著者が集計。

〈3〉村瀬正光、東口高志、関根龍一、伊藤高章、谷山洋三「緩和ケア病棟における宗教家の現状についての質的研究」(https://www.hospat.org/assets/templates/hospat/pdf/report_2012/2012-c1.pdf)『ホスピス・緩和ケアに関する二〇一二年度調査研究報告』日本ホスピス・緩和ケア研究振興財団、二〇一三年

〈4〉岡本拓也、安藤満代「遺族からみた終末期がん患者に対する宗教的ケアの必要性と有用性」(財）日本ホスピス・緩和ケア研究振興財団「遺族によるホスピス・緩和ケアの質の評価に関する研究」運営委員会編、『遺族によるホスピス・緩和ケアの質の評価に関する研究（J-HOPE)』（財）日本ホスピス・緩和ケア研究振興財団、二〇一〇年

〈5〉青山真帆、斎藤愛、菅井真理、森田達也、木澤義之、恒藤暁、志真泰夫、宮下光令「宗教的背景のある施設において患者の望ましい死の達成度が高い理由―全国のホスピス・緩和ケア病棟一二七施設の遺族調査の結果から」『Palliative Care Research』一二巻二号、二〇一七年

〈6〉谷山洋三、得丸定子、奥井一幾、今井洋介、森田敬史、郷堀ヨゼフ、カール・ベッカー、高橋原、鈴木岩弓「経文聴取により喪失悲嘆ストレスのケア」『仏教看護・ビハーラ』第一一号、二〇一六年、『週刊仏教タイムス』二〇一六年九月八日

〈7〉Randolph, C. Byrd.Positive Therapeutic Effects of Intercessory Prayer in a Coronary Care Unit Population. SOUTHERN MEDICAL JOURNAL, 81（7）（1988）
〈8〉エリコ・ロウ「祈りの治癒力」『AERA』二〇〇二年三月二五日号
〈9〉「祈りのパワーで病気と闘う」『NEWSWEEK』二〇〇三年一一月二六日号
〈10〉Junji Ohnishi, Satoshi Ayuzawa, Seiji Nakamura, Shigeko Sakamoto, Miyo Hori, Tomoko Sasaoka, Eriko Takimoto-Ohnishi, Masakazu Tanatsugu and Kazuo Murakami, Distinct transcriptional and metabolic profiles associated with empathy in Buddhist priests: a pilot study, Human Genomics (2017)、村上和雄「心と遺伝子研究会」http://mind-gene.com/　二〇一八年六月七日閲覧、村上和雄「祈りは遺伝子を『活性化』する　慈悲の心が免疫機能の強化につながる」『産経新聞』二〇一八年一月一一日
〈11〉Junji Ohnishi et al. を著者が葉山の下記論文を参考に和訳。葉山大地、植村みゆき、萩原俊彦、大内晶子、及川千都子、鈴木高志、倉住友恵、櫻井茂男「共感性プロセス尺度作成の試み」『筑波大学心理学研究』第三六号、二〇〇八年
〈12〉村上前掲論文
〈13〉谷山洋三「死の不安に対する宗教者のアプローチ―スピリチュアルケアと宗教的ケアの事例」『宗教研究』三四九号、二〇〇六年
〈14〉「グリーフケア研究所について」上智大学グリーフケア研究所 https://www.sophia.ac.jp/jpn/otherprograms/griefcare/about.html、二〇一八年七月一日閲覧
〈15〉〈座談会〉島薗進、髙木慶子、司会・伊藤高章「グリーフケアと宗教」『グリーフケア』第二号、二〇一四年
〈16〉前掲書
〈17〉C. Murray Parkes, B. Benjamin, and R. G Fitzgerald. "Broken Heart: A Statistical Study of Increased Mortality among Widowers" British Medical Journal（1969）
〈18〉石川晃「配偶関係別生命表：一九九五年」『人口問題研究』第五五巻第一号、一九九九年

〈19〉坂口幸弘『死別の悲しみに向き合う―グリーフケアとは何か』講談社現代新書、二〇一二年
〈20〉国立社会保障・人口問題研究所「二〇一七年社会保障・人口問題基本調査―生活と支え合いに関する調査」、二〇一八年
〈21〉坂口前掲書
〈22〉アルフォンス・デーケン『新版　死とどう向き合うか』ＮＨＫ出版、二〇一一年
〈23〉Maciejewski PK, Zhang B, Block SD, Prigerson HG., An empirical examination of the stage theory of grief. Journal of the American Medical Association.（2007）
〈24〉「複雑性悲嘆とは？」複雑性悲嘆のための筆記療法（ＩＴＣＧプログラム）研究ウェブサイト https://www.j-itcg.jp/pages02/index.html、二〇一八年七月一日閲覧
〈25〉Mizuno Y, Kishimoto J, Asukai N."A nationwide random sampling survey of potential complicated grief in Japan."Death Stud（2012 May-Jun）、坂口幸弘ら「ホスピス・緩和ケア病棟で近親者を亡くした遺族の複雑性悲嘆、抑うつ、希死念慮」『Palliative Care Research』八巻二号、二〇一三年
〈26〉坂口前掲書
〈27〉大西秀樹『遺族外来』河出書房新社、二〇一七年
〈28〉前掲書
〈29〉坂口幸弘「わが国のホスピス・緩和ケア病棟における遺族ケアサービスの実施状況と今後の課題―二〇〇二年調査と二〇一二年調査の比較」『Palliative Care Research』一一巻二号、二〇一六年
〈30〉青山前掲論文
〈31〉アルフォンス・デーケン「突然の危機への対応―諸外国における救援の実情から」アルフォンス・デーケン、柳田邦男『〈突然の死〉とグリーフケア』春秋社、一九九七年
〈32〉橋爪謙一郎「グリーフサポートとしての葬儀式」浄土真宗本願寺派総合研究所現代宗教課題研究部会編『大切な人を亡くすということ―自死・葬儀・グリーフケアを考える』本願寺出版社、二〇一三年
〈33〉坂口幸弘「グリーフケアの考え方をめぐって」『緩和ケア』Vol.15 No.4、二〇〇五年
〈34〉カール・ベッカー「死から考える生命」日本哲学史フォーラム編『日本の哲学』第三号、二〇〇二年

〈35〉谷山洋三「葬式仏教とグリーフケア」長上深雪編『仏教社会福祉の可能性』法蔵館、二〇一二年、Dennis Klass, Grief in an Eastern Culture : Japanese Ancestor Worship, D.Klass, P.R.Silverman,and S. L. Nickman ed., Continuing Bonds: New Understandings of Grief,Routledge. (1996).
〈36〉坂口幸弘『悲嘆学入門』昭和堂、二〇一〇年
〈37〉前掲書
〈38〉大河内大博「日本社会の伝統的なグリーフケア」高木慶子編著『グリーフケア入門』勁草書房、二〇一二年
〈39〉森田敬史「遺族支援における仏教僧侶の役割と死生観」『仏教看護・ビハーラ』第三号、二〇〇八年
〈40〉沼野尚美「ホスピスチャプレンとしてのスピリチュアルケアのあり方に関する研究」二〇〇二年度笹川医学医療研究財団研究報告書、日本財団図書館、http://nippon.zaidan.info/index.html
〈41〉坂口幸弘『死別の悲しみに向き合う―グリーフケアとは何か』講談社現代新書、二〇一二年
〈42〉香月絵美子「一般病院におけるスタッフケアの取り組み」野島一彦監修、吉岡久美子・本山智敬編著『心理臨床のフロンティア』創元社、二〇一二年
〈43〉Maslach, C., Jackson, S.E., Maslach Burnout Inventory. 2nd ed. Palo Alto, CA: Consulting Psychologists Press. (1986)、小堀彩子「対人援助職のセルフケア」『臨床心理学』第一五巻六号、二〇一五年
〈44〉久保真人「バーンアウト（燃え尽き症候群）」『日本労働研究雑誌』No.558、二〇〇七年
〈45〉前掲書
〈46〉岩壁茂「臨床家のうつとセルフケア」平木典子、岩壁茂、福島哲夫編『新世紀うつ病治療・支援論』金剛出版、二〇一一年
〈47〉大村哲夫「臨床宗教師のＳｅｌｆ Ｃａｒｅ」東北大学実践宗教学寄附講座　第一〇回臨床宗教師研修資料、二〇一六年

4 臨床宗教師の展望

臨床宗教師の資格制度の確立

＊各地の臨床宗教師会発足と臨床宗教師養成プログラムの改定

東北大学実践宗教学寄附講座では、臨床宗教師研修を実施するとともに、修了生のさらなる研鑽のため、各地でフォローアップ研修を開催した。二〇一四年一月には、九州出身の修了生たちが「臨床宗教師会九州支部（二〇一五年に九州臨床宗教師会に改名）」を立ちあげた。これを皮切りに、北海道東北（二〇一九年に北海道と東北に分離）、関西、中部、関東、中国地方、四国と各地に地方組織が誕生し、全国が網羅された。二〇一六年初めには、修了生の約三分の一が医療・福祉施設で臨床宗教師として従事するようになった。

こうして実績を積みあげて、二〇一二年度から三年間の期限付きで設置された実践宗教学寄附講座は、宗教界などから支援を得て設置期間の延長を重ねた。この間、体制が大きく変動した。寄附講座の立ち上げと継続に尽力した東北大学宗教学研究室の主任教授で寄附講座の主任教授（兼任）だった鈴木岩弓が、二〇一七年三月をもって定年退職した。鈴木は引き続き東北大学教養教育院の総長特命教授に就任し、一年生に対する教養教育に従事する傍ら、実践宗教学寄附講座顧問として、臨床宗教師の宣伝普及や寄附金調達など後方からの支援に携わることになった。寄附講座の新体制は、主任教授が宗教学研究科教授の木村敏明（兼任）、教授が高橋原、准教授が宗教学研究科准教授の谷山洋三（兼任）、助教が宗教学研究科助教の大村哲夫（兼任）となった（二〇一九年四月からは高橋原が主任教授に代わり、大村哲夫は准教授に昇任した）。

この時期、臨床宗教師を巡る変化が目白押しであった。まず、臨床宗教師を養成する講座の大幅な改定が行われた。この改定の目的は、①社会の要請により応えられるように研修内容を充実させる、②宗教者でない人とともに学び合うことでネットワークを広げる、③日本スピリチュアルケア学会が認定する「スピリチュアルケア師」の資格を取得できる、などであった。端的に言えば、臨床宗教師研修の期間が、約三カ月から二年へと大きく延びた。「臨床宗教教養講座」（二〇一七年度開講）と「臨床宗教実践講座」（二〇一八年度開講）の各一年、計二年間の課程を修了すると、臨床宗教師とスピリチュアルケア師の双方の資格を申請することができるという形式に変更された【表1】。いずれも宗教者に限らない社会人向けの講座であるが、「臨床宗教師」と認定されるのは、宗教者のみである。

この開講に伴い、三カ月間で修了する臨床宗教師研修は、二〇一七年一〇月から一二月に実施され

表１：臨床宗教教養講座と臨床宗教実践講座

講座名	内　容
臨床宗教教養講座	スピリチュアルケア、グリーフケア、死生学、臨床宗教師について、通信教育とスクーリングで学ぶ。 ●通信教育による 10 単位（計 150 時間） ●１泊２日のスクーリング年２回（計 30 時間）
臨床宗教実践講座	スピリチュアルケアを臨床実習と実習指導を通して学ぶ。実習先は、公共性が担保された機関が主体で、定期的に活動が行われていること、などの条件がある。 ●実習 120 時間（週４～８時間の実習を定期的に行う）。 ●１泊２日のスクーリング計５回 （実習指導等グループワーク 40 時間と講義 10 時間）

出典：東北大学実践宗教学寄附講座サイト

た第一二回研修をもって役目を終えた。研修の主眼が、短期間に大量の臨床宗教師を社会に輩出して一大ムーブメントを起こすことから、さらなる質の向上に転換したともいえるだろう。

全一二回の臨床宗教師研修の修了生は、一八一人の宗教者であった。このほか看護師二人が臨床宗教師研修を「特別受講」し、修了証の代わりに「受講証明書」を授与された。

修了生が所属する宗教・宗派は、カトリック、プロテスタント、イスラム教、仏教、神道、新宗教と幅広く、その数は四七にのぼった。宗派別にみると、最多は東北地方の最大宗派である曹洞宗で二三人、次いで真宗大谷派二二人、立正佼成会一七人であった。

＊臨床宗教師研修の広がり

東北大学実践宗教学寄附講座で始まった臨床宗教師の養成は、仏教系の大学を中心に拡大した。臨床宗教師の活動への反響が大きかったことに加えて、当初は東北大学の側が臨床宗教師という名称を独占しない姿勢であったこと、また、養成講座の内容について各機関に独自性を認めたことなどが、その要因であろう。

まず、NPO法人日本スピリチュアルケアワーカー協会が、「宗教を前面に出さずにスピリチュアルケアを実践する宗教者」を「臨床宗教師」とし、「スピリチュアルケアワーカー養成講習会を修了して、臨床宗教師認定試験に合格したもの」の認定を開始した。二〇一三年三月には、高野山真言宗二一人と融通念仏宗一人の計二二人が、同協会に臨床宗教師として認定された。高野山真言宗の僧侶が多いのは、二〇〇六年設立の同協会は、高野山真言宗から「スピリチュアルケアワーカー」の養成と資格認定の業務を委託されている機関だからである。スピリチュアルケアワーカーをあらためて臨床宗教師として認定したのは、社会福祉施設で看取るケースが増えてくることや、病院など公的機関から認知される可能性を見越してのもので、東北大学で養成された臨床宗教師と連携するためでもあった。〈註1〉

二〇一四年度には、浄土真宗本願寺派の宗門校（その宗教・宗派の教えに基づく教育を行う学校）で京都府にある龍谷大学大学院実践真宗学研究科に、東北大学実践宗教学寄附講座と連携して臨床宗教師を養成する教育プログラム「臨床宗教師研修」が開設された。

受講資格は、東北大学と同じく宗教・宗派を限定するものではなかった。履修カリキュラムは一年で、他宗教・他宗派の宗教者との交流ができる東日本大震災の被災地での東北大学と合同研修、浄土真宗本願寺派と関係の深い一般財団法人本願寺ビハーラ医療福祉会が設立母体である「あそかビハーラ病院」（京都府）での臨床実習などのプログラムが用意された。東北大学における研修内容を踏襲するのではなく、浄土真宗本願寺派の教えを社会で実践することを研究する「実践真宗学研究」を必修科目にするなど、浄土真宗本願寺派の宗門校らしい特色を盛り込んだカリキュラムであった。

二〇一四年度から二〇一七年度までの四年間で、四五人の修了生が誕生した。修了生の大多数は浄土真宗本願寺派の僧侶であったが、他宗派の真宗高田派や浄土宗、天台宗などの僧侶も数人いた。

このように宗門大学における臨床宗教師研修は、その宗派の教義に関する教育を行うと同時に、他宗教・他宗派の儀礼や世界観を学び、宗教間対話・宗教協力の能力向上を目指すものであった。

こうして日本全国の各宗派の関連大学において、受講条件や研修内容などに違いはあったものの、臨床宗教師の養成講座が次々と開設された【表2】。

これらの講座のなかには、受講者を宗派で限定したものもあった。宗教間対話や他宗教の理解が必要な臨床宗教師研修であっても、関連する宗派がある私立大学の講座では、その宗派の宗教者限定になるのもやむを得ないのだろうか。このような観点から振り返ると、臨床宗教師研修が、宗教色がない国立大学の東北大学に創設され、超宗教・超宗派の宗教者たちが切磋琢磨できたのは、非常に意義深いことであった。

✴臨床宗教師の資格制度の確立

これらの動きと並行して、各大学で個別に養成した臨床宗教師に統一した資格を与えるため、資格制度の設立に向けての準備が進められた。

二〇一六年二月には、臨床宗教師の認定機関となる「日本臨床宗教師会」が設立された。会長には、上智大学大学院実践宗教学研究科教授で上智大学グリーフケア研究所所長の島薗進が就任した。事務局は、東北大学実践宗教学寄附講座内に置かれた。

表２：臨床宗教師の養成講座を設置した宗教系大学

大　学　名 （講座設置年、所在地）	関連宗派	主な受講資格
龍谷大学大学院 実践真宗学研究科 （2014 年、京都府）	浄土真宗本願寺派	1. 龍谷大学大学院実践真宗学研究科の在籍者（２年生以上） 2. 龍谷大学大学院実践真宗学研究科の修了者 3. 大学卒業者で大学院生と同等の資質があると実践真宗学研究科が認めるもの
鶴見大学先制医療研究センター （2014 年、神奈川県）	曹洞宗	曹洞宗大本山総持寺の修行僧
高野山大学大学院 （高野山東京別院）〈※ 1〉 （2015 年、東京都）	高野山真言宗	1. 高野山大学大学院通信教育課程正科生在籍者 2. 本学大学院修士課程修了者（通信生含む） 3. 他大学大学院修了者 4. 大学卒業者
種智院大学臨床密教センター （2016 年、京都府）	高野山真言宗など古義真言宗各派、真言律宗、真言宗智山派、真言宗豊山派、新義真言宗	真言宗及び天台宗の僧籍を有するもの（2017 年度までは、真言宗の僧籍を有するもの）
武蔵野大学臨床宗教師・ 臨床傾聴士養成講座 （2016 年、東京都）	浄土真宗本願寺派	大学卒業者
上智大学大学院 実践宗教学研究科 死生学専攻 （2016 年、東京都） 上智大学グリーフケア 研究所〈※ 2〉 （2017 年、東京都・大阪府）	カトリック	大学卒業者
愛知学院大学 大学院文学研究科 宗教学仏教学専攻 （2017 年、愛知県）	曹洞宗	次の２要件を満たすもの 1. 大学卒業者、これに準ずるもの 2. 曹洞宗・天台宗・真言宗・浄土宗・浄土真宗・キリスト教（カトリック）の宗教者 （2018 年度までは、曹洞宗の僧籍を有するもの）
大正大学大学院仏教学研究科 （2017 年、東京都）	天台宗、真言宗豊山派、真言宗智山派、浄土宗	次の２要件を満たすもの 1. 天台宗、真言宗豊山派、真言宗智山派、浄土宗、時宗のいずれかの教師資格を有するもの 2. 大正大学大学院の在籍者、もしくは大学院科目等履修生

出典：各大学のサイト（受講資格の最新情報は、各サイト等を確認のこと）
※ 1 2016 年閉鎖、高野山大学密教実践センター（2017 年、大阪府）にてフォローアップ研修のみ実施
※ 2 上智大学グリーフケア研究所については、グリーフケア人材養成講座のカリキュラムが、臨床宗教師の資格認定基準を満たすように改訂された年を養成講座設置年としている。

同会では、東日本大震災後に設置された「心の相談室」が二〇一二年九月に制定した「臨床宗教師倫理綱領〈註2〉」と、二〇一五年五月に制定した「臨床宗教師倫理規約（ガイドライン）および解説〈註3〉」を引き継いだ。「臨床宗教師倫理綱領」は、「臨床宗教師は布教・伝道を目的として活動してはならない」など実習を含めた臨床宗教師としての活動において遵守すべき倫理を定めたものである。

「臨床宗教師倫理規約（ガイドライン）および解説」は、臨床宗教師として公共空間で活動する場合に守るべき倫理について、具体的に一〇項目に絞って記したものである。たとえば、次のような規定がある。

6　臨床宗教師は、布教ととられる行為を行わず、地元の宗教者と友好関係を保たなければならない。

7　臨床宗教師は、ケア対象者と多重関係をもってはいけない。

8　臨床宗教師はケア対象者から金員を受け取り、ケア行為を宗教的宣伝に使うなど個人的欲求または利益のために行動してはならない。

各規定には解説があり、7を例にとると、「『多重関係』とは、公共空間で出会う臨床宗教師としての立場の他に『宗教者』としてや『個人』としてケア対象者と関係をもつことである。具体的には、公共空間で出会ったケア対象者を自らの教団の施設や行事に誘ったり、ケア対象者と個人的に会ったり、自宅を訪問する（在宅ケアとして自宅を訪問することは含まれない）などである。（以下略）」と具体的に記されている。

このころ、日本臨床宗教師会と交流のない団体が、非宗教者をも〝臨床宗教師〟と名乗ることを可能にする研修会を企画していることがわかった。臨床宗教師についてメディアなどで取り上げられる機会が多くなると、宗教者でないのに「臨床宗教師になりたい」という人も出はじめた。だが、日本臨床宗教師会には、「臨床宗教師は宗教者（信徒に応ずる立場にある者）である」という定義は覆せないものとして共有されていた。そこで、日本臨床宗教師会の担当者が先方に赴いて、〝臨床宗教師になる〟研修会ではなく、〝臨床宗教師について学ぶ〟研修会に変更してもらった。このような事態の再発を避け、また、他団体に商標登録をされて「臨床宗教師」の名称を使用できなくなることを防ぐため、「臨床宗教師」の商標登録をした。この商標権を法人として管理するため、日本臨床宗教師会は二〇一七年二月に法人格を取得し、一般社団法人日本臨床宗教師会となった。

✴臨床宗教師から認定臨床宗教師へ

二〇一八年三月五日、日本臨床宗教師会による第一回「認定臨床宗教師」資格認定証授与式が上智大学で行われ、一四六人の「認定臨床宗教師」が誕生した。資格認定要件は、【表3】の通りである。資格は五年ごとの更新制で、五年間に、フォローアップ研修への参加、会話記録の検討、活動記録検討などが必須となる。

認定臨床宗教師の内訳を資格認定要件別にみると、「指定の研修・養成講座を修了したもの（修了者）」一二六人と「公共空間で三〇〇時間以上の臨床経験を有している宗教者（先駆者）」二〇人であった。二〇一六年度までの各教育機関の臨床宗教師研修の修了者が延べ二〇三人（うち東北大学は一五二人）であるので、研修修了生のうち認定臨床宗教師となった比率は約七割である。ちなみに、第Ⅰ部で紹介した臨床宗教師研修の修了生は、カトリックのオタワ愛徳女子修道会から光ヶ丘スペルマン病院に派遣されてパストラルケアワーカー（キリスト教を背景に、臨床宗教師と同様に相手の信仰を尊重しながらケアを行う）として働く細谷朋子を除けば、全員、認定臨床宗教師となった。

「認定臨床宗教師」という資格ができたことと引き換えに、これ以降は単なる「臨床宗教師」とい

表３：臨床宗教師の資格認定要件

１～５をすべて満たすこと。

1. 宗教者（信徒の相談に応じる立場にある者）である。
   ※資格申請時に、各宗教教団・寺社教会等が発行した宗教者（聖職者）証明書を提出
2. 日本臨床宗教師会の会員である。
3. 地区（北海道、東北、関東、中部、関西、中国地方、四国、九州）の臨床宗教師会の会員である。
4. 日本臨床宗教師会が認定するフォローアップ研修一回、会話記録検討・指導一回を受講済み。
5. 次のいずれかである。
   ①認定機関による研修・養成講座を修了したもの（「修了者」）
   ※臨床宗教師養成教育プログラム認定機関は下記の通り。
   - 東北大学〈大学院文学研究科〉実践宗教学寄附講座／死生学・実践宗教学専攻分野（2019年４月新設）
   - 龍谷大学大学院実践真宗学研究科
   - 高野山大学密教実践センター
   - 種智院大学臨床密教センター
   - 武蔵野大学臨床宗教師・臨床傾聴士養成講座
   - 愛知学院大学
   - 大正大学
   - ＮＰＯ法人日本スピリチュアルケアワーカー協会
   - 上智大学臨床宗教師養成プログラム（2018年３月時点では認定申請中、６月末までに認定）

   ②公共空間で300時間以上の臨床経験を有している宗教者（「先駆者」）
   ※公共空間での臨床経験とは、病院、福祉施設など公共施設での活動や、宗教法人以外のＮＰＯなど各種法人や任意団体などでの活動、各種法人による在宅訪問サービス、寺社教会を布教伝道目的以外で一般市民に開放した活動などを指す。

出典：日本臨床宗教師会サイト

表４：臨床宗教師養成教育プログラム実施機関の教育目標

①「傾聴」と「スピリチュアルケア」の能力向上
②「宗教間対話」「宗教協力」の能力向上
③自らの死生観と人生観を養う
④宗教者以外の諸機関との連携方法を学ぶ
⑤「宗教的ケア」の姿勢と提供方法を学ぶ

出典：日本臨床宗教師会サイト

う肩書きを名乗ることはできなくなった。認定された者は、正式には「一般社団法人日本臨床宗教師会認定臨床宗教師」もしくは「日本臨床宗教師会認定臨床宗教師」、やむを得ず省略する場合は「認定臨床宗教師」と名乗るよう定められた。また、医療福祉機関など公共空間で「臨床宗教師」として活動している場合は、「〇〇病院臨床宗教師」などと所属する組織名を付けることとなった。

この日、日本臨床宗教師会では、臨床宗教師の質を確保するためにも、臨床宗教師を養成する指導者と教育プログラム実施機関を認定した。東北大学実践宗教学寄附講座の谷山洋三准教授、大村哲夫助教、臨床宗教師の育成に携わってきた「カフェ・デ・モンク」マスターで曹洞宗通大寺住職の金田諦應や第一回臨床宗教師研修の修了生で北海道東北臨床宗教師会代表の髙橋悦堂ら二〇人が「臨床宗教師研修指導者」として登録された。

「認定臨床宗教師」認定証授与式では、金田が五年前に故・岡部健医師と臨床宗教師の育成を約束したことに触れて、「やっと岡部（健）先生との約束を果たせた」と涙を浮かべながら語った（註４）。

✴臨床宗教師の活動の広がり

臨床宗教師の存在が広く知れわたると、被災地や医療福祉施設のほかにも活動の場が広がった。

表5：臨床宗教師養成教育プログラム認定基準

(1) 倫理、宗教に関する講義を含む基礎科目10時間以上 (2) スピリチュアルケア、グリーフケアに関する講義を含む専門科目10時間以上 (3) 公共空間での実習30時間以上 (4) 本法人に登録された研修指導者が担当する演習20時間以上 (5) 宗教活動がそのまますべてスピリチュアルケアであるとする理解は、臨床宗教師倫理綱領の内容と矛盾することに留意して、(1)～(4)には①～⑤の教育内容をすべて含むものとする ①臨床宗教師倫理綱領に関する講義 ②「民間信仰論」「現代宗教論」など特定の宗教観を越えて現代人の宗教観を概観する講義 ③「宗教間対話」や「宗教協力」に関する講義、演習もしくは実習 ④公共空間において実施され、個人面談を主目的とする実習 ⑤実習での体験を振り返るための実習指導

出典：日本臨床宗教師会サイト

京都府は、二〇一六年から自死遺族支援事業に臨床宗教師を活用しはじめた。これは、行政機関が臨床宗教師を活用する全国で初めての事例となった。臨床宗教師は特定の宗教団体の利益とならない超宗教・超宗派の活動で、布教・伝道を行わないため、「政教分離の原則」に抵触しないと判断されたからである。京都府は龍谷大学大学院実践真宗学研究科と連携し、NPO法人京都自死・自殺相談センター（Sotto）に運営を委託して、「京風Cafe de Monk きょうのモンク」を開催した。東日本大震災後の被災地で開催された傾聴移動喫茶「カフェ・デ・モンク」を参考にしたもので、龍谷大学から派遣された臨床宗教師らが自死遺族と語り合った。

二〇一七年からは、いろいろな人が来て雑談をするだけでも孤立を防ぐことになるとして、自死遺族に限定せず、福祉関係のイベントなどに合わせて開催されるようになった。

また、二〇一八年九月には、岩手県の盛岡少年院に臨床宗教師が非常勤講師として採用された。入所した少年と面談をして、更生の手助けを担う。これは、臨床宗教師が矯正施設に勤務する初めての事例であった。

コラム　海外における宗教者と医療の関わり〈アメリカ・台湾編〉

✴アメリカ

日本の臨床宗教師がお手本としたチャプレン（病院付き聖職者）の教育プログラムの本場は、アメリカである。アメリカの臨床牧会教育（CPE＝Clinical Pastoral Education）は、二〇世紀初頭に臨床現場で行われる神学教育の一形態として始まった。当初は、キリスト教の各教派が独自にCPEを行っていたが、一九六七年に超教派の臨床牧会教育協会（ACPE＝Association for Clinical Pastoral Education）が設立され、プログラムが標準化された。アメリカ発祥のCPEは、ヨーロッパやオーストラリアにも広まっている。

現在、アメリカにいくつかあるCPEの認定機関のなかでもACPEは代表格で、米国教育省に認証された唯一のCPE認定機関である。海外からの受講者も多く、二〇一八年末までにキリスト教、ユダヤ教、イスラム教、仏教など多様な宗教背景をもつ七万五〇〇〇人以上が受講している。

ACPEが認定したCPEプログラムは、全米にある三五〇カ所以上の病院などで受けることができる。ACPEは公式サイトにおいて、CPEを超宗教の宗教者の職業教育と説明する。受講生は、スーパーバイザー（指導者）のもとで終末期患者など危機的状況にいる人々と出会う。そして、彼らとの真剣な関わりや、スーパーバイザーと他の受講生からの指摘によって、宗教者として奉仕する対象者のニーズや自分自身についての気づきを得て、宗教活動への理解を深め、対人関係や専門職間連携のスキルを磨く――というのである。

受講資格は、ＣＰＥプログラムの実施場所によって異なる場合もあるが、一般的には神学校で一年以上の教育課程を修了した者である。ＣＰＥは、一ユニット（一〇〜一二週）単位、もしくは一年間のプログラム（三〜四の連続したユニット）として実施される。

病院で行われるＣＰＥの内容は、病床訪問、説教の実習、五〜七人の受講生同士のグループワーク、スーパーバイザーとの面接などである。病院では、患者と家族のスピリチュアルケアや宗教的ケア、スタッフのケアなどに携わる。自分の宗教に関わらず、担当したケア対象者の宗教（無宗教を含む）に応じたケアをしなければならない。ある病院のＣＰＥの日程は、週五日のうち実質四日は病床訪問、実質一日は講義である。一ユニットは最低でも実習三〇〇時間、講義一〇〇時間の計四〇〇時間に相当する。

連邦法や州法の規定にはないが、病院などでチャプレンとして働くには、プロチャプレン協会（ＡＰＣ＝The Association of Professional Chaplains）などチャプレンの職能団体に加入して、チャプレンとしての認定を受けるのが通例である。ＡＰＣやＡＣＰＥなど主要五団体が共通で定める資格要件は、ＡＣＰＥ認定のＣＰＥを最低四ユニット修了していること、高等教育認定審議会（ＣＨＥＡ＝Council for Higher Education Accreditation）が認定した学校の神学の学士号と修士号を取得していること、などである。ＡＰＣの会員数は、二〇一七年一〇月末時点で五五五七人である。

アメリカでは、宗教などスピリチュアルなサービスに対する患者の権利を認めることが病院認証機構（The Joint Commission）による認証条件となっているため、常勤のチャプレンを雇用する病院が多い。

アメリカでCPEを修了し、医療法人東札幌病院や医療法人社団爽秋会岡部医院などのチャプレンを経て、現在は臨床宗教師の指導も行っている小西達也・武蔵野大学教授は、ケア対象者の話を「価値判断を加えることなくあるがままに聴くこと」を、チャプレンの重要なポイントとして挙げる〈註5〉。そして、これを実現するためには「自分自身を知ること」すなわち「ビリーフ（belief）の身体的な自覚化」が必要で、ここにアメリカのCPEの主眼があるという。

小西がビリーフと表現するものは、自分自身の価値観や世界観などである。ビリーフを自覚すると、それらは自分が生まれ育った環境や文化の影響で形成されたものに過ぎないとわかる。小西が「ビリーフの身体的な自覚化」と名づけるのは、知識として頭のなかだけで自覚するのではなく、それを自覚した瞬間に心のしこりが解けて、思わず涙があふれ出てくるような体験だからであるという。文学的表現をすれば、「魂が洗われる経験」とでも呼ぶべきものであろうか。

このための手法として、CPEには「会話記録の分析」や「生育歴の分析」、「人間関係分析」などがある。「会話記録の分析」では、患者との会話記録を紙の上に再現して分析し、スーパーバイザーと他の受講生の前で発表する。彼らに患者への応答の理由などを追及され、答えるというグループワークのなかで自分のビリーフが明確になる。「生育歴の分析」は、自分が生まれてから現在に至るまでの出来事を、それが自分の内面や今の在り方にどういう影響を与えているかを書きだす。これもグループワークを行い、掘り下げていくことで、「より深い自分」に気づいていく。「人間関係分析」は、グループワークの受講生同士の人間関係のことである。受講生仲間に対して「気に入らない」など葛藤を感じた場合、それをグループ内で公言しなければならないルールがある。まず、公言した本人が、その感情を抱いた経緯や原因を分析する。次に、「気に入らない」と言われた相手が、言った側との関係性について、同様のことを繰り返す。スーパーバイザーのもとで、こうした分析をすることで、お互いのビリーフが明確化される。

このようなＣＰＥが行われるのは、アメリカの文化背景も一因であろう。チャプレンは、どのような宗教をもつ人も、無宗教の人をもケアしなくてはならない。アメリカは多民族国家で文化的な背景も多様である。キリスト教徒が七割とはいえ、二〇一四年にピュー・リサーチセンターが実施した信仰状況の調査によるとプロテスタント福音派（保守派）が約二五パーセント、プロテスタント主流派（リベラル派）が約一五パーセント、黒人プロテスタント系（アフリカ系アメリカ人が多いプロテスタント系）が約七パーセント、カトリックが約二〇パーセントと多様で、キリスト教以外が六パーセント、さらに増加が著しい無宗教が約二三パーセントもいる。[註6]宗教背景が押しなべて均質である国や地域（後述の台湾など）ならばまだしも、文化的多様性をもつアメリカでは、チャプレンが偏見にとらわれずに、ケア対象者の話をありのままに聞くためには、自身のビリーフの自覚化は重要課題となる。

かつてアメリカのＣＰＥは厳しいと評判で、スーパーバイザーの厳しい問い詰めに受講生が涙した話や、志半ばで実習の場から去った受講生の話などを聞くことも少なくなかった。だが、一九九〇年代に方針転換して、穏やかな指導姿勢になっている。

日本では、アメリカのＣＰＥを日本人向けにアレンジしたスピリチュアルケアの教育プログラムを提供している団体が多い。東北大学実践宗教学寄附講座の谷山洋三准教授が代表を務める臨床スピリチュアルケア協会（ＰＡＳＣＨ、パスク）も、その一つである。臨床宗教師研修の指導者たちも、アメリカでＣＰＥを受けたものやアメリカのＣＰＥをもとにした教育プログラムを受けたものが多く、その影響が臨床宗教師研修にもうかがえる。

東北大学実践宗教学寄附講座の臨床宗教実践講座（三カ月間の臨床宗教師研修に代わる二年間の臨床宗教師研修の後半にあたる講座。臨床宗教教養講座修了後に受講することで認定臨床宗教師の資格申請ができる）の主な目的も、小西がアメリカのＣＰＥの主眼とみる「自分自身を見つめる」ことにある。

受講生は、アメリカのＣＰＥと同じく生育歴を提出する。生育歴は、自分自身の内面を見つめるのに重要だからである。だが日本では自己開示に抵抗がある人が多いため、アメリカのようにグループ内で生育歴を検討するのではなく、受講生とスーパーバイザーとの個人面談で用いるのにとどめている。スーパーバイザーは、受講生が自分史を振り返るなかで自己の課題を発見し、客観的に自分自身を見つめることができるように支援する。

合宿形式のスクーリングでは、生育歴に基づく自分史の振り返りを含めて、「自分自身を見つめる」作業が繰り返し行われる。スーパーバイザー一人につき受講生六〜七人程度の少人数に分かれてのグループワークにおいても同様である。グループ内で、臨床宗教師役と患者役に分かれてロールプレイを行ったり、実習先での患者との会話記録を検討したりする。

会話記録の検討では、受講生は「どの言葉に患者のスピリチュアルな悩みが現れているのか」「自分は、どう感じたのか」「どうして、そのように自分は答えたのか」などを発表する。これに対して、スーパーバイザーやグループのメンバーは、気づいた点を率直に述べ合う。「患者のこの言葉に注目すべきではなかったのではないか」「このような言葉を返していたならば、スピリチュアルな悩みにもっと寄り添えたのではないのか」など……。自分では気づかなかった視点からの指摘や自分とは異なる解釈を受けて、受講生は新たな気づきを得る。

これまでの例で言えば、受講生によくみられる課題として、日本の宗教者に典型的なプライドの高さが挙げられる。また、ある受講生は、信仰をもつ家庭に生まれ、教えに沿った生き方を当然のごとく受容して育ったためなのか、「感情を理性で抑制しがち」という課題に苦戦した。

スピリチュアルケアの現場では、理性よりも感情に関心を向ける。感情に、その人のスピリチュアリティが現われるからである。ケアをする側は、ケア対象者が心の奥にある感情を語ろうとする意欲を「支持」したり、ケア対象者が発した言葉の奥底にある感情を「明確化」したり、ケアする側がケア対象者の感情に「対峙」して言葉を投げかけたり、とケア対象者がスピリチュアリティを表出できるように「支持」「明確化」「対峙」の三つの援助技法を用いる。

研修の場でも同じである。受講生がケア対象者の感情に関わるには、まず自分自身の感情に関わることが大切である。自身の感情表現が豊かで自分の感情に自覚的であれば、ケア対象者の感情にも気づきやすく、共感することができ、共感も伝わりやすい。理性から導き出された、頭で考えて発する言葉は、受け手の心に響かない。真の感情からの言葉は、受け手の心に響いて変容をもたらす。だが、自分の感情をつねに理性で抑制していると、ケア対象者と感情の部分で交流することは難しい。また、プライドが高いと理性に基づく上から目線のアドバイスにつながりやすく、やはりケア対象者との感情面での交わりを妨げる。

このためスーパーバイザーは、受講生が自分の感情に関われるように、また、自己の課題に気づけるように、「支持」「明確化」「対峙」の手法で関わる。だが、大切な指導とはいえ、厳しすぎる「対峙」は、人間関係において対立を敬遠しがちな日本人や、概してプライドが高い日本の宗教者には効果的ではない。草創期の臨床宗教師研修では厳しい「対峙」の手法が用いられたこともあったが、研修方針についての再検討を経て、現在ではアメリカのＣＰＥと同じように、穏やかな指導を行うようになっている。

＊台　湾

一方、公益財団法人全国青少年教化協議会の付属機関である臨床仏教研究所が二〇一三年に開始した臨床仏教師の養成プログラムは、同じアジア圏である台湾の臨床仏教宗教師のプログラムを参考に作られている。アメリカのＣＰＥは日本人の精神文化やスピリチュアリティにはそぐわないというのが臨床仏教研究所の神仁《じんひとし》上席研究員の見解である。〈註7〉その一例として、生育歴の自己開示に拒否反応を示す日本人が多いことを挙げる。とくに僧侶たちにとっては、いつも教える立場にあるせいか、苦手のようだという。

台湾の臨床仏教宗教師（ＣＢＣ＝Clinical Buddhist Chaplain）養成プログラムは、台湾で独自に作られたプログラムである。台湾では、仏教が盛んで社会的影響力も大きい。台湾の仏教者は七～八割とみなされているが、大多数は仏教も道教も信じている。台湾では尼僧の社会的地位が高く、尼僧の数は僧侶の五倍ほどで、在家信者も女性の比率が高い。

台湾に初めてホスピスが設立されたのは一九九〇年と比較的遅い。一九九五年に国立の病院として初めて台湾大学付属病院に緩和ケア病棟が設けられると、仏教の僧侶と尼僧がケアチームへの参加を望んだ。だが、彼らには適切な医療知識がなく、失敗して撤退した。そこで、一九九八年から財団法人仏教蓮花基金会と台湾大学付属病院の緩和ケア病棟が協力して、台湾に根差したスピリチュアルケアを確立するため、仏教に基づく緩和ケアなどの研究を行った。そして、二〇〇〇年には臨床仏教宗教師（CBC＝Clinical Buddhist Chaplain）の養成が始まった。

臨床仏教宗教師がスピリチュアルケアを行う対象は、仏教徒に限らない。臨床仏教宗教師は、終末期患者のスピリチュアルな境涯を高めて死の恐怖を軽減し、内なる力を引き出して生活の質を改善する。このほか、念仏、数息観《すそくかん》（呼吸を数えて精神統一を図る方法）、瞑想、説法と助念（死後八時間、遺体を動かさず、浄土に往生できるよう念仏を唱えること。台湾の葬送儀礼の一部）など宗教的ケアともいえる仏教の実践も行う。また、患者の家族に〝死の教育〟を行って悲しみを軽減させ、スタッフの倫理観を向上させる。

台湾大学付属病院の陳慶餘《チエンチンユ》教授らは、仏教を基盤にした台湾固有のスピリチュアリティを、「正法（正しい仏法）に感応し、悟り、理解する能力。生命力であり、心の成熟を表すもの」[註8]（※著者試訳）と定義する。陳教授が「患者が安心して最期を迎えるには『仏性《ぶっしょう》』（仏になる素質）を養うことが必要。僧侶にはそれを引き出す役割がある」（『産経新聞』二〇一八年八月一日夕刊）と述べているところからすると、台湾固有のスピリチュアリティとは仏性のことであろうか。

陳教授は、臨床仏教宗教師が行うスピリチュアルケアを四つの階層構造で説明する。これは、患者の状態を、仏教の四諦《したい》（「苦集滅道《くじゅうめつどう》」の四つの真理。苦諦《くたい》＝この世はすべて苦である、集諦《じったい》＝苦の原因は自己の煩悩にある、滅諦《めったい》＝苦を滅すれば悟りの境地に至る、道諦《どうたい》＝悟りの境地に到る修行は八正道《はっしょうどう》である）に沿って説明したものでもある。患者は、①「病状告知」（苦）されて苦しむ。だが、病状が悪化すると、②「死の受容」（集）をし、苦から解放され、死を人生の旅とみなす。そして、③「スピリチュアリティの存在を実感」（滅）し、④「仏教の実践」（道）をするようになり、最終的に〝解脱（成仏）への道〟を歩む。〈註9〉

臨床仏教宗教師養成プログラムへの応募資格は、五〇歳未満、僧侶もしくは尼僧として五年以上の経験があること、大卒以上などである。

養成プログラムは、まず、講義が計六五・五時間と、緩和ケア病棟での臨床実習（インターン）が二週間で計八〇時間（一日八時間の実習が一〇日間）行われる。講義は、がん患者の終末期の病状、終末期患者の社会的な欲求やスピリチュアルな欲求、遺族へのグリーフケア、仏教教義の緩和ケアへの適用などである。仏教教義の緩和ケアへの適用としては、たとえば十二因縁《じゅうにいんねん》（十二縁起《じゅうにえんぎ》ともいう。苦が生じる因果関係を①無明《むみょう》（無知）→②行《ぎょう》（無知から生じる行い、業《ごう》→③識《しき》（識別作用）→④名色《みょうしき》（心身）→⑤六入《ろくにゅう》（六処《ろくしょ》ともいう、眼《げん》、耳《に》、鼻《び》、舌《ぜつ》、身《しん》、意《い》（こころ）の六つの認識器官）→⑥触《そく》（認識器官と認識対象の接触）→⑦受《じゅ》（感受作用）→⑧愛《あい》（感受対象への欲求）→⑨取《しゅ》（欲求から起きる執着）→⑩有《う》（生存）→⑪生《しょう》（生まれること）→⑫老死《ろうし》（老いと死）の一二項目の系列から説明したもの）をもとに患者の苦の根源を探る、四念処《しねんじょ》（身体を不浄と観ずる身念処《しんねんじょ》、すべての感受作用を苦と観ずる受念処《じゅねんじょ》、心を無常と観ずる心念処《しんねんじょ》、すべてのものに実体はないと観ずる法念処《ほうねんじょ》の四つの観想法）によって患者の苦をなくす方法を考えるなどである。

この講義と実習を修了して試験に合格すると、緩和ケア病棟での六〇〇時間（一五週間）の臨床研修（レジデント）に入ることができる。そして、最終試験に合格すると、「臨床仏教宗教師」の証明書が渡され、スピリチュアルケアを実施するのに最適なホスピスを紹介される。

二〇一七年三月の時点で、養成プログラムを完了したのは六三人（うち二人はカトリックの修道女）。三四人の臨床仏教宗教師が四五のホスピスで働いている。そのほとんどが尼僧である。

現在、台湾大学付属病院の緩和ケア病棟では、灰色の衣を来た尼僧が患者のスピリチュアルケアにあたっている。六階の緩和ケア病棟内には、正面向かって左側に仏壇が設置され、右側に十字架が掲げられた部屋があり、引き戸を動かして片側を隠すことで、仏間としてもキリスト教の祈りの間としても使える部屋がある。また、国立の病院であるが、病院の一〇階には、仏像が安置された「仏堂」がある。これが人々に受けいれられているのは、やはり、台湾には仏教が根づいているからであろう。

このように、アメリカにおけるチャプレン養成プログラム（CPE）も台湾における臨床仏教宗教師（CBC）養成プログラムも、自国の文化背景に合ったものが実施されている。日本の臨床宗教師も臨床仏教師も、それぞれアメリカと台湾のプログラムをもとにしているが、同一のものではない。他国の良い教育手法を取りいれるのが大切であるにしても、やはり、日本においては日本の文化背景に合った教育プログラムが実施されるべきなのであろう。

臨床宗教師の課題

＊宗教界側の事情

このように臨床宗教師は誕生から五年ほどの間に急増した。また、研修や資格が一定の評価をされて、活動の場が広がった。この背景には、宗教界側の事情もあるだろう。

宗教界では近年、「公益性」についての議論が盛んだった。これは、二〇〇八年の公益法人制度改革の際に、法人が行う事業の「公益性」が優遇税制の適用要件とされたためである。周知のように宗教法人には、優遇税制が適用されている。この優遇税制の根拠として、「政教分離の原則から政治が宗教法人に介入できないようにするため」、「公益性があるため」などの理由が挙げられる。

宗教法人の公益性については、「宗教活動そのものに公益性がある」という考え方と、「宗教法人が行う活動に公益性がある」という考え方がある。公益性とは、広く一般の人々の利益になるということなので、特定の信者を対象にした宗教活動そのものに公益性があるという前者の考え方には反発も少なくない。また、公益法人制度改革は、後者の考え方を強化するものであった。そこで、宗教界では、公益性を示すことができる社会活動を推進しようという動きがみられた。

しかし、公共空間で宗教活動を行う際の妨げとなるのが「政教分離の原則」である。この点、臨床宗教師は、特定の宗教・宗派のためではなく公益性がある活動を行うため、政教分離の原則に抵触しない。宗門大学に「臨床宗教師」の養成講座の設置が進んだのは、このような背景もあるだろう。

また、臨床宗教師研修の受講生に伝統仏教の僧侶が多いのは、次のような理由もあるという。伝統仏教の寺院の僧侶は、ほとんどが世襲である。住職には定年がないため、父が住職を務める限りは、副住職を務める息子など次の世代への代替わりが進まない。住職を継がせるまでの間、次世代がすることとして、宗教者としての特色を生かすことができる臨床宗教師はうってつけだという。ただし、臨床宗教師の活動はボランティアが多く、医療施設や社会福祉施設に雇用される場合でも、非常勤であることが多い。逆に言えば、副住職という身分と収入があるから、非常勤で臨床宗教師の活動もできるといえるだろう。

✴臨床宗教師に対する懐疑的な意見

一方で、臨床宗教師への懐疑的な意見も多い。宗教者の側から目立つ意見は、臨床宗教師が宗教・宗派の教えを説かないという点に関する疑問である。

田代俊孝《しゅんこう》・同朋大学大学院教授は、『文化時報』（二〇一六年九月一七日）で、「信心を一番必要とされるのが終末期とするならば、そこに関わる宗教者がご縁づくりの一環として参画する臨床宗教師は大事なのかもしれない」と一定の評価はする。だが、布教教化ができない制約について触れ、「となれば、いかにして生死を超える信心を得てもらうのかが課題となる」と問題提起する。そして、「傾聴とか、癒しについては、宗教者でなくとも専門的に学んだ人がたくさんいる。宗教者ならではのケアは何かと言えば、いかに信心を得てもらうかということ。それには教化伝道が欠かせない」と伝道の大切さを主張する。

真宗大谷派行順《ぎょうじゅん》寺住職でもある田代は、一九九八年に田畑正久（東国東《くにさき》広域国保総合病院院長＝当時）らとともに、浄土真宗の教えを学び、ビハーラ（仏教ホスピス）運動を推進する医療関係者・ビハーラ関係者の組織「ビハーラ医療団」を結成し、世話人代表を務める。田代によれば、「ビハーラとはノウハウや技術ではなく、信心を得て生死を越える道を歩む学びや場のこと」である。そして、田代が「ビハーラ医療団」を始めたのは、信心が一番必要とされるのは終末期医療の現場であり、医師や看護師に信心を得てもらおうと願ったからと語る。このような立場からすると、やはりケアと布教伝道とは切り離せないのだろう。

そもそも、宗教者が普段から布教伝道し、人々と関わりを持っていれば、彼らが入院したときに病院を訪れることもごく当たり前の光景で、臨床宗教師という存在も不要であろう。

臨床宗教師の質や、臨床宗教師が行う「傾聴」活動への懸念をみせる人々もいる。葬儀専門誌『SOGI』一五三号（二〇一六年五月）のインタビューで、戦没地での遺骨収集やチェルノブイリ原発事故の被ばく者支援、高齢者のためのケアホーム運営や葬儀事業など多角的な活動に取り組んできた臨済宗妙心寺派神宮寺（長野県松本市）住職（当時）の高橋卓志は、「臨床宗教師の一番の欠点は現場を見ていないこと。そして、現場経験が少なく座学による指導者に付いていること。（略）ヨーロッパのチャプレンの養成のような形でもって学術的、学際的にやるんだったら話は別です。でも現実にヨーロッパ中心の緩和ケア病棟はほとんどその役割をチャプレンに任せていない。ほとんどがナースです。それもマクミラン・ナースという専門のナースです。専門のナースがやったほうがよほど効果があると僕は思う」と否定的な意見を述べた。

このインタビューの後、東北大学実践宗教学寄附講座の臨床宗教師の研修（養成）期間は三カ月から二年となり、内容はより学術的になった。また、日本臨床宗教師会は日本スピリチュアルケア学会と相互連携し、認定臨床宗教師資格取得者には、同学会の成果に学ぶことを求めている。だが、これまで日本の病院にはチャプレンのような存在が少なかったこともあり、現時点では、現場経験が少ない指導者が多いのはやむを得ないのかもしれない。

高橋はまた、二〇一六年七月に開催された上智大学実践宗教学研究科開設記念シンポジウムで、医療者が臨床宗教師の質に疑問をもち、医療現場への参入に警戒心をもっていることに触れたうえで、「宗教者が現場に入るハードルは高く、傾聴も信頼関係がなければ意味がないことを知ってもらいたい」（註10）と語っている。このような点は、臨床宗教師の側も課題として認識しているであろう。

臨床宗教師など宗教者が行う傾聴については別な観点からの問題もある。北海道大学教授の櫻井義秀が『月刊住職』（二〇一四年一二月号）で懸念を示している。仏教界では傾聴ボランティアが盛んに行われるようになっているが、「傾聴は無償行為」という認識ができあがってしまうと、若い心理カウンセラーなど心理専門職が生計を立てられない状況が生じるのではないかという。カウンセラーなど心理の専門職は非常勤で雇用されている者が多く、収入も高くないためである。

二〇一八年に国家資格「公認心理師」が誕生するまで、「心のケア」に関する資格には民間資格しかなく、信頼性が問われていた。そのなかで最も権威があったのが、指定大学院を修了しないと受験資格が得られない「臨床心理士」（一九八八年認定開始）である。二〇一八年四月時点で三万四五〇四人が認定されている。二〇一五年の調査では、回答した臨床心理士のうち常勤者（非常勤兼務者含む）は四七・六％と半数弱で、非常勤のみが四四・七％だった〈註11〉。また、二〇一五年度の見込み年収（税込み）は、回答者の約半数が二〇〇万円～四〇〇万円台だった。

櫻井は、「僧侶が行う傾聴とは、生活基盤を檀家が支えるか、僧侶自らが別途収入の道を確保できているから無償でやれる行為」として、「対価を伴うサービス行為とボランティア行為をどう共存させていくのかに関して、傾聴行為を普及させていく仏教界は考えていく必要があろう」と述べている。心理職に非常勤雇用が多いという問題は、臨床宗教師にもあてはまる。臨床宗教師のなかには、医療福祉の現場における常勤雇用を求めているものもいるが、どうしても非常勤雇用が多い。また、心理カウンセラーが行う悩み相談やカウンセリングも、各方面から支援を得て、相談者に対しては無償で行われているところが多い。これは、臨床宗教師を含む心理職全体として考える必要がある問題ではないだろうか。

臨床宗教師の収入については、具体的な金額が表に出てこないため不明である。だが、非常勤雇用が多いことから十分な収入とは考えられず、ボランティアでの活動には持ち出しも多い。活動内容に意義を感じていても、収入面で不安があると、長く続けられないのではないだろうか。しかも、臨床宗教師養成研修の受講費用は安くはない。浄土宗で二〇一八年三月に開催された定期宗議会では、臨床宗教師の養成について前向きに取り組むべきという方向性で議論がなされた。だが、浄土宗の宗門校である大正大学で、大学院に在籍していない者が大学院科目等履修生として受講する場合には約七〇万円かかるという指摘や、臨床宗教師は完全なるボランティアで活動しているという実態を報告したうえで臨床宗教師への援助を要望する声も出た。

このほか、臨床宗教師という資格制度ができたことによって、これまでは資格がなくても医療や福祉の現場、あるいは被災地に入って活動ができた宗教者が、臨床宗教師の資格がないというために締め出されるのではないかという不安の声も上がっている。

✴宗教界の臨床宗教師に類する研修と資格

これまで医療や福祉の現場で活躍していた宗教者が、何の研修も受けず資格も得ていなかったかというと、そうではない。臨床宗教師が誕生する以前から、国内の各宗派や教団では、カウンセリングやセラピー（心理療法）を行う人材を育成し、必要とされる現場に配置していた。

立正佼成会は佼成カウンセリング研究所を設置し、「心のケア」という言葉がまだ一般的でなかった一九七三年から仏教精神を基盤としたカウンセラー養成講座を一般対象に無料で開催している。全日本カウンセリング協議会のカウンセラー認定基準に準ずるカリキュラムで、四年間の受講を修了すると、同協議会が認定する「カウンセラー」の資格を得ることができる。第一回認定臨床宗教師のなかには、同研究所でカウンセラー養成講座を担当している同会会員も含まれていた。

浄土真宗本願寺派も、一九八七年という早い時期から「ビハーラ活動」を行っている。ビハーラ活動とは、仏教・医療・福祉のチームワークによって支援を求めている人の苦悩を和らげようとする活動である（「コラム　日本における宗教者と医療の関わり」九八頁参照）。このため、浄土真宗本願寺派の僧侶・寺族・門信徒で、研修修了後に教区ビハーラに所属し活動できる人を対象に、「ビハーラ活動者養成研修会」を実施してきた。臨床宗教師の資格化を意識して、二〇一七年一〇月からは臨床を専門とする僧侶の養成を目指すに当たって、意見を広く聴取するために「ビハーラ僧養成研修会」の試行を開始した。ただし、「ビハーラ活動者」も「ビハーラ僧」も資格ではない。

高野山真言宗は、二〇〇二年から弘法大師空海の教えである「共利群生《きょうりぐんじょう》」(生きとし生けるものは、共に学び、共に助け合うことが大切であり、この教えを実践することで人の心は豊かになる。)という密教福祉の理念を学び、人に寄り添う心の成長を目指す「心の相談員養成講習会」を実施している。ただし、「心の相談員」は資格ではない。二〇〇四年からは主に「心の相談員養成講習会」修了者を対象に、「スピリチュアルケアワーカー養成講習会(二年間)」も開催した。同講習会と「スピリチュアルケアワーカー」の資格認定は、二〇〇八年度からNPO法人日本スピリチュアルケアワーカー協会に業務委託された。

浄土宗大本山清浄華院《しょうじょうけいん》では、一九七〇年代に米国で体系化されたNLP(Neuro-Linguistic Programming、神経言語プログラミング)という手法を学ぶ「カウンセリング研修会」を二〇〇五年から開催している。NLPは、傾聴を主体として対象者に受容的に関わる従来のカウンセリングとは異なり、対象者に能動的に働きかける手法で、ビジネスの分野でも活用されている。人の悩みを、経験や記憶に基づいて形成されたその人特有の行動プログラムを組み立て直すことで解決するという。五つのコースのうち、NLPプラクティショナーコースを修了すると、米国NLP™協会から認定証が発行される。米国NLP™協会認定マスタートレーナーの資格をもつ浄土宗法蔵院(滋賀県)の畦《うね》昌彦住職を講師として、宗門の内部研修の形で始まった研修会は、二〇〇九年から受講資格を他宗の寺院関係者にも広げ、二〇一四年からは一般の参加者も受けいれるようになった。二〇〇九年からは「大本山清浄華院認定心理カウンセラー」「同認定心理セラピスト」という独自の資格制度も設置した。

このほかにも、講座はいくつかある【表6】。これらのうち、浄土真宗本願寺派が養成する「ビハーラ活動者」「ビハーラ僧」と、高野山真言宗が養成する「心の相談員」に関しては、臨床宗教師の「資格化」に呼応する動きがみられた。

先述したように、高野山真言宗では、「スピリチュアルケアワーカー」の養成と資格認定の業務を委託していたNPO法人日本スピリチュアルケアワーカー協会と、宗門校である高野山大学の密教実践センターが臨床宗教師の認定教育機関となった。

浄土真宗本願寺派も、宗門校である龍谷大学大学院実践真宗学研究科や武蔵野大学臨床宗教師・臨床傾聴士養成講座が臨床宗教師の認定教育機関となった。さらに、臨床宗教師の資格認定も視野に入れて、二〇一七年一〇月から試行を開始した「ビハーラ僧養成研修会」には臨床宗教師倫理綱領に基づく臨床実習五四日間が組みいれられた。二〇一八年二月末に修了した修了生五人のうち三人は、宗派が開設した緩和ケア施設「あそかビハーラ病院」に所属する辞令を受けた。「ビハーラ僧」は浄土真宗の教えに基づく活動が前提で、布教伝道をしない臨床宗教師とは性格が異なる。これに関して宗内では、「公共空間の場で活動する専門僧侶を養成すべきか」、「教えを説きながら寄り添う僧侶を養成すべきか」、議論が続いているようである。

しかし、これらの動きにも見られるように、このところ乱立気味だった臨床や「心のケア」に関する資格は集約されつつある。

講 座 名 (開始年)	講座目的・内容(受講期間) ＊受講要件	主催者等
高野山心の相談員養成講習会(2002)	●弘法大師空海の教え「共利群生(きょうりぐんじょう)」という密教福祉の理念を学び、人に寄り添う心の成長をめざす。 ●教えと心理学、実践を学ぶ(2年間) ＊目的と研修理念を理解する希望者	●高野山真言宗 ●修了者 450 人(2017 年度末)
浄土宗大本山清浄華院カウンセリング研修会(2005)	● 1970 年代に米国で体系化された解決志向型のＮＬＰ(神経言語プログラミング)カウンセリング手法などの研修を実施。 ●ＮＬＰカウンセリングコース(4日)、ＮＬＰプラクティショナーコース(10日)など5種のコースがあり、プラクティショナーコースは米国ＮＬＰ協会認定の講座で、協会から認定書が発行される。 ＊一般	●浄土宗大本山清浄華院 ●受講者 660 人 ●延べ参加人数約 9000 人 ●ＮＬＰトレーナー資格取得者 23 人(2015 年7月)
「心といのちの電話相談室」電話相談員養成講座(2010)	●「心といのちの電話相談室」(2011 年4月開設)の電話相談員を養成。 ● 5日間(計 30 時間)。講座修了後に事務局の承認を得て、相談員として認定。 ＊浄土宗僧侶・寺族(住職の家族及びこれに準ずるもので、浄土宗の寺族台帳に登録されたもの)、講座修了後、電話相談員として活動することなど。	●公益財団法人浄土宗ともいき財団 ●受講生 68 人(2018 年度末)
浄土真宗本願寺派ビハーラ僧養成研修会【試行】(2017)	●医療機関・福祉施設において、医師、看護師、介護士等と協働し、人々の人生観・信仰を尊重しながら苦悩と悲嘆に寄り添い、臨床を専門とする僧侶の養成。 ●座学 16 日間と実習 54 日間(5カ月間) ※ 2019 年の受講期間 ＊ 20 歳以上で浄土真宗本願寺派の僧侶、研修修了後、医療機関・福祉施設で勤務する意欲のある者など。	●浄土真宗本願寺派 ●修了者5人(2018 年2月末)

出典:各公式サイト、『中外日報』『週刊仏教タイムス』『文化時報』より
※最新の受講要件などは、各講座サイトなどで確認のこと

表６：宗教界の「心のケア」に関する主な人材養成講座

講座名 (開始年)	講座目的・内容（受講期間） ＊受講要件	主催者等
佼成カウンセラー養成講座（1973）	●仏教精神を基盤とした教育を通し今日的課題に対応しながら社会貢献できる人材を育成。 ●全日本カウンセリング協議会のカウンセラー認定基準に準ずる内容で、同協議会のカウンセラー資格を取得できる（４年間）。 ＊一般	●佼成カウンセリング研究所 ●卒業生 1000 人超
浄土真宗本願寺派ビハーラ活動者養成研修会（1987）	●第 25 代専如門主のご親教「念仏者の生き方」に則り、宗祖親鸞聖人の教えのもと、医療、福祉、在宅において、僧侶・寺族・門信徒の果たすべき役割を探求し、相手の苦悩に共感し和らげることができるビハーラ活動者を養成。 ●基本学習と実習（１年２カ月）。 ＊浄土真宗本願寺派僧侶・寺族・門信徒、研修修了後、教区ビハーラに所属し活動することなど。	●浄土真宗本願寺派 ●修了者 1287 人（2018 年３月）
臨床パストラル・カウンセラー資格認定課程（1998）	●キリスト教哲学に基づくと同時に諸宗教、異なる信条、信念をも尊重してスピリチュアルケアに携わることのできる人材の育成。 ●哲学・神学講座（120 時間以上）などの受講に加え、病院実習、患者訪問記録の提出など（３年）。修了して審査に通ると「臨床パストラル・カウンセラー」の資格が認定される。 ＊ＮＰＯ法人臨床パストラル教育研究センターの会員であること、高卒以上など。	●ＮＰＯ法人臨床パストラル教育研究センター ●資格認定者 102 人（2012 年）

✴臨床仏教師と臨床宗教師

とはいえ、国内の宗教界が「臨床宗教師」の資格に一本化したわけではない。伝統仏教界では、臨床宗教師の研修が始まったのとほぼ同時期に、一文字違いの名称をもつ「臨床仏教師」の養成も始まった。

「臨床仏教師」とは、「人生の生老病死にまつわる現代社会の苦悩と向き合い、専門的な知識や実践経験をもとに行動する仏教者」である。臨床仏教師養成プログラムは、仏教教団六〇余派などによって結成された公益財団法人全国青少年教化協議会（全青協）に付属する臨床仏教研究所（東京都）が二〇一三年五月に開始したものである。

臨床仏教師は、仏教を説く臨床者ではない。苦に寄り添う仏教精神を具現した仏教者であって、臨床宗教師と同じように特定宗派の布教を目指すものではない。講座では、ケア対象者の多様な宗教性やスピリチュアリティに対応するために、いろいろな宗教や信仰を学ぶ。

養成プログラムは台湾の臨床仏教宗教師の養成プログラム（「コラム　海外における宗教者と医療の関わり〈アメリカ・台湾編〉」二八八頁参照）などを参考に作成されたもので、座学、ワークショップ、実践研修（OJT）の三段階に分かれている【表7】。

講座の内容は、東北大学の臨床宗教師研修に比べると、仏教の色合いが濃い。東北大学実践宗教学寄附講座では、宗教者に一般的なスピリチュアルケアの技法を教えるという内容で学術的なアプローチが目立ち、講師は宗教者というよりも研究者が多い。これに対して臨床仏教研究所では、ケアの技法とともに仏教をも深めさせる内容で、講師は社会活動を実践している仏教者が多い。ワークショップなどでも、仏教に寄せた内容が多い。たとえば、仏教の四諦《したい》（仏教が説く「苦集滅道《くじゅうめつどう》」の四つの真理のこと。苦諦《くたい》＝この世はすべて苦である、集諦《じったい》＝苦の原因は自己の煩悩にある、滅諦《めったい》＝苦を滅すれば悟りの境地に至る、道諦《どうたい》＝悟りの境地に至る修行は八正道《はっしょうどう》である）に基づいて世のなかの苦しみを分析し、改善策を考える「苦集滅道（四諦）ワークショップ」など。セルフケアなどのためには、浄土真宗木《き》辺《べ》派の僧侶・吉本伊信《いしん》が、宗教的なある精神修養法から宗教色を除いて考案した「内観法（自己観察法）」などが取りあげられている。

受講要件は、とくにない。臨床仏教研究所の神《じん》仁《ひとし》上席研究員は、「講座に僧侶以外の方が入るのは大切」[註12]という。僧侶だけだとマンネリ化するうえ、視座が「お寺の側から見た臨床仏教師」に固定してしまう恐れがあるからである。

第一期の臨床仏教師養成プログラムは、当初の計画では約一年で修了するはずだったが、二年後の二〇一五年四月にずれ込んだ。最終考査に臨んだ八人のうち、最終的に初の臨床仏教師に認定されたのは六人だった。

臨床仏教研究所は、納得のいく人材を育成するために、時間をかけて厳しい考査をしたうえで「臨床仏教師」の認定証を渡した。東北大学実践宗教学寄附講座は、「臨床宗教師」のムーブメントを起こすため、研修開始から約五年間は短期研修を重ねて「臨床宗教師研修修了証」をもつ人材を社会に大量装備し、その評価は社会に委ねたのと対照的であった。

臨床仏教師養成プログラムは、東京で第三期まで開催された後、第四期は二〇一七年に関西で開催

資格更新、更新基準	５年 1. 会話記録検討３回 2. 活動記録検討３回 3. フォローアップ研修３回 4. 倫理講習２単位 5. スピリチュアルケアに関する研究会参加３単位	５年	５年 a. 400 時間以上の臨床活動 b. 事例報告 10 本、うち５本は指導を受ける c. 同学会学術大会に２回以上参加する	なし
教育研修機関	東北大学実践宗教学寄附講座、龍谷大学大学院実践真宗学研究科など９つの認定機関。	臨床仏教研究所、花園大学。	上智大学臨床スピリチュアルケア教育プログラム、東北大学大学院文学研究科実践宗教学寄附講座など認定プログラムを要する９つの団体。	省令で定める履修科目がある大学、大学院など。
教育・研修・履修内容、資格申請基準	講義 20 時間、公共空間における実習 30 時間、演習 20 時間、フォローアップ研修参加と会話記録による指導。 ※東北大学では、講義 160 時間、実習 120 時間、演習（ワークショップ・グループワーク）70 時間	座学（公開講座）15 時間、ワークショップ 40 時間、実践研修（OJT）100 時間以上	「認定」資格は、講義 120時間、グループワーク・スーパービジョン等 60 時間、臨床実習 120 時間、継続教育等毎年 12 時間。	大学において省令で定める 24 科目の履修と心理実習 80 時間以上、大学院において省令で定める９科目の履修と心理実践演習 450 時間以上。
教育・研修等の期間	３カ月～３年 教育研修機関によって異なる。	約２年	２～３年 プログラムによって異なる。	６年～（大学４年＋大学院２年、大学４年＋業務経験２年～）
布教・伝道に関して	倫理綱領により、公共の場では布教・伝道しない。 ただし、ケア対象者が希望した場合、許される場所では宗教的ケアを行う。	布教・伝道を目的とはしていない。		
備　考	2018 年３月認定開始。2019 年９月末時点で 186 人。	2015 年４月認定開始。2019 年 11 月時点で 16 人。	2013 年９月認定開始。2017 年度末時点で「認定」は 220 人、「専門」64 人、「指導」69 人。	2018 年９月に第一回試験実施。 2019 年９月末時点で 27,344 人

出典：各関係サイト（326 ～ 327 頁参照）

表７：臨床宗教師とその他の資格

	臨床宗教師	臨床仏教師	スピリチュアルケア師	公認心理師
概　要	被災地や医療機関、福祉施設などの公共空間で心のケアを提供する宗教者。	現代社会の苦悩と向き合い、専門知識と実践経験をもとに行動する仏教者。	医療・福祉・教育・産業を始めとする諸分野で、他職種との連携の中で、責任をもってスピリチュアルケア領域の専門性を担う能力と、援助者が自らのスピリチュアリティの涵養を通して、「限界ある人間による人間へのケア」の力動と相互性を理解し、臨床的状況で必要とされる援助関係を構築する能力がある者。	保健医療、福祉、教育その他の分野において、心理学に関する専門的な知識および技術をもって、心理に関する支援を要する者の心理状態の分析、助言、支援などを行う。要支援者に主治医があるときは、その指示を受けなければならない。
資格認定者等	㈳日本臨床宗教師会の認定資格。倫理綱領あり。	（公財）全国青少年教化協議会の臨床仏教研究所の認定資格。	日本スピリチュアルケア学会の認定資格。スピリチュアルケア師には、認定、専門、指導の３段階がある。倫理規定あり。	国家資格。 公認心理師法（2017 年９月施行）に基づく。
資格要件等	宗教者（信徒の相談に応じる立場にある者）であること。 認定教育プログラムの修了生もしくは公共空間で 300 時間以上の臨床経験を有する者で、フォローアップ研修等を受講して、認定申請した者。	規定の講座修了者で、認定試験に合格した者。	認定プログラムの課程の修了者で、認定プログラムから推薦された者。	大学及び大学院において省令で定める科目を履修した者、もしくは大学において省令で定める科目を履修し、保健医療、福祉、教育、司法・犯罪、産業・労働に関する施設で所定の業務に２年以上従事した者などで、公認心理師試験に合格し、公認心理師登録簿に登録した者。 ※５年以上の業務経験者に 2022 年まで特例措置あり。

された。臨済宗妙心寺派の宗門校である花園大学（京都府）の国際禅学研究所とアジア南太平洋友好協会の共催だった。

臨床仏教師は、養成プログラムを実施している機関が少なく、認定された人数も少ない。臨床宗教師ほど大きな運動として波及していないが、本来の仏教者の姿を復元させた仏教者として独自の存在感を放っている。

✴臨床宗教師の今後の展開

臨床宗教師の誕生は、宗教界に大きな変革をもたらしたが、一般社会でも「心のケア」に関する資格に大きな変化が起きている。先述したように二〇一八年、臨床心理士を筆頭に民間資格が乱立していた心理職に、国家資格である「公認心理師」が誕生した。厚生労働省は、診療報酬において評価する心理に関する専門職を、経過措置を設けたうえで公認心理師に統一するとしている。

臨床宗教師は、公認心理師の登場によって締め出されるのではないかと懸念する人もいるかもしれない。だが、臨床宗教師は、布教伝道はしないものの宗教者であり、ケア対象者の希望によっては宗教的ケアも行う点で公認心理師とは全く別な存在である。この点では、一般的な心理の専門職とは全く競合しないといえる。むしろ、心理職の位置づけの見直しによって、臨床宗教師にさらなる光が当たることが期待できる。

臨床宗教師の活動を推進している人たちは、臨床宗教師の活動機会の拡大や、臨床宗教師の社会への定着によって、人々にいっそうの安らぎを与えられないかと模索している。

臨床宗教師に関する各種問い合わせ

※最寄りの臨床宗教師会にメールなどでお問い合わせください。
（⊙はホームページあり。●はフェイスブックあり）

⊙	（社）日本臨床宗教師会	sicj@g-mail.tohoku-university.jp（事務局） http://sicj.or.jp/
●	北海道臨床宗教師会	h.rinsyu@gmail.com（事務局）
⊙●	東北臨床宗教師会	ht.rinshushikai@gmail.com（事務局） https://www.ht-rinshu.com/
●	関東臨床宗教師会	kanto.rinsyo.syukyoshi@gmail.com（事務局）
●	中部臨床宗教師会	chubu.rinsyu@gmail.com（事務局）
●	関西臨床宗教師会	info.kansai.chaplain@gmail.com（事務局）
	中国地方臨床宗教師会	ch5rinshu@yahoo.co.jp（事務局）
●	四国臨床宗教師会	p005@me.com（四国代表）
●	九州臨床宗教師会	k.rinsyu@gmail.com（事務局）

厚生労働省は、高齢者が住み慣れた地域で、自分らしく最期まで暮らせるようにと、地域の包括的な支援・サービス提供体制（地域包括ケアシステム）の構築を推進している。幸い、臨床宗教師は、全国各地にネットワークがある。地域に密着した活動を行っている臨床宗教師たちが、この地域包括ケアシステムのなかで、地域社会に貢献できるのではないか。

被災地での被災者支援、終末期ケアの現場での患者や家族の心のケア、社会福祉施設での要支援者や要介護者へのケア、地域社会や自死遺族の人々の傾聴、少年院の講師など、臨床宗教師の活動の場は、着々と広がっている。東日本大震災の被災地支援から自然発生的に誕生した臨床宗教師は、「死への道しるべを示してほしい」という岡部健医師の願いを超えた存在として、社会の期待に応えていくであろう。

【註】

〈1〉『文化時報』二〇一三年三月一三日

〈2〉「臨床宗教師倫理綱領」日本臨床宗教師会二〇一六年二月二八日

〈3〉「臨床宗教師倫理規約（ガイドライン）および解説」日本臨床宗教師会二〇一六年二月二八日

〈4〉『週刊仏教タイムス』二〇一八年三月一五日

〈5〉小西達也×瀬良信勝「第九章　アメリカと日本のＣＰＥを語る―両ＣＰＥ経験者による対談」、窪寺俊之、伊藤高章、谷山洋三編著『スピリチュアルケアを語る　第三集―臨床的教育法の試み』関西学院大学出版会、二〇一〇年

〈6〉Pew Research Center,Religious Landscape Study http://www.pewforum.org/religious-landscape-study/　二〇一九年二月七日閲覧

〈7〉神仁「現代社会における臨床仏教師の役割」『禅研究所紀要』第四二号、二〇一三年

〈8〉Ching- Yu Chen, Clinical Buddhist Chaplain based Spiritual Care in Taiwan,Taiwan Journal of Hospice Palliative Care Vol.17 No.3 Nov. 2012.、佛教蓮花基金會「台灣臨床佛教宗教師本土化之靈性照顧」http://www.lotus.org.tw/3_care_2_1_1.asp　二〇一九年二月一〇日閲覧

〈9〉陳慶餘「本土化靈性照顧架構（中、英）」http://www.lotus.org.tw/3_care_2_1.asp 二〇一九年二月一〇日閲覧、Ching- Yu Chen 前掲論文

〈10〉『中外日報』二〇一六年八月五日

〈11〉一般社団法人日本臨床心理士会「第七回『臨床心理士の動向調査』報告書」二〇一六年

〈12〉神仁「『生老病死の苦の現場（臨床）で仏教精神に基づくケアを行う仏教者』が必要」『ＳＯＧＩ』一三六号、二〇一三年七月

【参考文献／資料／サイト】（＊は他の節でも参考にした文献などを示す）

第Ⅰ部第1節「被災地や都会の傾聴喫茶で働く宗教者たち」

【臨床宗教師の活動モデルとなった被災地のカフェ・デ・モンク】
- 稲垣真美『仏陀を背負いて街頭へ―妹尾義郎と新興仏教青年同盟』岩波新書、一九七四年
- ＮＨＫ教育テレビ「こころの時代―宗教・人生　シリーズ―私にとっての3・11『いのちの声をきく』」二〇一三年三月一〇日放送
- 小峰彌彦『図解・曼荼羅の見方』大法輪閣、一九九七年
- 松長有慶『密教・コスモスとマンダラ』日本放送協会、一九八五年
- 染川英輔『彩色 胎蔵曼荼羅』大法輪閣、二〇〇二年
- 高野山霊宝館「仏に関する基礎知識：両部曼荼羅」http://www.reihokan.or.jp/syuzohin/hotoke/mandara/ryobu.html

第Ⅰ部第2節「終末期ケアの現場で働く宗教者たち」

【光ヶ丘スペルマン病院】
- 光ヶ丘スペルマン病院緩和ケア内科病棟『これからの過ごし方』
- 光ヶ丘スペルマン病院緩和ケア内科病棟『愛するひとを見送るために』
- 日本カトリック典礼委員会編『カトリック儀式書　葬儀（第二版）』カトリック中央協議会、二〇〇四年
- 寺戸淳子『ルルド傷病者巡礼の世界』知泉書館、二〇〇六年
- エリザベート・クラヴリ著、船本弘毅監修、遠藤ゆかり訳『ルルドの奇跡』創元社、二〇一〇年
- 女子パウロ会　https://www.pauline.or.jp/index.php、二〇一八年六月二四日閲覧

【コラム　海外における宗教者と医療の関わり〈イギリス編〉】

■シャーリー・ドゥブレイ、マリアン・ランキン著、若林一美、若山隆良、棚瀬多喜雄、岡田要、小林麻衣子、五十嵐美奈訳『近代ホスピス運動の創始者　シシリー・ソンダース』増補新装版、日本看護協会出版会、二〇一六年

■シシリー・ソンダース他編著、岡村昭彦監訳『ホスピス―その理念と運動』雲母書房、二〇〇六年

■宮坂いち子「近代ホスピス誕生の原点―メアリー・エイケンヘッドの確信と活動」『生涯学習研究』第八号、二〇一〇年

■宮坂いち子「アイルランドのホスピス―デイホスピスに焦点を当てて」『生涯学習研究』第九号、二〇一一年

■中島孝、白井良子「セントクリストファー・ホスピスから日本へ吹く風――ホスピス・緩和ケアの〝誤解〟をとく」『訪問看護と介護』Vol.15,No.11　二〇一〇年

■河口洋行「公的医療保障制度と民間医療保険に関する国際比較―公私財源の役割分担とその機能」『成城・経済研究』第一九六号、二〇一二年

■Information Sheet History of Hospital Chaplaincy,NHS Chaplaincy-Spiritualcare,http://www.nhs-chaplaincy-spiritualcare.org.uk/WhoWeAre/infohistoryhcc.htm　二〇一六年一一月三日閲覧

■NHS England,NHS Chaplaincy Guidelines 2015 Promoting Excellence in Pastoral, Spiritual & Religious Care, 2015

■Harriet Sherwood, The spirit of healthcare: the NHS's £25m brigade of chaplains, The Guardian,22/Feb/2016.

■Richard Hurley, Chaplaincy for the 21st century, for people of all religions and none, The British Medical Journal,13/Dec/2018.

【松阪市民病院緩和ケア病棟】

■ミルトン・メイヤロフ著、田村真・向野宣之訳『ケアの本質―生きることとの意味』ゆみる出版、一九八七年

＊田宮仁『「ビハーラ」の提唱と展開』学文社、二〇〇七年
■平野博『ターミナルケア　私の覚え書き―ビハーラ病棟から』北越出版、二〇〇四年
【コラム　日本における宗教者と医療の関わり】
■伊東秀章「ビハーラの歴史―釈尊の実践と現代のビハーラ」友久久雄・吾勝常行・児玉龍治編『ビハーラ入門』本願寺出版社、二〇一八年
■ビハーラ医療団編『ビハーラ医療団―学びと実践』自照社出版、二〇一二年
■医療の心を考える会パート3、医療法人崇徳会長岡西病院編著『日本的ターミナルケアを問う　長岡発ビハーラ・ターミナルケア二〇年！』考古堂書店、二〇一四年
■福永憲子『最期にビハーラは何ができるか』自照社出版、二〇一五年
■森田敬史「ビハーラ僧の実際」『人間福祉学研究』第三巻第一号、二〇一〇年
■谷山洋三「ビハーラ病棟での実践に基づく理論構築に向けての第一歩」『日本仏教学会年報』巻六七、二〇〇二年
■林茂一郎「立正佼成会附属佼成病院緩和ケア・ビハーラ病棟の一〇年間―臨床医から見た生老病死」『中央学術研究所紀要』第四三号、二〇一四年
■文化庁編『宗教年鑑』平成三〇年版、文化庁、二〇一八年
■深谷耕治「天理よろづ相談所『憩の家』の理念と事情部の活動」『宗教と倫理』第一六号、二〇一六年
■「聖徳太子について」和宗総本山四天王寺　http://www.shitennoji.or.jp/shotokutaishi.html　二〇一九年一月三〇日閲覧
【沼口医院（在宅ケアと介護ホーム併設カフェ・アミターバ）】
■『京都新聞』二〇一五年三月七日夕刊
■沼口諭『メディカルシェアハウス　アミターバ　開設への軌跡』医療法人徳養会、二〇一六年
■野々目月泉『一樹の蔭』真宗大谷派大國山妙宗寺、二〇一六年

第Ⅱ部第1節「臨床宗教師の誕生」

【東日本大震災と宗教者の協働】

■石井光太『遺体』新潮社、二〇一一年
＊川上直哉「災害時における諸宗教間連携を通して見えてきた現状と課題」『宗教法』第三二号、二〇一三年一〇月
＊川上直哉「『心の相談室』について（お知らせとお願い）」二〇一一年五月一日
■川上直哉「『宗法連』研究」（信仰者は夢を見る：川上直哉のブログ）
https://plaza.rakuten.co.jp/kawakaminaoya/4011/、二〇一六年九月七日閲覧
＊河原正典「在宅終末期でみられる〈お迎え〉体験について考える」『訪問看護と介護』Vol.20 No.10 二〇一五年
＊「心の相談室」http://www2.sal.tohoku.ac.jp/kokoro/blog/ 二〇一六年八月二八日閲覧
＊櫻井恭仁「故岡部健先生の思いと『心の相談室』の活動」『みやぎ宗連報』四二号、二〇一六年
＊櫻井恭仁編『故岡部健先生 追悼緊急シンポジウム報告集』心の相談室、二〇一四年
■澤井治郎「東日本大震災と宗教（2）『心の相談室』の設置」『グローカル天理』第八号（通巻一七六号）、二〇一四年八月
＊鈴木岩弓「『心の相談室』の活動と東北の宗教文化」（京都大学こころの未来研究センター 震災関連第二回研究会発表内容レジュメ）二〇一二年一月二四日
■鈴木岩弓「葬儀社アンケートから見た東北地方の葬送文化（東北文化シンポジウム 死を見つめる心：現代東北の葬送文化）」『東北文化研究室紀要』、二〇一〇年
＊鈴木岩弓「東北大学における臨床宗教師構想―東日本大震災から超高齢多死社会へ」『龍谷大学大学院実践真宗学研究科紀要』二〇一五年度、二〇一六年

＊鈴木岩弓「『臨床宗教師』の誕生」『他者論的転回―宗教と公共空間』ナカニシヤ出版、二〇一六年
■仙台市復興事業局震災復興室編・発行『東日本大震災　仙台市　震災記録誌―発災から1年間の活動記録』二〇一三年
＊東北ヘルプ http://touhokuhelp.com/　二〇一八年一二月一日閲覧
＊「特別インタビュー　医療者と宗教者が、手を取り救う、命と心　医療法人社団爽秋会理事長　岡部健氏」『フィランソロピー』No.350　二〇一二年六月
■宮城県 https://www.pref.miyagi.jp/、「東日本大震災―宮城県の6か月間の災害対応とその検証」二〇一八年一二月一日閲覧
■『みやぎ宗連報』二六号　二〇〇〇年三月、同三八号　二〇一二年三月

【新たな「心の相談室」の設置と臨床宗教師構想】
■板橋恵子・番組ご出演のみなさん『ラジオ「カフェ・デ・モンク」インタビュー集　震災後を生きるヒント』心の相談室、二〇一二年
＊高橋原「宗教者による心のケアの課題と可能性―臨床宗教師養成の試み」『宗務時報』一一七号、二〇一四年三月
＊谷山洋三『医療者と宗教者のためのスピリチュアルケア―臨床宗教師の視点から』中外医学社、二〇一六年
＊東北大学大学院文学研究科実践宗教学寄附講座編『東北大学実践宗教学寄附講座ニュースレター』第一号、二〇一二年

【東北大学実践宗教学寄附講座の設置と臨床宗教師の養成】
■ＮＨＫ教育テレビ「ＥＴＶ特集　臨床宗教師―限られた命とともに」二〇一四年一一月二九日放送
■山田慎也「近現代の葬送と墓制」勝田至編著『日本葬制史』吉川弘文館、二〇一二年
■藤山みどり「国内の震災報道に見られた宗教の役割―宗教者による支援活動」二〇一一年四月二九日

https://www.circam.jp/reports/02/detail/id=1998

第Ⅱ部第2節「臨床宗教師はなぜ必要か」

【岡部健が臨床宗教師を提唱した理由】

■岡部健「医療と宗教の壁を越える」『みやぎ宗連報』三八号、二〇一二年

■岡部健、相澤出、竹之内裕文「在宅ホスピスの現場から」岡部健、竹之内裕史編、清水哲郎監修『どう生きどう死ぬか―現場から考える死生学』弓箭書院、二〇〇九年

■岡部健「在宅緩和ケア―実践と課題」日野原重明編著『19歳の君へ――人が生き、死ぬということ』春秋社、二〇〇八年

■岡部健「看取りを支える社会を創る―在宅緩和ケアの現場から」『社会学年報』三九号、二〇一〇年

■奥野修司『看取り先生の遺言―がんで安らかな最期を迎えるために』文藝春秋、二〇一三年

■神居文彰、田宮仁、長谷川匡俊、藤腹明子『臨終行儀―日本的ターミナル・ケアの原点』北辰堂、一九九三年

■浄土宗総合研究所編『総研叢書第五集　いのちの論理―臓器移植・尊厳死・生殖補助医療』浄土宗、二〇〇八年

■NHK教育テレビ「こころの時代―宗教・人生　シリーズ　私にとっての3・11『いのち　つながりの中で』」二〇一二年一二月一日放送

■諸岡了介、相澤出、田代志門、岡部健「現代の看取りにおける〈お迎え〉体験の語り―在宅ホスピス遺族アンケートから」「死生学研究」編集委員会『死生学研究』第九号、二〇〇八年

■読売新聞の医療・健康・介護サイト yomiDr.　https://yomidr.yomiuri.co.jp/　「緩和ケア医・岡部健さんインタビュー全文（一）～（五）」二〇一二年六月二八日～七月二日、二〇一八年四月九日閲覧

■「時代を駆ける　岡部健（一）～（九）」『毎日新聞』二〇一一年五月二四日～二八日、五月三一日～六月四日

【東日本大震災の被災地での心霊現象】
■文化庁編『宗教年鑑』二〇一七年版、二〇一七年
■鵜飼秀徳『「霊魂」を探して』KADOKAWA、二〇一八年
■真宗大谷派宗務所編『真宗の教えと宗門の歩み』真宗大谷派宗務所出版部、二〇一五年
■日蓮宗編『信行必携』（株）日蓮宗新聞社、二〇〇三年
■藤山みどり「あの世の存在を日本仏教各宗派はどのように説いているか!?　総覧 仏教宗派の霊魂観と死後世界観」『月刊住職』二〇一五年一〇月号
■藤山みどり「死んだら極楽浄土へ往けると日本仏教各宗派はなぜ説くのか―総覧 仏教宗派の霊魂観と死後世界観（二）」『月刊住職』二〇一五年一一月号
■藤山みどり「現代の伝統仏教の『死後の世界』観」
https://www.circam.jp/reports/02/detail/id=5184　二〇一四年一〇月一八日
■藤山みどり「現代の伝統仏教の『死後の世界』観（続）」
https://www.circam.jp/reports/02/detail/id=5185　二〇一四年一〇月一八日
■藤山みどり「『死後の世界』（二）ブームとなった死後の世界観」
https://www.circam.jp/reports/02/detail/id=5096　二〇一四年八月一五日

第Ⅱ部第3節「臨床宗教師が行うこと」
【スピリチュアルケア】
＊窪寺俊之『スピリチュアルケア学序説』三輪書店、二〇〇四年
＊窪寺俊之『スピリチュアルケア学概説』三輪書店、二〇〇八年
＊窪寺俊之、井上ウィマラ『スピリチュアルケアへのガイド』青海社、二〇〇九年

【宗教的ケア】
■ラリー・ドッシー『魂の再発見―聖なる科学をめざして』春秋社、一九九二年
■『寺門興隆』二〇一三年一〇月号

【グリーフケア】（各サイトは、二〇一八年九月閲覧、ＵＲＬはトップページ）
■谷山洋三「グリーフケア」東北大学実践宗教学寄附講座、第九回臨床宗教師研修資料、二〇一六年
■坂口幸弘『死別の悲しみに向き合う』講談社現代新書、二〇一二年
■坂口幸弘『悲嘆学入門』昭和堂、二〇一〇年
■浄土宗「主な行事・法要―彼岸会」「仏事まめ知識―お彼岸の由来」https://jodo.or.jp/
■天台宗「法話集　お彼岸について」http://www.tendai.or.jp/
■真言宗智山派総本山智積院「仏事のＱ＆Ａ」「仏事がわかるリーフレット『07　お彼岸とお墓参り』」http://www.chisan.or.jp/
■真言宗豊山派「仏教年中行事のおはなし　Vol.3　秋のお彼岸を迎えて　真言宗豊山派総合研究院院長　加藤精一」http://www.buzan.or.jp/
■曹洞宗　曹洞禅ネット「彼岸会　三月・九月」https://www.sotozen-net.or.jp/
■日蓮宗「仏教・仏事のＱ＆Ａ」https://www.nichiren.or.jp/

第Ⅱ部第４節「臨床宗教師の展望」

【臨床宗教師の資格制度の確立】（各サイトは、二〇一八年九月閲覧）
■日本臨床宗教師会設立記念シンポジウム報告書「臨床宗教教育の可能性」、二〇一六年
＊日本臨床宗教師会　http://sicj.or.jp/
＊東北大学大学院文学研究科実践宗教学寄附講座　http://www2.sal.tohoku.ac.jp/p-religion/2017/index.html
＊龍谷大学実践真宗学研究科　https://www.ryukoku.ac.jp/faculty/graduate/practical_shin/

＊鶴見大学先制医療研究センター　http://ccs.tsurumi-u.ac.jp/irep/
＊種智院大学臨床密教センター　http://www.shuchiin.ac.jp/about/rinmitsu.html
■武蔵野大学生涯学習講座　平成三一年度　臨床宗教師・臨床傾聴士養成講座〈資料請求〉
http://lifelongstudy.musashino-u.ac.jp/site/course/detail/3443/
■愛知学院大学大学院文学研究科宗教学仏教学専攻入学要項
http://www.agu.ac.jp/pdf/graduate/letter/religion/religion_course5.pdf
■大正大学　最新ニュース　平成三〇年度　臨床宗教師養成課程　募集のお知らせ
https://www.tais.ac.jp/guide/latest_news/20180130/53304/
■特定非営利活動法人日本スピリチュアルケアワーカー協会　http://jscwa.jp/
■上智大学グリーフケア研究所／グリーフケア人材養成講座／臨床宗教師
https://www.sophia.ac.jp/jpn/otherprograms/griefcare/kouza/shikaku3.html
■上智大学大学院実践宗教学研究科死生学専攻
https://www.sophia.ac.jp/jpn/program/G/G_Religious/G_Religious_DeathLife.html
■日本スピリチュアルケア学会　http://www.spiritualcare.jp/

【コラム　海外における宗教者と医療の関わり〈アメリカ・台湾編〉】（各サイトは、二〇一九年二月一〇日閲覧）
■窪寺俊之・伊藤高章・谷山洋三編著『スピリチュアルケアを語る　第三集　臨床的教育法の試み』関西学院大学出版会、二〇一〇年
■山本佳世子「第5章　日本でのCPEプログラムの内容と体験」、前掲書
■小西達也×瀬良信勝「第9章　アメリカと日本のCPEを語る—両CPE経験者による対談」、前掲書
■古澤有峰「医療・ジェンダー・公共性—死生学とスピリチュアリティ研究の今後の課題」『死生学年報２００８　第四巻〈スピリチュアル〉をめぐって』リトン、二〇〇八年
■古澤有峰「病院のチャプレンとスピリチュアリティ—アメリカ・ハワイ・日本」国際宗教研究所編『現代宗

教二〇〇三』二〇〇三年

■小西達也「『一』→『多』」的人間観・世界観に基づいたスピリチュアルケア序論―井筒哲学に依拠して」『武蔵野大学教養教育リサーチセンター紀要 The Basis』Vol.4、二〇一四年

■東札幌病院編集委員会編、石谷邦彦監修『チームがん医療 実践テキスト』先端医学社、二〇一一年

■龍谷大学人間・科学・宗教オープン・リサーチセンター公開講座・公開研究会【記録】「日本におけるチャプレン養成の展望―米国プログラムのスーパーヴァイザー経験者と研修修了者にきく」伊藤高章（桃山学院大学社会学部社会福祉学科教授）小西達也（東札幌病院チャプレン）https://buddhism-orc.ryukoku.ac.jp/old/ja/annual_report_ja/annual_report_2008_219-237_ja.html 二〇一九年一月一六日閲覧

■蓑輪顕量「台湾の現代仏教―拠点寺院の門派化とその存在形態」『パーリ学仏教文化学』二〇号、二〇〇六年

■鍾宜錚「台湾における病院死の作法としての『助念』と葬送儀礼をめぐる制度化」Core Ethics Vol. 12,2016.

■Rong-Chi Chen, Clinical Buddhist Chaplaincy Training Program: History of the Development of Taiwan's Clinical Buddhism, Journal of Scientific Discovery（Vol.1, Issue1）,2017.

■陳榮基「安寧緩和醫療及臨床佛教宗教師的歷史」財團法人佛教蓮花基金會、二〇一八年四月二一日

■『週刊仏教タイムス』二〇一八年五月二四日

■神仁「台湾国立大学病院の臨床仏教宗教師に学ぶ仏教者の緩和ケア」『月刊住職』二〇一六年正月号

■神仁「人のこころをひたすら聴くことができる仏教者となるために」『月刊住職』二〇一六年二月号

■ACPE https://www.acpe.edu/

■APC（Association of Professional Chaplains）http://www.professionalchaplains.org/

■BCCI（The Board of Chaplaincy Certification Inc an affilate of APC）http://bcci.professionalchaplains.org/

■Common Qualifications and Competencies for Professional Chaplains http://www.professionalchaplains.org/files/2017%20Common%20Qualifications%20and%20Competencies%20for%20Professional%20Chaplains.pdf

- The Joint Commission https://www.jointcommission.org/
- TAIWAN 2017 International Religious Freedom Report,United States Department of State・Bureau of Democracy, Human Rights, and Labor.
- Jonathan Watts & Rev. Yoshiharu Tomatsu,"The Development of Indigenous Hospice Care and Clinical Buddhism in Taiwan" Jonathan S. Watts and Yoshiharu Tomatsu ed.,Buddhist Care for the Dying and Bereaved.(Boston : Wisdom Publications, 2012) http://jneb.jp/english/wp-content/uploads/2013/10/Indigenous-Hospice-Care-and-Clinical-Buddhism-in-Taiwan.pdf

【臨床宗教師の課題】

- 畦昌彦『NLPカウンセリング・システムセラピー入門』春秋社、二〇一五年
- 『日本臨床宗教師会ニュースレター』第一〜二号、二〇一七年
- 吉本伊信『内観法』春秋社、二〇〇七年
- 藤山みどり「『臨床宗教師』資格制度の可能性を探る―『臨床宗教師』をめぐる考察　後編」https://www.circam.jp/reports/02/detail/id=3193　二〇一二年六月七日
- 日本臨床宗教師会　http://sicj.or.jp/
- 東北大学大学院文学研究科実践宗教学寄附講座 http://www2.sal.tohoku.ac.jp/p-religion/2017/index.html
- 佼成カウンセリング研究所　http://www.kosei-counseling.net/
- 浄土真宗本願寺派社会部社会事業担当　http://social.hongwanji.or.jp/index.html
- 特定非営利活動法人臨床パストラル教育研究センター　http://pastoralcare.jp/
- 高野山真言宗総本山金剛峯寺　心の相談員養成講習会　http://www.koyasan.or.jp/sp/experience/#other
- 浄土宗大本山清浄華院カウンセリング研究会　http://www.jozan.jp/nlp/index.html
- 公益財団法人浄土宗ともいき財団　心といのちの電話相談室　https://tomoiki.jp/activity/counseling/

■臨床仏教研究所　臨床仏教師　http://www.zenseikyo.or.jp/rinbutsuken/development.html
■日本スピリチュアルケア学会　http://www.spiritualcare.jp/
■一般社団法人日本心理研修センター　http://shinri-kenshu.jp/

あとがき

臨床宗教師が誕生するきっかけとなった東日本大震災から、はや九年が経とうとしている。臨床宗教師研修が始まった当初、臨床宗教師はテレビや雑誌などで盛んにもてはやされた。いまは、加熱ぎみだった報道もひと段落した。この時期の発刊は波に乗り遅れた感もあるが、臨床宗教師の活動は一過性のものではなく、着実に続けられていることを知っていただければと思う。

執筆の話をいただいてから、脱稿まで三年近くもかかった。その理由のひとつに、起稿早々に受けた手術からの体力回復が芳しくなかったことがある。復調のために通った気功教室で〝気〟を体感したことから、目に見えないエネルギーの世界に興味をもち、潜在意識や量子力学などの探求も始めた。そして、領解したとはいえないが、いろいろな宗教で語られているようなことが腑に落ちた。客観的な証明をする器量はないが、真の宗教者は俗人を超えた力をもちうるという確信をもった。

ただし、そのような力を発揮できる人は、必ずしも宗教者に限らない。日ごろ他人のために尽くしている人、日々を感謝の気持ちで過ごす人、すべてを前向きに受けいれる人、過去にとらわれず一瞬一瞬を大切に生きる人。そのような人に、まさに天賦の才、人並はずれた力が天（神、仏、超越者）から与えられるように思われる。出版時期は遅れたものの、臨床宗教師の有用性や宗教の効用について、自信をもって書くことができたのは、病気のおかげでもある。

なお出版にあたっては、第I部に登場する方々をはじめとして、臨床宗教師研修に関わる多くの方々にご協力をいただき、感謝に堪えない。とくに東北大学の鈴木岩弓総長特命教授ならびに谷山洋三准教授には、細部にわたるまで助言をいただいた。この場を借りて、お礼を申し上げたい。また、引用転載をさせていただいた各種資料の関係者にも、謝意を表明したい。

本書は、幅広い方々に読んでいただけるように、宗教や心理に関する用語には注釈を繰り返し付けた。だが、持ち前の文章のカタさはいかんともしがたい。拙い文章が、読者の方々の死と向き合う心がまえに、また、臨床宗教師のさらなる発展に、少しでもお役に立てるならば幸いである。

二〇一九年一二月

宗教情報センター研究員　**藤山 みどり**

藤山みどり（ふじやま みどり）
宗教情報センター研究員。東京大学文学部社会心理学専修課程卒業後、紙媒体の編集や執筆活動を経て、2006年より現職。新聞や雑誌、宗教団体の公表資料をもとに宗教界の動向を探り、宗教情報センターのサイトなどで一般向けに情報発信をしている。出生前診断や尊厳死に対する宗教界の見解、宗教における死後観や霊魂観など、いのちに関わるテーマを中心に執筆に取り組んでいる。
宗教情報センターURL：https://www.circam.jp/

臨床宗教師
死の伴走者

●二〇二〇年一月二〇日――第一刷発行

著者／**藤山みどり**

発行所／**株式会社 高文研**
東京都千代田区神田猿楽町二―一―八
三恵ビル（〒一〇一―〇〇六四）
電話03＝3295＝3415
http://www.koubunken.co.jp

印刷・製本／中央精版印刷株式会社

ISBN978-4-87498-710-0 C0014